丽珠流芳

刘氏乳科临证经验撷要

◎ 主 编 范洪桥 刘丽芳 袁 博

C\S K 湖南科学技术出版社

国家一级出版社 全国百佳图书出版单位

·长沙·

图书在版编目（CIP）数据

丽珠流芳：刘氏乳科临证经验撷要 / 范洪桥，刘丽芳，袁博主编. -- 长沙：湖南科学技术出版社，2025.4. --ISBN 978-7-5710-3567-9

Ⅰ. R271.44

中国国家版本馆 CIP 数据核字第 2025Z415W2 号

LIZHU LIUFANG —— LIUSHI RUKE LINZHENG JINGYAN XIEYAO

丽珠流芳——刘氏乳科临证经验撷要

主　　编：范洪桥　刘丽芳　袁　博
出 版 人：潘晓山
责任编辑：李　忠
出版发行：湖南科学技术出版社
社　　址：长沙市芙蓉中路一段 416 号泊富国际金融中心
网　　址：http://www.hnstp.com
湖南科学技术出版社天猫旗舰店网址：
　　　　　http://hnkjcbs.tmall.com
邮购联系：0731-84375808
印　　刷：湖南省汇昌印务有限公司
　　　　　（印装质量问题请直接与本厂联系）
厂　　址：长沙市望城区丁字湾街道兴城社区
邮　　编：410299
版　　次：2025 年 4 月第 1 版
印　　次：2025 年 4 月第 1 次印刷
开　　本：710 mm×1000 mm　1/16
印　　张：25.25
字　　数：408 千字
书　　号：ISBN 978-7-5710-3567-9
定　　价：68.00 元

《丽珠流芳——刘氏乳科临证经验撷要》编委会

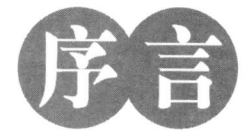

序言

PREFACE

　　刘丽芳教授是我国知名乳腺外科专家，湖南中医药大学第一附属医院二级教授、主任医师，博士生导师，湖南省名中医，湖南省"十四五"中医药领军人才，第七批全国老中医药专家学术经验继承指导老师。《丽珠流芳——刘氏乳科临证经验撷要》是刘丽芳教授总结四十余年临床经验撰写而成的一部关于乳腺疾病的诊疗经验著作。

　　乳腺疾病包括乳腺增生症、乳腺囊肿、乳腺炎和乳腺癌等多种类型，是女性的常见疾病之一，发病率高。据调查，我国25％的女性都患有不同的乳腺疾病。目前乳腺癌成为了全球发病率最高的癌症，成为威胁女性健康的最大"杀手"。而我国是其中"世界之最"，占据了16％，2023年我国即新增乳腺癌患者42万。乳腺疾病严重影响了女性的生活质量和健康状况，甚至还危及生命。

　　刘丽芳教授潜心研究乳腺疾病数十年，并长期在临床一线工作，通过大量的临床案例积累了丰富而宝贵的诊治乳腺疾病的经验，汇集成《丽珠流芳——刘氏乳科临证经验撷要》。本书分医事传略、学术思想、专病论治、方药运用、典型医案、临床研究和实验研究七大部分，充分反映了刘丽芳教授的学术思想和临证经验。"衷中参西，阴阳为纲，病证结合，内外兼治，扶正祛邪和脾胃为先"，是刘丽芳教授学术思想的核心所在。在临床上，刘丽芳教授对乳腺增生症、急慢性乳腺炎、产后缺乳、乳腺癌等疾病，有独到的认识和临证心得。例如，治疗乳腺增生症重视肝肾、脾胃和冲任的调理，尤其注重肝气的疏泄；治疗乳腺炎应分期治疗，局部辩证与全身辨证相结合。认为乳腺癌是气滞、痰凝、瘀血、热毒互结乳络而发病，病位在乳房，与肝、脾、肾相关，病性乃虚实夹杂；在治疗乳腺疾病时刘丽芳教授的一个显著特点是祛邪与扶正相结合；内治与外治并举，手术与服药同用。从中我们不难发现，刘丽芳教授行医四十余载，医德高尚，医术精湛，理论功底深厚，临证思维活跃，临床经验丰富，临床疗效卓越。人们不仅对她的学问与医术赞誉有加，更是对其医德与人品深为敬佩。刘丽芳教授日均接诊 120 余人次，不问贵贱贫富，长幼妍蚩，普同一等，皆如至亲之想。实为"仁心仁术"之楷模，"德艺双馨"之天使，深受患者喜爱，赢得了"美丽乳房"守护神之佳誉！

《丽珠流芳——刘氏乳科临证经验撷要》是刘丽芳教授在长期的临床实践中积累的宝贵财富，是一部不可多得的乳腺疾病诊疗经验专著，这些经验和知识对于广大医务工作者尤其是从事乳腺疾病治疗的医生提高临床疗效、传承中医文化、促进中西医结合、推动中医现代化，都具有重要价值和现实意义，值得认真学习与努力借鉴。

湖南中医药大学
黄政德

FOREWORD

随着经济的发展、生活方式的改变和心理压力的增加，乳腺疾病尤其是乳腺癌的发病率呈不断上升趋势，严重威胁女性健康和家庭幸福，防治形势十分严峻。中医药防治乳腺疾病具有悠久的历史、丰富的临床经验和显著的临床疗效。名老中医药专家是发展中医药事业十分宝贵的人才资源，整理和总结名老中医药专家经验对于中医药的传承和创新具有重要的现实意义，是继承仁心仁术、培养中医药后继人才的重要途径之一。

刘丽芳教授是湖南省名中医，先后被评为湖南省"十四五"中医药第一批领军人才、第七批全国老中医药专家学术经验继承工作指导老师等，是一位扎根临床、治学严谨、中西融合、学验俱丰、守正汲新和创变谱新的乳腺病学专家。其"上善若水"的医德、"覆杯而愈"的医术、"言传身教"提携后学为乳腺业内所公认。为继承刘丽芳教授在乳腺疾病防治领域积累的宝贵财富，我们较为系统地整理了刘丽芳教授40年及团队的临床诊疗所形成的学术思想和临床经验，并将其系统化、理论化和篇章化，为乳腺同道学习和研究提供参考资料。

本书分为上、中、下三部分。上篇为医事传略、学术思想，从"立德""立功""立言"，简明扼要回顾了刘丽芳教授高尚的医德、精湛的医术、春风般的育人精神，重点阐述刘丽芳教授"衷中参西""阴阳为纲""病证结合""内外兼治""扶正祛邪"和"脾胃为先"的学术思想；中篇为临床经验、验方解析与典型医案，分别从乳腺增生症、慢性乳腺炎、排乳后疼痛、产后缺乳和乳腺癌等总结刘丽芳教授的独特经验；同时列举了刘丽芳教授在临床实践中常用的验方，并对验方的组方思路、遣方技巧和加减原则做了详细的分析；实时荟萃部分临床验案，深入剖析刘丽芳教授的学术思想和一脉相承的临证思路；与其他名医经验集不同的是，特开辟"跟师心得"一栏，撷精了刘丽芳教授部分师承弟子和硕博学生的临床体会。下篇为"临床研究和实验研究"，分别从临床和实验角度诠释刘丽芳教授与团队常用验方的有效性、可重复性和科学性。

参与本书编写的人员均为从事临床多年的乳腺科医生，其中大部分为刘丽芳教授师承弟子和硕博学生。由于时间和水平有限，书中难免存在不足和不当之处，恳请同仁和读者提出宝贵意见，以便再版时修正。

本书编写会
于长沙

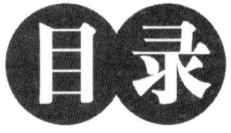

CONTENTS

下篇　临床研究与实验研究

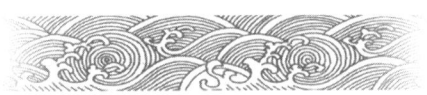

上篇　医事传略与学术思想

第一章

医事传略

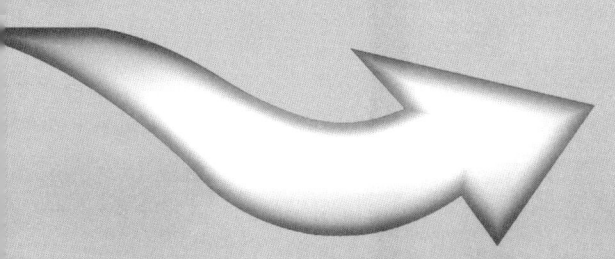

《左传》云："太上有立德，其次有立功，其次有立言。"刘丽芳教授是"仁心仁术"的践行者，是"美丽乳房"的守护神，是"学为人师、行为示范"的良师。她以"三立"为箴言，以崇高的医德要求本人，以精湛的医术治愈他人，以切实的行动传承精神。

一、立德：医乃仁术，上善若水

"夫医者，非仁爱不可托也"。刘丽芳从医 40 余年，常修从医之德，恪行善之心。自 1984 年大学毕业后，进入湖南中医学院第一附属医院（现湖南中医药大学第一附属医院）中医外科工作，刚开始主要专注于皮肤疾病的中医药治疗。在临床过程中，逐渐发现乳腺疾病的发病率明显升高，特别乳腺癌、慢性乳腺炎（肉芽肿性小叶性乳腺炎、浆细胞性乳腺炎等）患者明显增多，刘丽芳逐渐集中全部精力用于乳腺疾病的诊治。"白日临证、晚上读书"，这一论述十分贴近刘丽芳的行医生涯。刘丽芳白天需要接诊众多的乳腺病患者，晚上还需要对疗效好的病例进行整理总结，对于疗效欠佳的患者，便查阅古今书籍和文献资料；时常利用参加学术会议的机会，与乳腺同行沟通交流；刘丽芳在"知天命"之年，拜师国医大师潘敏求教授，深入学习肿瘤的中医药治疗等，为的就是利用自身所学，尽自己最大努力解决妇女乳房之疾，妇女乳疾之苦。

古人早有明言云："德不近佛者无以为医，才不近仙者无以为医。"近代中西结合先驱张锡纯云"人生有大愿力，而后有大建树"，刘丽芳经常教导我们，德在术之先，德为术之基，术在德之上，术为德之用。德与术就像两个秤砣，要齐头并进。同时，刘丽芳身体力行，时刻践行她的训言。刘丽芳每天接诊患者众多（日门诊量平均达 110 人之多），为了减轻就医者的等待时间，她每天早晨 7:10 准时到达诊室，中饭也是匆匆解决，顾不上休息，便继续开始她的门诊。为了把预约挂号的患者全部看诊完，对于加号者也从来不拒绝，晚上七八点下门诊已成为常态，她所在诊室走廊已成为门诊大楼独到的"风景线"，也正是她的爱岗敬业，夜空下的诊室所燃之"灯"，也给患者带来了光明与希望。

刘丽芳临床诊治的多为肉芽肿性乳腺炎、乳腺癌之类的疾病，患者需要长时间服用中药治疗与巩固，患者坚持服用是一笔不小的医疗费用。为减轻患者经济负担，一贯坚持"量体裁衣"，不开大处方，她所开中药处方，基本都在 40 元一剂以下，真正体现中医"效、廉"的优势。

二、立功：杏林丽珠，橘井流芳

"医者生人之术也，医而无术，则不足生人"。怀着菩萨之心钻研渡人之术，古往今来，医之大家皆是如此。刘丽芳坚持学中参西，博采众长，提高临床疗效。"疗效就是口碑"，诸多省内外病友慕名而来，不乏有来自新疆、海南、云南等外省坐飞机、广东、贵州坐高铁专程前来就诊的病友……记得有一名哺乳期妈妈输乳管痉挛（排乳后乳痛）导致的疼痛十分剧烈，多方求治无效，满怀希望就诊，她服完刘丽芳开的 2 剂中药汤剂，痛感顿然消失，真正体现中医"一剂知，二剂已"的神奇与魅力。

面对日益增多的乳腺疾病患者，医院决定将中医外科细分，单独成立乳腺病科，由刘丽芳兼任乳腺科主任，目的在于利用团队的力量造福更多的乳腺病患者。科室成立之初，仅有 22 张病床，科室从小变大，由弱变强，倾注了她大量的心血和汗水。至目前拥有床位数 47 张，门诊量达 7 万余人次。同时带领的科室在省内、国内影响力不断提升，现为国家中医药管理局重点专科，湖南省一流优势专科。最近，中华中医药学会公布的中医医院学科（专科）学术影响力榜单中进入中医乳腺病学前十强。

刘丽芳在完成繁重的临床任务之余，强调"医路研途，齐头并进"，围绕自己的主要研究方向，先后主持包括国家科学技术部"863"计划、国家自然科学基金在内的国家级、省部级等课题 30 余项，第一作者或通讯作者发表学术论文 200 余篇，主编或副主编编写医学书籍 15 余部，获得省部级、厅局级科技进步奖 5 项，获得国家发明专利 1 项等。正是刘丽芳数十年如一日地耕耘，以及高尚的医德和精湛的医术，先后被评为湖南省名中医、湖南省"十四五"中医药第一批领军人才、第七批全国老中医药专家学术经验继承工作指导老师、医院首届名医、湖南中医药大学优秀共产党员等荣誉称号。

三、立言：言传身教，传承国粹

"欲影正者端其表，欲下廉者正其身"。作为科室管理者，刘丽芳带头践行廉洁自律、恪守医德的同时，加强科室医德医风教育。科室拒绝患者财物与宴请，对于患者家属"盛情难却"的红包，也悉数请钱财转入患者的住院费，或上交医院纪委监察科。有一位来自湘潭的患者，离异又独身一人抚养一女，不幸患上乳腺癌，给原本"捉襟见肘"的家庭"雪上加霜"，无力完成手术。刘丽芳了解情况后，组织科室爱心捐助，帮助患者渡过难关。正是刘丽芳的"上行"，科里成员的"下效"，乳腺科已形成把检查用在"刀刃"上、把药物用在治病上、把患者放在"心尖"上的良好风气。真正体现中医"大医精诚"的精神传承。

作为硕士生、博士生导师和学术经验继承工作指导老师，刘丽芳为中医药高等教育事业发展做出积极的贡献。常对我们云："写作是很好的再学习、再提高的过程，从查资料、书写和修改的整个过程，既要'勤求古训'，又要'博采众长'，方能佳作乃成。"刘丽芳治学严谨，追求完美，对于学生书写的毕业论文、学术论文，从头到尾，一字不落地进行修改，有时学生发表一篇论文，刘丽芳需要仔细地修改 3～5 遍。先后培养硕士、博士 70 余人，学术经验继承人 2 名，他们均已成为医院、科研院所、高校的业务（技术）骨干。在刘丽芳培养的这些学生中，有优秀的中医医院领导干部，有事业有成的中医医教研工作者，有卓有才识的中医学者（临床医生），称得上是桃李芬芳。

第二章

学术思想

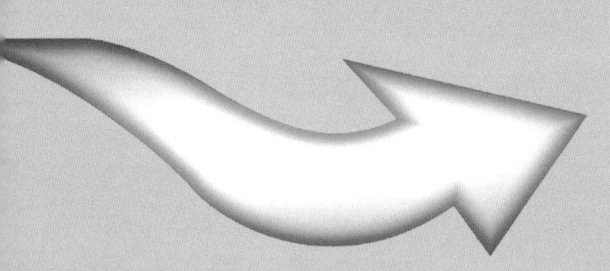

一、衷中参西思想

当今世界存在着两种医学体系：一种是发源于西方、近 200 年得到快速发展的现代医学体系；另一种是发源于东方、已有数千年历史的传统医学体系。两种医学系统具有不同的理论框架和医疗模式，各有长处，也各有不足。刘丽芳认为，由于文化的差异和自然科学结合程度的差异，西医擅长对器质性疾病的处理，中医更擅长功能性疾病的治疗，但是两种医学的最终目的都是为了人类的身心健康。《礼记·中庸》云："明则著。"刘丽芳经常提到"欲成名医，先成明医"，明医需要明白和通透中医医理、灵活运用辨证论治的医生，也需要明白中医和西医各有所长，需要不断学习和吸收现代医学技术，延伸中医四诊的范围，使疾病的诊断更加客观化、规范化。因此，刘丽芳从医 40 年，一贯坚持"衷中参西"的学术思想，做到中西医融合，切实提高临床疗效。

乳腺增生症、急性乳腺炎和慢性乳腺炎（肉芽肿性小叶性乳腺炎、浆细胞性乳腺炎和 Zuska 病）是中医外科的优势病种，刘丽芳在治疗上主张"宁中不西、衷中参西"的理念。乳腺增生症是最常见的乳腺疾病，西医常采用三苯氧胺等治疗，但是长期使用存在子宫内膜增厚、月经不调等不良反应。刘丽芳治疗乳腺增生症注重调燮肝、脾、肾的脏腑功能，同时注重肺的功能，恢复肝升肺降的"龙虎回环"。在治疗急性乳腺炎和慢性乳腺炎（肉芽肿性小叶性乳腺炎、浆细胞性乳腺炎和 Zuska 病）等炎症性疾病时，刘丽芳坚持纯中医药治疗，能有较好地保留患者的哺乳功能和良好的乳房外形。对伴有血常规中白细胞计数较高，有菌血症、脓毒症等可能时，也不排斥抗生素的合理使用。治疗乳腺癌方面，强调"中西融合"的理念，主张手术、化学治疗（简称化疗）、放射治疗及内分泌治疗等规范的治疗方案，中医药重点在于"减毒增效"，在于"祛邪扶正"。西医的治疗方式在祛除癌细胞这一"邪气"的同时，不可避免地耗伤人体的正气。中医药的全程干预，能有效地减轻西医的治疗方式的毒副反应，增强机体正气，有力地提高乳腺癌的治疗疗效，也就是我们熟悉的"祛邪即扶正，扶正即祛邪"。如术后患者，强调健脾和胃，益气养血，对于腋窝淋巴结清扫术后的患者，注重益气活血通络中药的运用，一定程度降低术后上肢疼痛和淋巴水肿的发生率；化疗后患者常常出现恶心呕吐、食欲欠佳等消化道反应，特别是使用止呕药物后，更易出现吐之不出的"心下痞"症状，注重辛开苦降、寒热平调；或表现为癌因性疲劳，则采用健脾气、升大气的治疗方法；在内分泌治疗阶段，患者常表现为明显的类围绝经综合征，注重滋补肝肾、平调肾中阴阳。

二、阴阳为纲思想

《医理真传》云："医学一途，不难于用药，而难于识症。亦不难于识症，而难于识阴阳。"《洞天奥旨·疮疡阴阳论》云："疮疡最要分别阴阳，阴阳不分，动手即错。"刘丽芳认为古代有名的外科医家陈实功、王洪绪等均以阴阳为辨证首纲，明确把疮疡分为阴证和阳证，那么乳腺疾病也不例外。因此，不论人体的生理、病理，还是临床辨证、遣方用药都有阴阳之分，只有明晰了疾病的阴阳属性，实则泻之，虚则补之，临证才能不致有误。刘丽芳强调在临证时，既要洞察阴阳之常，又要秋毫阴阳之变。因为临床上阴阳常兼夹转化，有阳从阴化，有阴从阳化；有属阴并非单纯阴证，属阳又非单纯阳证，似阴非阴，似阳非阳等等。譬如对于肉芽肿性小叶性乳腺炎的阴阳属性的认识可谓百家争鸣，莫衷一是。从发病缓急看，大多急性发作，如风来之状，属阳；病位发于皮肤浅表部位属阳；肿块硬度方面，肿块软硬适度属阳，肿块质硬属阴；疮形红肿、高突属阳，平塌下陷、根盘散漫属阴；脓多黏稠属阳，血多于脓属阴（高秉钧《疡科心得集》）；病程较长属阴；难消、难溃、难敛属阴。刘丽芳认为验之于临床单纯的阳证和阴证十分常见，半阴半阳证亦不少见，诚如顾世澄《疡医大全·卷六》中指出："痈疽之候，纯阳固多，纯阴原少，惟半阴半阳之证最多。"因此，刘丽芳针对本病采用局部辨证和整体相结合，拟定了消痈乳康1、2、3号方，验证至临床，效果显著，可有效缩短病程，减轻患者身心和经济负担。乳腺增生多为痰作祟，痰的阴阳属性属于阴邪，刘丽芳常在疏肝解郁、化痰散结等方药的基础上，酌加淫羊藿、鹿角霜等温阳之品，可更好地发挥消肿止痛的功效。

三、病证结合思想

中医学早有关于病证结合的论述，如《伤寒杂病论》就有明确记载。刘丽芳认为乳腺疾病的诊治应坚持"病证结合"的思想，即中医辨证，西医辨病，病证结合，优势互补。"病"反映了疾病内在的病理生理变化规律，贯穿于疾病的全过程；"证"是病的某一阶段的主要矛盾，反映了人体整体机能调节的即刻状态，"病"与"证"是密不可分的。因此，应用中医辨证的灵活性、精准性和整体观，借助西医病名、指标使中医病症诊断和疗效评价更加客观化、标准化，病证结合是反映疾病全过程与阶段表现的有机结合，从疾病全过程来分析临床阶段表现的演变规律，以疾病某个阶段的临床表现来归纳疾病发生发展的演变规律。基于乳腺增生症部分患者有潜在癌变的风险，需借助现代医学检测（如彩色多普勒、核磁共振，必要时病理检查）确定肿块的性质以"辨病"，如为乳腺增生症等良性病变，通过四诊合参以"辨证"，采用相应的方药治疗。慢性乳腺炎等炎症性疾病，尤应"辨病"，需要与炎性乳腺癌鉴别，在辨病的基础上，再按照初期、成脓、溃后等进行辨证治疗。对于乳腺癌，"辨病"更为重要，这里的辨病包括疾病的定性、疾病的 TNM 分期和分子分型等。对于 TNM 分期较早的乳腺癌应以手术为主的综合治疗；对于局部晚期乳腺癌应以有效的系统治疗为主的综合治疗；对于晚期乳腺癌主要采取有效的系统治疗和支持治疗。同时，刘丽芳指出，乳腺癌的治疗在西医"辨病"的基础上，中医药的"辨证"论治需要全程参与（参见乳腺癌治疗部分）。因此病与证的有机结合，中西医的有力配合，真正地做到优势互补，切实能够提高临床疗效。

四、内外兼治思想

《医学源流论》云："凡言外科者，未有不本于内科者也，若不深明内科之旨，而徒抄袭旧方以为酬应，鲜有不蹈囊驼肿背之诮矣。"刘丽芳常说外科和内科虽然发病部位有内外之分，但发病机制具有一致性，古人早就有"外之症实根于内""有诸内必形诸外"等训言。作为外科医生，应该勤求古训，精于内科，且尤精于外科。同时，刘丽芳指出，外科和内科的区别在于外科十分重视外治法的灵活使用。所以，治疗外科疾病要取得良好的临床疗效，不仅需要深厚的内科功底，还必须擅于外治法。正如《医学源流论》中云："外科之法，最重外治。"外治在表而作用于内，治在皮腠而内通脏腑，治在局部而调节整体。因此，治疗外科（乳腺）疾病，必须内外兼治，且视其病情阶段，分清孰轻孰重。如刘丽芳治疗急性乳腺炎，辨证采用中药内服的基础上，在郁滞期，采用揉抓排乳手法，直接作用于患处，可通郁结之气、消瘀血之肿，配合中药内治，达到乳汁通畅，肿消痛止的目的；在脓肿期，应及时行细针抽脓或切开排脓或微创引脓，可获毒随脓泄，肿消痛止之效。刘丽芳特别指出，临床上有一种哺乳后乳房疼痛，多表现为乳头乳晕向乳房的放射性刺痛、撕裂痛或灼烧痛，类似于西医学的雷诺氏症，无乳头颜色变化者，由输乳管痉挛所致，《实用中医乳房病学》称为排乳后乳痛，乳头颜色变化者，则因小血管痉挛导致，临床发现前者较后者更为常见，主张辨证分型内治和外治疗法相结合，可以收到良好的止痛效果。对于肿块期、脓肿期、溃后期多期并存的慢性乳腺炎，刘丽芳则如前所述，以阴阳为纲，辨证使用消痈乳康1、2、3号方口服，同时嘱托患者用内服中药的药渣外敷病变部位，使药物直达病所；特别在溃后期并发纤维化的瘘管形成，刘丽芳认为此瘘管属于中医"阴管"，恐药力内服难以奏效，主张以外治为主，如超声引导下瘘管搔爬术，特别是挂线法的运用，通过橡皮筋缓慢勒开管道，形成开放创面，再通过生肌中药长皮收口，明显缩短了病程，降低疾病的复发率。

五、扶正祛邪思想

《素问·刺法论》云："余闻五疫之至，皆相染易，无问大小，病状相似，不施救疗，如何可得不相移易者？不相染易者，正气存内，邪不可干，避其毒气。"疾病的发生，是以邪气侵袭、正气抗邪为机制，并以正气抗邪为主。正气强大，则邪气无从侵袭，即《灵枢·口问》所云："故邪之所在，皆为不足。"乳腺疾病的发生，致病之邪因病而异，因人而异。如急性乳腺炎多因外感热毒、火毒之邪；慢性乳腺炎（肉芽肿性小叶性乳腺炎、浆细胞性乳腺炎）有寒、热之分，寒、热之邪作用于人体后，有从阳化热、有从阴化寒；增生性疾病和肿瘤性疾病的发生多因情志不畅、饮食不节等内生之邪，基本病机为气滞、痰凝、血瘀等蕴结于乳络。邪正斗争是疾病的表现形式。刘丽芳认为扶正在于维护机体的内稳定；祛邪则在于维护与外环境稳定。在治疗，则以调节正邪双方为主，即扶正祛邪，或以扶正为主、祛邪为辅，或以祛邪为主、扶正为辅，或单纯扶正、祛邪。具体而言，急性乳腺炎主要采取清热解毒之法祛邪，对于火热之邪作用于人体久不得祛除，耗气伤阴，此时宜益气养阴以扶正，佐以清解余热；在乳腺癌的演变过程中，人体正气的亏虚主要分成两个方面：癌毒具有暗耗性等特性，易侵蚀人体正气；现代手术治疗乳腺癌，癌肿虽去，在祛邪的同时也进一步耗伤人体正气，复加化疗、内分泌、靶向等攻伐之药，使正气更加虚损。如围化疗期，化疗药物以损伤脾胃，导致脾胃升降失司，刘丽芳注重调脾胃气机，减轻化疗带来的恶心呕吐等胃肠道不良反应；对于化疗引起的骨髓抑制，刘丽芳认为主要耗伤肾精、损害脾胃，治疗上遵循"虚则补之""损者益之"之旨，以健脾生血，补养肾精为先。围放疗期，刘丽芳认为放射线类似于中医"火毒""热毒"，注重补肺肾阴津，熄放疗热蕴肌腠之火。内分泌治疗期，药物多伤及肝肾，导致肝肾不足，冲任失调，刘丽芳注重滋补肝肾，调摄冲任等（具体见乳腺癌治疗篇）。对于增生性疾病，也可因正气亏虚而致病，多发生在中老年患者，主要为肾阴（阳）亏虚，冲任失调，刘丽芳注重调摄冲任、滋水涵木（具体见乳腺增生症治疗篇）。

六、脾胃为先思想

乳腺疾病包括增生性疾病、炎症性疾病、肿瘤性疾病三大类，其发生均与脾胃功能失调有关，中土虚弱，诸疾可生。中医外科三大流派之一"正宗派"代表人物陈实功，深受《脾胃论》的影响，倡导"疮疡全赖脾土"，治疗中尤其要顾护脾胃，刘丽芳认为乳腺疾病的治疗也不例外，在临床实践中十分注重脾胃为先的思想，原因有三：一是许多乳腺疾病，如乳腺增生、慢性乳腺炎、乳腺肿瘤等的产生，与脾虚湿盛而导致痰凝有关，故从病机入手，通过健运脾胃可达到治疗乳腺疾病的目的；二是即使并非脾胃虚弱导致的乳腺疾病，在治疗过程中，脾胃的盛衰也关系着疾病的预后转归，健脾和胃，留存生机，有助疾病痊愈；三是口服药皆入于胃，通过脾主升清，散布全身方能发挥药效，治疗乳腺顽疾常用药量大、治疗周期长，脾胃损伤后药物难显其效，故顾护脾胃才能保障药效更好地发挥。

如乳腺增生病机多为思虑伤脾，脾虚运化失常，水湿聚而成痰等，故健脾化痰配合疏肝理气、通络散结等方法治疗，刘丽芳在此理论基础上自制柴芍乳癖汤，临床沿用至今；刘丽芳在产后急性乳腺炎治疗时，健脾益气亦因顾及治疗早期大量使用清热解毒之品，加之邪盛而致脾胃受损，使用健脾和胃之品可使生化之源不竭、扶正祛邪。正所谓"百虚皆由脾胃，故通过健运脾胃，调理中焦，恢复功能，治疗他药遗留之弊"。慢性乳腺炎愈后常残留僵块，难于消散，或瘘管期，反复溢出白色液体，多由于脾胃虚弱，气血不充，不能载毒外出或固摄失司，治当健脾益气、托里外达（固摄）；或疮面经久不愈，日久致气血耗伤、加重脾虚胃弱，故以脾胃调理为根本，健脾和胃、益气生肌而敛疮，正如《外科正宗》所云："盖托里则气血壮而脾胃盛，使脓秽自排，毒气自解，死肉自溃，新肉自生，饮食自进，疮口自敛。"刘丽芳治疗乳腺癌，益气健脾为主，配以疏肝解郁，机体气机通畅，则疾病得愈，如自创黄芪解毒汤；治疗乳腺癌类围绝经期综合征或绝经后女性乳腺增生，注重脾肾双补，健脾基础上益肾。

中篇 临床经验、验方解析与典型医案

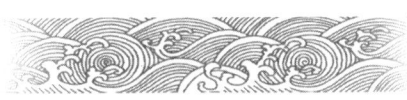

第三章

临床经验

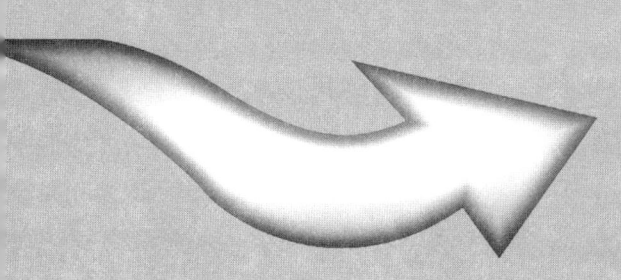

第一节　乳腺增生症

【概述】

乳腺增生症是临床上最常见的良性乳腺疾病，因病理学形态复杂多样，故临床没有统一的命名，又称"乳腺增生""乳腺增生病""乳腺腺病""纤维囊性乳腺病"或"乳腺囊性增生病"等，属中医学"乳癖"范畴。本病多见于中青年女性，发病高峰年龄为 25～45 岁，居各种乳腺疾病的首位。临床常表现为乳房不同程度的胀痛，症状轻重常随月经周期或情绪变化而波动，可伴有乳房结块，且硬块大小不等，形态不一，边界不清，质地不硬，活动度好，部分患者合并乳头溢液。此病既非炎症，也非肿瘤，其本质是乳腺实质和间质不同程度的增生及复旧不全造成的乳腺结构紊乱，主要与体内雌、孕激素比例失衡有关，并被认为有一定癌变风险。

【病因病机】

西医尚未统一该病明确的发病机制，较为公认的发病机制主要与内分泌功能紊乱，尤其是月经前激素水平变化有关，表现为雌激素、孕激素及催乳素的分泌失调。

中医学认为，本病的发生主要与肝、脾胃、肾等脏腑功能紊乱以及冲任二脉失调有关，其中尤与肝、肾二脏关系最为密切。在病因上，本病受情志、饮食、劳倦等诸多因素影响，情志不遂，郁怒伤肝，肝郁气滞，气血凝结乳络；思虑伤脾，脾失健运，痰湿内生，气滞痰凝瘀血结聚形成肿块；劳倦伤肾，冲任失调，使气血瘀滞，或阳虚痰湿内结，经脉阻塞而致乳房结块、疼痛、月经不调。因此，乳癖的发生为虚实夹杂的过程，肝肾不足、冲任失调是致病之根本，气滞、痰凝等是病机之标，标本相互影响合而发病。

刘丽芳指出，情志内伤是本病发生的重要病因。情志失调首先影响气的运行，尤其是肝气的疏泄。《素问·举痛论》有云："怒则气上……思则气结。"恼怒伤肝，肝气郁结，乳房气血不畅，经脉阻塞不通，不通则引起乳房、胸胁胀痛。肝郁日久化热，热灼津伤而为痰，或思虑伤脾，脾伤痰生，痰凝、气血瘀积于乳房，即可形成乳房肿块。

同时，刘丽芳认为乳房的周期性变化与天癸息息相关。天癸变化呈现出从虚到盛，从盛至满、从满而溢，又由溢至渐虚，由虚至复盛的规律，而乳房也会随之出现增生、复原的生理循环。经前期，机体精血充盈，冲任气血之海充盛，肝气势旺，此时乳腺出现生理性增生，但若情志不遂、饮食劳倦等导致肝失疏泄，冲任气血充盈过久，则乳腺出现病理性增生。经后期，冲任气血化为天癸，不能荣养乳络，乳络气血亏虚，不荣则痛，另气血运行无力，瘀滞不通，久则痰凝内生，气滞血瘀痰凝相合化为乳腺结块、疼痛。

此外，刘丽芳指出乳腺非典型增生亦属于中医学"乳癖"范畴，是乳腺增生向乳腺癌转变的一个重要阶段，被认为是乳腺癌的癌前病变。如《外科活人定本》云："何谓之癖，若硬而不痛，如顽核之类，过久则成毒。"因先天禀赋不足或后天失于调养造成人体正气内虚，加之外感邪毒、情志失调、饮食不节与劳逸失度等导致脏腑经络的机能失常，精气血津液的代谢运行失常，致使乳络（至虚之处）痰饮、瘀血等病理产物的产生，痰瘀胶瑟不解，郁久化毒。人体正气亏虚，伏毒内蕴，毒痰瘀互结，邪正相搏，毒邪渐炽，正气渐虚，形成虚→毒、痰、瘀→虚的恶性循环，日久生变则成癌。

【临床表现】

本病多见于中青年女性，社会经济地位高或受教育程度高、月经初潮年龄早、低经产状况、初次怀孕年龄大、未哺乳和绝经迟的妇女为本病的高发人群。临床主要表现为乳房疼痛、乳房肿块及其他伴随症状。乳房疼痛以胀痛为主，可有刺痛或牵拉痛。疼痛常在月经前加剧，经后疼痛减轻，或疼痛随情绪波动而变化，痛甚者不可触碰，行走或活动时也有乳痛。乳痛主要以乳房肿块处为甚，常涉及胸胁部或肩背部。部分患者还可伴有乳头疼痛和瘙痒，严重者影响工作或生活。乳房肿块可发生于单侧或双侧，大多位于乳房的外上象限，也可见于其他象限。乳房肿块的质地中等或硬韧，表面光滑或颗粒状，活动度好，大多伴有压痛。肿块的大小不一，直径一般在 1~2 cm，大者可超过 3 cm，肿块形态常可分为片块型、结节型、混合型和弥漫型。乳房肿块可于经前期增大变硬，经后稍见缩小变软。少部分患者可伴有乳头溢液，呈白色或黄绿色，或呈浆液状。乳房疼痛和乳房肿块可同时出现，也可先后出现，或以乳痛为主，或以乳房肿块为主。患者常伴有月经失调、心烦易怒等症状。

刘丽芳认为，20～40 岁女性由于月经周期的影响，体内激素水平波动大，乳腺增生更为好发，乳房疼痛、肿块较为明显。而围绝经期女性患者乳痛症状较轻或增生不典型，常伴心烦失眠、潮热盗汗等围绝经期症状，此类患者需警惕存在癌变的可能。

【辨证论治】

（一）内治法

刘丽芳认为，治疗乳腺增生症要重视对肝肾、脾胃及冲任的调理，尤其注重肝气的疏泄。同时，乳腺增生症属虚实夹杂，标本同病之疾病，故遣方用药时先要辨清其标本虚实、轻重主次。

1. 肝郁气滞证

［证候］ 乳房胀痛，疼痛程度受情绪波动影响，与月经周期密切相关，伴有胸胁或少腹胀满窜痛，情志抑郁或烦躁易怒。舌淡，苔薄白，脉弦。

［治法］ 疏肝解郁，散结止痛。

［用方］ 柴芍乳癖汤加减。

［常用药物］ 柴胡、白芍、当归、青皮、郁金、瓜蒌皮、浙贝母、盐橘核、夏枯草、白术、茯苓、法半夏、莪术、山慈菇等。

［加减］ 胀痛尤甚者，加佛手、香橼、枳实；胸闷痰多者，加泽泻、苍术、厚朴、砂仁；乳房刺痛者，加乳香、没药；乳头溢液呈水样或乳汁样，加女贞子、墨旱莲，呈黄油样或粉渣样，加白花蛇舌草、蒲公英、生山楂，呈血性，加黄芩、牡丹皮、赤芍；伴痛经者，加川芎、延胡索；入睡困难者，加何首乌、合欢皮。

［中成药］ 肝郁气滞明显者，予以乳痛软坚片（院内制剂）软坚散结，活血止痛，每次 8 片，每天 3 次；或乳疾灵胶囊疏肝解郁，散结消肿，每次 4 片，口服，每天 3 次；肝郁伴有血瘀者，予以乳癖清片理气活血，软坚散结，每次 4 片，口服，每天 3 次。

2. 痰凝血瘀证

［证候］ 多见于青壮年妇女，乳房肿块，质韧不坚，胀痛或刺痛，症状

随喜怒消长；伴有胸闷胀，善郁易怒。舌暗红或青紫，苔薄黄或腻，脉弦滑。

〔治法〕　疏肝健脾，化痰散瘀。

〔用方〕　逍遥蒌贝散加减。

〔常用药物〕　柴胡、当归、白芍、茯苓、白术、瓜蒌皮、浙贝母、法半夏、胆南星、生牡蛎、陈皮、鹿角霜、海藻、昆布等。

〔加减〕　乳房疼痛严重者，加延胡索、川楝子、青皮；乳房内结节或肿块难消者，加玄参、瓦楞子、海蛤壳；伴心烦易怒、口苦者，加夏枯草、栀子、牡丹皮、黄芩；失眠多梦者，加酸枣仁、远志；大便秘结者，加大黄、枳实。

〔中成药〕　气滞血瘀严重者，予以乳核袋泡茶（院内制剂），每次 1 包，泡服，每天 3 次，或乳癖散结颗粒行气活血，软坚散结，每次 4 g，冲服，每天 3 次；乳房疼痛剧烈者，予以乳痛软坚片（院内制剂）软坚散结，活血止痛，每次 8 片，口服，每天 3 次。

3. 冲任失调证

〔证候〕　多见于中年以上女性，乳房疼痛症状较轻或无疼痛，月经失调，量少色淡，或闭经；伴头晕耳鸣，腰膝酸软；舌淡，苔薄白，脉沉细。

〔治法〕　调摄冲任，和营散结。

〔用方〕　二仙汤合四物汤加减。

〔常用药物〕　仙茅、淫羊藿、黄柏、知母、巴戟天、熟地黄、川芎、当归、白芍、浙贝母、瓜蒌皮等。

〔加减〕　乳房疼痛明显者，加延胡索、川楝子；乳房肿块呈囊性感者，加白芥子、昆布；腰膝酸软、足跟疼痛者，加杜仲、牛膝、补骨脂；潮热盗汗者，加麻黄根、浮小麦；阴虚烦热者，加女贞子、墨旱莲；月经不调者，加益母草、香附；有倦怠乏力、脉虚者，加党参、黄芪。

〔中成药〕　月经不调、阴虚症状明显者，予以岩鹿乳康片益肾活血，软坚散结，每次 4 片，口服，每天 3 次。经期停服。

（二）外治法

乳腺增生症的外治原则是"急则治其标"，以缓急止痛为先。常见的治疗方法主要有中药敷贴法、中药熏洗法、中药外搽法、针灸疗法等。刘丽芳临床常用自制乳增宁贴膏外用贴敷患处治疗乳腺增生症，其主要成分为九香虫、鹿角霜、淫羊藿、延胡索、橘核、皂角刺、香附等 13 味芳香行气、温经通脉、化痰软坚、活血化瘀的药物。内外合治，共奏散结止痛之功。操作方法：取穴膻中、乳根、期门及乳房局部阿是穴，以上穴位各敷一贴，每天 1 次，每次贴 8 小时，1 个月为 1 个疗程，治疗 3 个疗程。注意避开乳头或皮肤破损处。

需要注意的是，对于长期服药而肿块不消反而增大，且质地较硬，边缘不清，疑有恶变者，应考虑穿刺活检或手术切检。

【诊疗思路】

《中藏经》云："癖者，痞也。痞者，气机不畅，胀满疼痛。"乳腺增生症共有的特征是"癖""结""痛"，治疗上应"从一气字着笔"，在疏肝理气的基础上辨证施治。治疗肝郁气滞、痰凝血瘀之实证时，重在施以疏肝解郁，化痰散结，活血祛瘀之法，亦可适当填补肾精、顾护脾胃，以固本培元，防止疾病复发。对于精血耗伤，冲任失调的患者，应标本同治，根据其肾阴阳亏损与否施以温肾助阳或滋阴补肾之策，调摄冲任的同时注重疏肝散结止痛。另外，根据月经周期冲任气血的变化，经前经后乳癖病机虚实不同，经前肝郁气滞，气滞血瘀，是实；经后肝肾不足，冲任失调，为虚。故在治法上经前应以疏肝活血，理气止痛为主；经后则以滋阴养血、调补冲任为要。

【跟师心得】

刘丽芳临床治疗乳腺增生症喜用理气活血类药物，如柴胡、香附、青皮、当归、川芎等，多辅以化痰散结、养血健脾的药物，如瓜蒌皮、浙贝母、茯苓、白术、白芍等。其中，以柴胡使用次数最多，柴胡性苦、微寒，归肝、胆经，苦"能泄能燥能坚"，燥湿化痰、软坚散结，故重用柴胡以疏肝经郁结之气，散乳络痰凝之结。以柴胡、白芍为君药，刘丽芳结合临床经验创制柴芍乳癖汤，二味君药常作药对同行，疏肝同时养血柔肝、顾护肝阴，同时注重调理脾胃，喜用白术、茯苓一类，脾运得健，气行血行，则痰瘀可化。肝郁较重者，加佛手、香橼、枳实，如《疡科心得集》云"乳癖由肝气不舒，郁结而成"，恢复肝气条达有助于胸胁舒畅，同时加用玫瑰花、合欢花等芳香疏泄之品，直中经络而行气解郁。肝火旺盛者，加夏枯草、蒲公英、山慈菇，清热解毒，化痰散结。痰湿较重者加泽泻、苍术、厚朴、砂仁，祛湿化痰，痰湿去则结块消。久痛入络，瘀血较重者加王不留行、乳香、没药、三棱、莪术，活血散瘀，使乳腺"通则不痛"。乳房内结节或肿块难消者，加牡蛎、海浮石、瓦楞子、海蛤壳，利用咸味药物软坚散结。失眠多梦者，加酸枣仁、远志、首乌藤、茯神以养心安神，调养睡眠。肾阳不足，精血亏虚者，加鹿角霜、淫羊藿、菟丝子；肾阴亏虚，肝肾不足者，加女贞子、墨旱莲、枸杞子，阴阳平衡，脏腑调和，则乳癖自消。

根据经前经后乳腺增生病机虚实不同，刘丽芳采用周期疗法，运用自拟乳癖经前方和乳癖经后方。乳癖经前方由四逆散化裁所来，方中以柴胡为君，疏肝解郁，枳实疏肝理气，白芍柔肝止痛，延胡索、郁金、香附、丹参共奏行气活血止痛之功，气血通行，则气滞血瘀不生。香附、郁金兼能助柴胡解郁，若气滞血瘀已生，则痰湿易凝结成块，故方中还使用浙贝母、山慈菇解毒化痰散结，使乳癖有形之肿块散于无形之间。乳癖经后方由二仙汤化裁而来，方中仍使用仙茅、淫羊藿"二仙"调理冲任为君。冲任为气血之海，经后血海暂时空虚，故方中使用熟地黄、当归益精补血。冲任之本在肾，且《外科医案汇编》有云"乳中结核，虽云肝病，其本在肾"，肾为五脏之本，"封藏之本，精之处也"。肾气充沛，冲任二脉方能正常发挥功能，故方中使用山茱萸、补骨脂、菟丝子补益肝肾，再加之川芎使补而不滞，达到冲任二脉充盈且畅，则邪气不侵，隐核不存。另外，青年女子气血旺盛，多因情志不畅、肝气郁结致病，为实；围绝经期患者肝肾功能逐渐衰退，冲任二脉功能失调，乳癖多为本虚标实。刘丽芳认为根据这一特点，辨清病症之标本虚实，由表窥里，更能准确进行药物加减，以奏良效。

同时，刘丽芳认为合理运用中药药对，治疗乳腺增生症可事半功倍，临床常用的药对有"柴胡-白芍""柴胡-当归""柴胡-香附""当归-白芍""瓜蒌-浙贝母""陈皮-法半夏""乳香-没药""三棱-莪术"等。其中经典药对如"柴胡-白芍""柴胡-当归"，柴胡可疏肝解郁，白芍、当归有补血活血、柔肝止痛之功，三者合用可畅达气机，疏泄肝郁，同时生血有功，使心有所主，肝有所藏，顺应了肝体阴而用阳的生理特点。又如药对"柴胡-香附""当归-白芍"，柴胡与香附共奏疏肝解郁，调经止痛之功，当归与白芍合用起养血柔肝、调理冲任之效，同时相须为用可明显加强药物效力。肝木得诸药方可恢复其条达之性、疏泄之功，使气血运行畅通，冲任上行荣养乳络，乳癖得以消散。"瓜蒌-浙贝母"中，瓜蒌皮宽胸散结，浙贝母则开郁散结，二者合用可增强理气化痰散结之用；"陈皮-法半夏"作为理气化痰常用药对，陈皮气味芳香，擅长理气，法半夏长于燥湿化痰、消痞散结，二者合用可健脾理气，化痰散结，消除乳络痰凝，通则不痛。"乳香-没药""三棱-莪术"主要针对血瘀症状明显者，乳香活血止痛，没药散瘀定痛，二药归肝经，味辛行气，气血并治，共奏宣通经络，活血祛瘀，消肿止痛之功；三棱为"血中之气药"，莪术为"气中之血药"，两者合用行气活血祛瘀，有破血行气、消结止痛之效。

"未病先防，既病防变"，刘丽芳认为，保持积极乐观的心态，避免情绪波动，是预防乳腺增生的关键。其次，均衡饮食，减少高脂、高糖食物的摄入，有助于维持内分泌平衡。建立规律的生活习惯，避免熬夜和过度劳累，保持和谐的性生活，都是预防乳腺增生的重要措施。及时治疗月经失调等妇科疾病和其他内分泌疾病，对发病高危人群要重视定期检查，必要时考虑手术。

【病案举隅】

周某，女，31岁。2021年5月21日初诊。

[主诉] 反复经前乳房胀痛1年余。

[现病史] 患者于1年余前生气后反复出现双乳经前胀痛不适，触痛明显，伴有心烦、急躁易怒、不寐等，经后双乳胀痛、心烦症状缓解，但仍有失眠，伴神疲乏力之感觉，自服逍遥丸，疗效不佳，末次月经：2021年5月19日，现正值月经期第3天，平素月经周期为30天，每次行经5天左右，月经量少，色淡红，偶有血块。舌红，苔薄白，脉弦。

[专科检查] 双乳形态对称，外观无畸形，可扪及腺体层增厚，呈片块状，及散在结节感，稍见压痛。

[辅助检查] 乳腺彩超示：双侧乳腺小叶增生。

[中医诊断] 乳癖。

[中医辨证] 肝郁气滞，冲任失调。

[西医诊断] 乳腺增生症。

[治法] 疏肝行气，调补冲任。

处方：处方1：乳癖经前方加减×14剂（经前期服用，见月经即停服）。

[药物组成]

柴胡 10 g	枳实 10 g	白芍 10 g	甘草 10 g
郁金 10 g	合欢皮 10 g	栀子 10 g	延胡索 10 g
香附 10 g	当归 10 g	川楝子 6 g	川芎 6 g

处方2：乳癖经后方加减×10剂（月经干净后服用，服完即开始服处方1）。

[药物组成]

仙茅 10 g	淫羊藿 10 g	补骨脂 10 g	熟地黄 15 g
菟丝子 10 g	山茱萸 10 g	酸枣仁 15 g	柏子仁 10 g
五味子 6 g	川芎 6 g	丹参 10 g	

[外治] 乳增宁贴膏（院内制剂）夜间贴敷乳房痛处。

[二诊] 2021年6月18日。患者诉服上方后，乳房疼痛及诸症皆较前明显好转，效不更方，嘱患者按上法继续服用2个月经周期，外治仍予乳增宁贴膏，服药后定期复查乳腺彩超；随访半年患者诉已无乳房疼痛，乳腺彩超未见明显异常。

按语：《黄帝内经》云"谨守病机，无失气宜"，而乳癖此病，经前经后病机全然不同，切不可一概而治，经前经后需要分而治之，否则易犯"虚虚实实"之戒。乳癖之病，经前多因肝失疏泄，而肝能疏泄宣通冲任之气血，输布周身，若肝气遏郁，郁则肝失条达，则气血不畅，日久则气、痰、瘀郁滞不通致乳络不畅，不通则痛，故乳癖经前方中以四逆散缓肝调肝，使肝条达，疏泄功能复常以治其本，乳络瘀滞，不通则痛，故方中以延胡索与川楝子合用行气活血止痛以治其标，再以川芎、郁金、香附以增活血行气解郁之力，失眠恐因肝气不舒，郁而化火，火乱心神所致，故以栀子、合欢皮解郁火、安心神。而乳癖经后则因冲任气血之海不盛，不能荣养乳络，且气血不旺，则流通不利，使气滞痰饮内伏成患，经前发而为病，故当荣养冲任，而冲任之本在于肾，天癸来源也在肾，故当补肾以养冲任，肾强则冲任不虚，天癸有源，此患者经后神疲乏力，且月经量少皆是肾虚不充的表现，故方中以"二仙"调补冲任，加入补骨脂、熟地黄、菟丝子、山茱萸补益肝肾以补肾盈冲任治其本，并予以川芎、丹参补而不滞，患者经后仍有失眠，恐为仲景之虚劳虚烦不得眠之意，故在补肾填精基础上，予以酸枣仁、柏子仁、五味子养心安神。并且刘丽芳发现大多数患者夜间刺痛明显，故夜间予以乳增宁贴膏外敷，取中医时间医学理论中的"旦慧昼安夕加夜甚"之意，择时用药，因时制宜。

第二节　急性乳腺炎

急性乳腺炎是由细菌入侵引起的乳腺急性化脓性感染。临床以乳房结块，局部红、肿、热、痛，常伴同侧腋窝淋巴结肿大、压痛，以及发热为特征。在哺乳期、妊娠期、非哺乳期、非妊娠期都有发生，但常见于产后未满月的哺乳期女性，为乳房部最常见的急性化脓性疾病。其发生与乳头畸形、乳汁淤积继发细菌感染及机体免疫力下降等因素相关。

急性乳腺炎属中医学"乳痈""乳疽"范畴。发生在哺乳期的称为"外吹乳痈"，发生在妊娠期的称为"内吹乳痈"，此外发生的称为"不乳儿乳痈"。乳房深部炎症或脓肿，表面红热不明显者，称为"乳疽"。

【病因病机】

目前，西医对于本病的病因及发病机制仍存在争议，但一般认为其发生与乳汁淤积及感染性致病菌密切相关。急性乳腺炎是乳腺的急性化脓性感染，是乳腺管内和周围结缔组织的炎症，由于哺乳期乳汁分泌过多，导致乳腺管堵塞不畅，使乳汁淤积，滋生金黄色葡萄球菌入侵引起感染从而诱发急性乳腺炎。

中医学认为，乳痈多由肝郁气滞与阳明胃热相互郁结，致使经络阻塞，营气不从而发生。元代朱丹溪《丹溪心法》云："乳房阳明所经，乳头厥阴所属。乳子之母，不知调养，忿怒所逆，郁闷所遏……"《外科正宗》"忧郁伤肝，肝气滞而结肿""厚味饮食，暴怒肝火妄动结肿"，均可证实乳痈的发生与情志、饮食因素关系密切。且产妇体虚易感风邪、寒邪、热邪等，均可使乳络郁滞不通，外邪与血搏结，蕴结化热，肉败为脓，《诸病源候论》云："劳伤气血，其脉虚，腠理虚，寒客于经络，寒搏于血，则血涩不通，其气又归之，气积不散，故结聚成痈。"或产妇因乳头畸形、哺乳方法不当、乳汁多而少饮、婴儿不能吮吸、断乳不当等原因导致乳汁淤积，与气血相搏，蕴积生热，热盛肉腐，成脓成痈；或因情志内伤，肝失疏泄，以致乳汁分泌失常，蓄积于局部，日久化热酿脓；或因过食肥甘厚味，运化失司，湿热蕴结，阻塞经络，而致气血凝滞，邪热蕴结于乳络而成肿块，郁久热盛肉腐而成脓，发为乳痈。《诸病源候论》卷四十"乳痈候"云："亦因乳汁蓄结，与血相搏，蕴积生热，结聚而成乳痈。"

刘丽芳认为先天乳头内陷畸形尤易导致乳汁淤积，乳络不通，若此时营卫失和感受外邪侵袭，加之厚味饮食、肝气不舒，肝胃郁热，内外搏结，聚生痈肿，"蓄而为热，热盛则肉腐"，进而肉腐成脓。同时，刘丽芳指出喂养不当也是病因之一，乳头皮肤娇嫩，若吮吸乳汁时挤伤皮肤易致外邪易乘隙而入，均可使乳络郁滞不通，外邪与血搏结，蕴结化热，致乳房局部疼痛、化脓。

【临床表现】

《诸病源候论》"妒乳候"中云："此由新产后，儿未能饮之，及饮不泄……皆令乳汁蓄积，与血气相搏，即壮热、大渴引饮、牵强掣痛，手不得近是也。"急性乳腺炎早期可有乳头破损、疼痛、乳汁淤积，伴有或相继出现乳房局部红、肿、热、痛及肿块，若病灶位置较深，乳房局部皮色可无明显变化。常见同侧腋下淋巴结肿大、压痛，全身症状常有头痛、周身肌肉酸痛、发热、恶寒等。若肿块未能及时消散，7～10天可成脓。如清代《疡科心得集》卷中"辨乳痈乳疽论"云："始时疼痛坚硬，乳汁不出，渐至皮肤焮肿，寒热往来，则痛成而内脓作也。"成脓后，乳房局部疼痛加重，可呈跳痛、胀痛。若肿块位置较浅，乳房局部往往焮红灼热、皮薄光亮、按之质软；若肿块位置较深，局部皮肤不变，触之木硬感，属气滞热壅或热毒炽盛之证。脓液外泄后，"给邪以出路"，因势利导，驱毒外出，局部症状均可得到改善。

初起若过用寒凉，可导致乳房局部僵块迁延数月难消，色稍暗红或皮色不变，多数血瘀痰凝，部分患者可再次染毒酿脓。成脓后若处置不当，脓液旁侵可形成传囊乳痈；若迅速发生乳房大面积腐烂坏死，则为乳发，甚至出现热毒内攻危象；若脓液引流不畅，在局部集聚，则形成袋脓；若乳汁从疮口溢出，或疮口脓水淋漓，久难收口，则为乳漏，均为乳痈、乳疽之变证。

【辨证论治】

（一）内治法

刘丽芳认为乳痈的治疗尤贵分期论治，局部辨证与全身辨证相结合。清代祁坤在《外科大成》中亦有提出："未成形者消之，已成形者托之，内有脓者针之，以免遍溃诸囊为害，防损囊隔，致难收敛。"故辨脓对于本病确定分期尤为重要。

1. 初期肝胃郁热证

[证候] 乳房肿胀疼痛，并出现硬块（或无硬块），皮色微红或不红，多位于乳房外下象限，乳汁淤积，排出不畅；乳头常有皲裂，哺乳时乳头刺痛，可同时伴有发热、寒战、头痛骨楚、食欲不振等全身症状。舌红，苔薄或黄腻，脉弦数。

[治法] 疏肝清胃，行滞散结。

[用方] 瓜蒌牛蒡汤加减。

[常用药物] 瓜蒌皮、炒牛蒡子、黄芩、柴胡、金银花、连翘、麸炒青皮、皂角刺、丝瓜络、天花粉、栀子、蒲公英等。

[加减] 乳汁壅滞者，可加漏芦、王不留行、路路通疏通乳络，行气导滞；口渴，加芦根、玄参；热重者，加黄芩；肝体阴而用阳，气郁血亦滞，气行血亦行，故可用当归、川芎、赤芍行血以运气，陈皮、青皮疏肝解郁以理气；此期热势尚清，法取清散，用药轻平，可选用金银花、连翘轻清宣透，宣郁清热，避免用药过于寒凉之弊。

2. 成脓期热毒炽盛证

[证候] 乳房肿块逐渐增大，皮肤焮红灼热，疼痛加重，或呈鸡啄样痛，肿块中央渐软，按之有波动感，可伴有壮热、口渴饮冷，面红目赤，烦躁不宁，大便秘结，小便短赤，患侧腋窝淋巴结肿大。舌红，苔黄腻，脉数或洪、滑数。

[治法] 清热解毒，透脓消肿。

[用方] 瓜蒌牛蒡汤合透脓散加减。

[常用药物] 瓜蒌皮、炒牛蒡子、黄芪、当归、川芎、皂角刺、黄芩、天花粉、蒲公英、柴胡、金银花、连翘、麸炒青皮、丝瓜络、路路通、栀子等。

［加减］　热甚者，可加生石膏、知母；疼痛明显者，可加延胡索、白芍；大便秘结者，可加枳实、大黄。

3. 溃脓期

（1）正虚邪恋证

［证候］　脓出不畅，肿势不消，疼痛不减，身热不退，可能形成袋脓，或脓液波及其他乳囊，形成传囊乳痈；或溃后乳汁从疮口溢出，久治不愈，形成乳漏。面色少华，全身乏力，头晕目眩，或低热不退，食欲不振。舌淡，苔薄，脉弱无力。

［治法］　补益气血，托毒排脓。

［用方］　托里消毒散加减。

［常用药物］　黄芪、党参、当归、白芷、川芎、白术、茯苓、陈皮、金银花、桔梗、丝瓜络等。

［加减］　气血不足者，可加赤芍；余热未清者，可加蒲公英；漏乳者，加山楂、麦芽。

（2）气血壅滞证

［证候］　乳房结块质硬不消，微痛不热，皮色不变或暗红，欲消不消，欲脓不脓，形成僵块，或有局部结块而胀痛不适。舌淡，苔薄，脉涩。

［治法］　活血化瘀，散结消癥。

［用方］　桃红四物汤合消瘰丸加减。

［常用药物］　当归、红花、桃仁、白芍、川芎、益母草、王不留行、炮穿山甲、柴胡、浙贝母、玄参、牡蛎等。

［加减］　若早期大量使用抗生素或过用寒凉中药后，可加鹿角霜、桂枝等，若局部肿块硬结难消，可予浙贝母、土贝母同用增加散结消痈之功等。

（二）外治法

1. 初期　乳痈初期，乳汁淤积，乳络不畅，或是肝郁胃热，经络阻隔，气滞血凝，日久结聚成块，证属气滞热壅。《医学源流》云："外科之法，最重外治，而外治之中，尤重围药。"凡痈疽疮疡初起之肿疡，治疗"以消为贵、消散为主"，刘丽芳注重手法排乳，同时配合中药内治、外敷，三者有机结合，共同起到箍围消散、通乳行滞的效果。

（1）按摩通乳：乳痈初期可通过手法按摩排出淤积的乳汁，保持乳管通畅，缓解乳房肿胀、疼痛。首先，嘱患者取坐位或仰卧位，医者先在肿块周围施以揉法，持续时间约 5 分钟，再用双手四指托住乳房，两手拇指在肿块上交替抹推数次，方向从肿块推至乳头，如此反复数遍，力度根据患者承受范围进行调整，逐渐增强捏拿的力量，尽可能疏通为主，同时可辅以按揉膻中、乳根、灵墟、屋翳、期门、足三里穴，拿肩井，点按内关、合谷、梁丘、太冲穴 5～10 分钟。每次治疗时间 20 分钟，每天 1 次，5 天 1 个疗程。注意动作要轻柔，力度逐渐增强，切不可暴力，避免人为外力再次损伤皮下组织及导管。

（2）中药外敷：先将如意金黄散用蜂蜜、茶油或植物油调糊，均匀涂抹在大纱布上，隔一层纱布将其覆盖成片，将制成的金黄散敷贴至肿块处（注意避开乳头），范围稍大于病灶，每天 1 次，每次持续 4～6 小时。可在纱布上覆盖一层保鲜膜等，防止浸湿外衣，可穿运动背心固定。此法适用于乳痈初起，肿痛未成脓者，禁用于对如意金黄散过敏或局部已有皮疹者。

2. **成脓期**　乳痈患者出现壮热，肿块继续增大，中央变软，按之有波动感，疼痛加剧，皮肤焮红灼热时，示酿脓已成，需及时切开引流，托脓外出。

（1）穿刺抽脓术：当脓肿成熟时，可先选择穿刺抽脓减少创伤。根据中医辨脓法找到体表波动最明显处，或在 B 超引导下定位明确脓腔距离体表最近位置，再使用一次性注射器穿刺抽脓；若脓液黏稠，可注入生理盐水进行稀释后进行抽吸，直至抽出的液体较为澄清为止，最后对其进行加压包扎。

（2）切开引流：首先嘱患者呈仰卧位，充分暴露患侧乳房，找到脓肿波动最明显处进行定位，予以聚维酮碘常规消毒，再用 2% 利多卡因局部浸润麻醉，在定位处做一切口，切口大小要适宜，以达到引流通畅为度，遵循《外科正宗》里 "切口小、引流畅、痛苦小" 的陈氏切排法。若切口过小，易出现脓液流出不畅而致袋脓，疮口迁延难愈，甚至脓液未尽而脓壁假性愈合，后期需再行局部扩创手术。其次，要根据脓肿的深浅确定切开的深浅，不可过深损伤血络致出血过多。若脓液过于黏稠或坏死组织较多，可予以生理盐水或复方黄柏液冲洗脓腔，稀释后利于脓液更好地排出。

3. **溃脓期**　产妇体虚气血未复，加之切开引流后耗伤气血，易致毒邪留恋，且脓腔复杂，易出现袋脓、传囊乳痈和乳漏等变证。故此期重在保持疮口排脓通畅，促使疮口愈合。

（1）药线引流术：切开引流后待脓液基本排尽，留置中药引流条于脓腔深部，外端留置于体外，以便引流充分并防止假性愈合形成窦道。同时可予以矾冰液局部外敷，具有清热消肿、缓解疼痛之功。使用前先将其摇匀，倾倒适量矾冰液于纱布上，以纱布全层浸湿但不滴水为宜，敷于患处，一般4～6小时即可，如出现皮肤瘙痒、红疹、水疱等过敏症状暂停使用。脓净后，可选用橡皮生肌膏纱条或康复新液纱条以祛腐生肌敛疮，促进伤口愈合。

（2）垫棉法：有袋脓现象者，可在脓腔下方用垫棉法加压，绷缚扎紧，借助加压的作用，使破损的乳络自然黏合，防止脓液潴留促使收口，同时嘱患者用胸罩或毛巾端托乳房，以利乳汁从乳腺管畅通地由乳头溢出。但注意用力不可过猛，以免损伤乳络。

（3）拔罐疗法：切开引流后，将火罐留于疮口处，给予持续的负压促使脓液排尽，减轻患者疼痛，持续时间约为10分钟。

【诊疗思路】

诊断急性乳腺炎易，而难在治疗。乳痈之治，重在分期，内治与外治相结合，以"燮理阴阳，立法衡通"作为总体治则，调理气血，平衡脏腑，顾护脾胃，以通为用。初期尚未成脓之时，治疗上以消散肿块、缓解疼痛为目的，以通乳为顺，若此期肿块阳证不显，可酌情加入桂枝、鹿角霜；成脓期阳热炽盛，宜急散之，毒舒则肝气清，当以清泄阳明为主，但用药应避免过于寒凉，寒性收引凝滞，不利于肿块消散及脓液排出；脓成破溃后，易耗伤气血，若素体虚弱，溃后脓毒虽泄，气血俱虚，易致余毒之邪留恋、新肉难生，故治疗上应以清补、补托为主。

【跟师心得】

总结临床上急性乳腺炎的病因病机，多由于产妇乳汁淤积，乳络不畅，加之情志内伤、恣食厚味，致肝气郁结，胃内积热，肝郁胃热，经络阻隔，气滞血凝，日久结聚成块，毒热内蕴，热毒炽盛，肉腐血败成脓。根据症状、体征分为初期、成脓期、溃脓期，刘丽芳常选用瓜蒌牛蒡汤、透脓散、托里消毒散、桃红四物汤和消瘰丸等分期辨治，内外结合。乳痈初期多表现为乳房结块，肿胀疼痛，皮色稍红，伴有乳汁淤积，排出不畅，或同时伴有发热、寒战、头痛骨楚、食欲不振等全身症状。刘丽芳认为，此阶段尚未成脓，治疗以消散肿块、缓解疼痛为目的，以通乳为顺，治拟疏肝清胃，行滞散结，以期发挥清热消肿、箍围消散之功，方予瓜蒌牛蒡汤加减，由瓜蒌皮、炒牛蒡子、黄芩、天花粉、柴胡、金银花、连翘、蒲公英、麸炒青皮、皂角刺、王不留行、丝瓜络、小通草、路路通、栀子等组成。其中尤善用蒲公英、瓜蒌、金银花、连翘等药物。刘丽芳认为蒲公英为苦寒之品，既能清解火热毒邪，又能泄降滞气，故为清热解毒、消痈散结之佳品，主治内外热毒疮痈诸证，兼能疏郁通乳，如《本草纂要》云："蒲公英点能化热毒，解食毒，消肿核，疗疗毒乳痈，皆泻火安上之功。通乳汁，以形用也。"故为治疗乳痈之要药。瓜蒌具有开郁散结，疏肝气，清胃热，荡涤痰浊之功；在治疗乳腺炎方面有独到之处，因其形似乳房，内有瓜瓣如乳腺；且瓜蒌作用于上焦，能清上焦之火，使痰气下降，通乳消肿。金银花、连翘轻清宣透，宣郁清热，刘丽芳认为急性乳腺炎初期热势尚清，法取清散，用药宜轻平，可避免用药过于寒凉之弊，且"诸痛痒疮皆属于心"，连翘苦寒，主入心经，善清心火，拔毒外出，金银花擅清热解毒，为治痈最善之品，两者合用，以达清宣郁热，消痈解毒之功。

元代朱震亨《丹溪心法》记载"阳明之血沸腾，故热甚而化脓"，提出乳痈肝胃郁热后热盛肉腐，易化脓生痈肿，此为急性乳腺炎成脓期。此期阳热炽盛，宜急散之，毒舒则肝气清，当以清泄阳明为主，故刘丽芳在原瓜蒌牛蒡汤基础上合以透脓散加减，增强清热解毒、消肿散结、托里透脓之功。其中皂角刺谓"于疮毒药中为第一要剂，凡痈疽未成者，能引之以消散，将破者能引之以出头，已溃者能引之以行脓"，具有贯穿经络、溃壅破坚、引药直达病所之用。诚如《本草衍义补遗》所述"治痈疽已溃，能引至溃处"，刘丽芳认为脓成后应用皂角刺可增强消散穿透之力，直达病所，软坚溃脓，以达消散脉络中之积，祛除陈腐之功。

脓成破溃后，耗伤气血，若素体虚弱，溃后脓毒虽泄，气血俱虚，易致余毒之邪留恋，故新肉难生、热退不尽。刘丽芳认为此期多属余毒未尽、正虚邪恋证，应以清补、补托为主，治以补益气血、托毒排脓，方予托里消毒散加减。全方集升散、托补、透达、清解于一体，合而应用，即可托毒外出，又可消肿解毒，同时充分体现了在疮疡治疗过程中重视健脾胃、壮气血的思想。

此外，若急性乳腺炎早期因失治、误治，或过用苦寒药物，致气血凝滞，余毒留滞而生硬肿、僵块，局部皮色不变或暗红，欲消不消，欲脓不脓，迁延难愈。刘丽芳根据多年临床经验认为，此期多属气血壅滞证，主张活血化瘀，散结消癥，方予桃红四物汤合消瘰丸加减，其中常以浙贝母、土贝母同用增强化痰散结消痈之功，若患者为体虚难消者则采用益气和营托毒法扶助正气，不但有利于托毒外出，也有利于行气消瘀，促进疾病的向愈。

药物治疗的同时，预防调摄对于急性乳腺炎的发展转归也十分重要，故临床上常嘱患者饮食清淡，忌辛辣、刺激之品，食易消化而富有营养之品；养成良好的哺乳习惯，保持乳头清洁，按需哺乳，避免婴儿含乳而睡，同时注意保持心情舒畅，忌恼怒忧郁，劳逸结合，防止不良精神刺激致肝脾失和，从而诱发或加重本病。

【病案举隅】

刘某，女，32 岁。2023 年 12 月 14 日初诊。

[主诉]　左侧乳房胀痛伴发热 2 天。

[现病史]　产后哺乳 21 天，就诊前 2 天，无明显诱因出现左侧乳房胀痛，乳中结块，乳汁欠通，伴发热、头痛，浑身痛楚，体温 38.5 ℃，口干，食欲不佳，二便正常。舌质红，苔黄腻，脉弦数。

[专科检查]　双侧乳房隆起，左乳乳头破损，左乳外上象限可扪及结块，范围约 4 cm×3 cm，局部皮肤稍红，无明显波动感。

[辅助检查]　彩超：双乳呈哺乳期声像，左侧乳腺内见片状不均质回声区，边界不清，形态不规则，同侧腋窝有肿大的淋巴结，结合患者病史，考虑急性乳腺炎可能。

[中医诊断]　乳痈

[中医辨证]　肝胃郁热

[西医诊断]　急性乳腺炎

[治法]　疏肝清胃，通乳散结。

[处方]　瓜蒌牛蒡汤加减×3 剂。

[药物组成]

| 瓜蒌皮 10 g | 炒牛蒡子 10 g | 天花粉 10 g | 赤芍 10 g |
| 金银花 10 g | 陈皮 10 g | 白术 10 g | 浙贝母 10 g |

醋柴胡 5 g	连翘 10 g	路路通 10 g	皂角刺 10 g
蒲公英 15 g	甘草 6 g	王不留行 15 g	

水煎服，每天 1 剂，早晚分服。

[外治] 配合手法排乳 1 次，予以如意金黄散温开水＋麻油调至糊状外敷于肿块处。乳头破损处先用生理盐水清洗温热敷，再予以康复新液涂抹，促进皮肤的自我恢复。

[二诊] 患者诉手法排乳后乳房胀痛症状缓解，原方加减继服 3 剂。

[药物组成]

瓜蒌皮 10 g	炒牛蒡子 10 g	天花粉 10 g	赤芍 10 g
金银花 10 g	陈皮 10 g	蒲公英 15 g	香附 10 g
王不留行 10 g	柴胡 5 g	浙贝母 10 g	白术 10 g
皂角刺 10 g	甘草 6 g	路路通 10 g	

中药内服后，乳汁通畅，体温恢复正常，肿块渐消。继用外用药物敷于乳头处，左乳头皲裂基本愈合。

按语："乳房属胃，乳头属肝。"外吹乳痈因乳头破损，冒风染毒；或因初产乳络未通，乳汁淤积；或小儿吮吸吹风，乳管堵塞；总致肝失疏泄，乳汁郁滞，气滞热壅，而见乳房肿痛，局部皮肤稍红，其为病不外乎肝郁胃热两端。故治疗予以疏肝清胃、通乳散结为法，方予瓜蒌牛蒡汤加减。方中漏芦、通草、王不留行等通络散结、蒲公英清热解毒，同时艾灸大椎、曲池，共奏清热之功。3 剂后复诊，患者热退，故原方中去连翘，防止过用苦寒败胃，气血运行不畅；因患者乳房局部仍可触及肿块，纳食欠佳，示气机阻滞，乳络不通，故加入香附，以行气导滞、疏通乳络。方中瓜蒌皮、牛蒡子清热解毒、散结消肿；柴胡、陈皮疏肝理气、化痰解郁，佐以浙贝母清热化痰、解毒散结消痈；清胃热首选善入脾、胃二经"专治乳痈、疔毒"之蒲公英，辅以金银花、连翘、天花粉清热解毒；皂角刺性温味辛，凡痈疽脓未成者能引之散，具有托毒排脓、活血消肿之用；王不留行入肝、胃二经，善通乳络，下乳消肿，佐以路路通通乳络、开乳孔，全方共奏清热解毒，理气消肿之功。

第三节 慢性乳腺炎

肉芽肿性小叶性乳腺炎

【概述】

肉芽肿性小叶性乳腺炎是发生在非哺乳期或非妊娠期乳房慢性化脓性疾病，又称"特发性肉芽肿性乳腺炎"或"肉芽肿性乳腺炎"或"乳腺肉芽肿"或"乳腺瘤样肉芽肿"等。肉芽肿性小叶性乳腺炎好发于产后数年内的女性，可于外力撞击后诱发，或饮食不慎，或无明显诱因突然出现乳房疼痛，继而出现乳房肿块，甚则累及全乳，全乳亦可见散发肿块。肿块可在短时间内化脓破溃，可伴有明显的全身症状，如发热、双下肢结节性红斑、关节疼痛等；肿块也可表现为局限性僵块，不化脓，不破溃，或破溃后难以愈合，迁延难愈。本病的发生可能与产后乳汁淤积或排乳不畅诱发局部免疫反应和超敏反应、精神类药物或避孕药物的使用、垂体微腺瘤史、高催乳素血症等有关。中医古籍中对本病没有明确记载，无对应病名，归属中医学"疮疡""乳痈"范畴，中医外科教材将其与浆细胞性乳腺炎等归于"粉刺性乳痈"，2021 版《肉芽肿性小叶性乳腺炎中医诊疗专家共识》将其病命名为肉芽肿性乳痈。

【病因病机】

目前，西医对本病的发病机制的认识尚不明确，多认为是由于各种原因引起乳腺导管上皮损伤，致导管内分泌物外渗，从而诱导乳腺间质结缔组织发生炎症反应，炎症局限于小叶。

中医学认为，本病多见离乳后乳汁淤积于乳络；或伴有乳头畸形，乳液排出不畅，堆积于乳络，复加外伤等诱因导致气滞血瘀；或素为痰湿体质，形体肥胖；或恣食肥甘厚腻、辛辣炙煿之物，导致胃热积聚；或情志急躁易怒，气机郁滞；或素为阳虚体质，阳虚气化不利，以上均可导致气、血、津液的生成、输布和代谢异常，酿生痰饮、瘀血等病理产物，痰瘀互结于乳络，凝聚成块，为痛为肿。亦因痰易走窜、流注于皮肤、关节，出现结节性红斑、关节疼痛。

刘丽芳指出乳汁残留于乳络、素有痰湿、乳头溢液、乳头分泌物增多、服用激素后产生的脂代谢异常或溃口见脂质样分泌物，这与膏脂的代谢异常有密切关系；同时，刘丽芳指出膏脂的这种病理产物的滋生后潜伏体内，也是一种致病因素，当邪气逐渐积聚或因七情过激、饮食劳倦等，正气已不能遏制伏藏积聚已久的邪气，从而发病，并且表现出一溃千里、不可遏止之态，表现为突然发病，犹如风之状。

《疡科纲要·论阴证阳证》云："疡科辨证，首重阴阳。"刘丽芳认为阴阳是八纲辨证的总纲，也是一切外科疾病辨证的总纲。因此，诊视痈疽，需分清阴阳属性，是阳证，还是阴证，抑或半阴半阳证，只有阴阳判别无误，治疗才不会南辕北辙，谬以千里。肉芽肿性小叶性乳腺炎的阴阳辨证也不例外。如根据其临床特点，皮肤颜色（皮色鲜红、紫暗或颜色不变）、皮肤温度（热或微热）、肿胀形势（疮形高耸或平塌漫肿）、脓液质量（脓液黄稠或血多于脓）、溃疡颜色（溃疡鲜红或紫暗）等。同时，刘丽芳也指出，本病多属于半阴半阳证。

关于半阴半阳证的临床表现，如张璐《张氏医通》中指出："证属'半阴半阳'则似肿非肿、似痛非痛、似赤非赤、似溃非溃、脉洪数无力……"十分符合肉芽肿性小叶性乳腺炎的临床特点。

【临床表现】

本病多发生在育龄期女性，绝大多数为非哺乳期发病，以离乳后数年内的育龄期女性最多见。患者可伴有先天性乳头内陷或畸形，导管内大量脂质样分泌物或稠厚乳汁淤积，部分在情志不畅、劳累、局部按摩或外力撞击等诱因下激发。临床上多表现为乳房局部肿胀疼痛，先痛后肿。初起时肿块多发于乳房部，肿块相对比较限局，也可在一夜之间或数天内遍及全乳，形态不规则，质地偏硬；部分患者可出现质地坚硬，表面可呈结节样，边界欠清，无明显包膜，常与皮肤粘连，一般不与胸壁固定，与乳腺癌的表现十分相似。可在1~2周内皮肤变红，皮肤温度增高，局部成脓；也可表现为长时间内皮色不变，欲消不消、欲脓不脓、欲溃不溃和欲敛不敛的僵块。常见单侧乳房发病，少数患者可双侧乳房先后发病，极少数出现双乳同时发病。本病可呈急性或亚急性发病，但病程可迁延数月或数年。临床表现与浆细胞性乳腺炎部分类同，但相比浆细胞性乳腺炎，肉芽肿性小叶性乳腺炎的全身表现更为明显，临床可出现高热、双下肢或四肢结节性红斑或关节疼痛等全身症状。

刘丽芳指出，本病在初期出现乳房疼痛但无明显肿块形成时，与乳腺增生症常常难以鉴别，故早期又称类增生期。此期在行彩超检查时常难以检查出病灶，因此在临床上易误诊。此期若能得到及时的治疗，则能将此病较早地"扼杀"于摇篮之中。此外，刘丽芳指出本病还具有其他典型的临床表现，可作为辨证治疗重要的参考依据，如皮肤颜色（皮色鲜红、紫暗或颜色不变）、皮肤温度（热或微热）、肿胀形势（疮形高耸或平塌漫肿）、脓液质量（脓液黄稠或血多于脓）、溃疡颜色（溃疡鲜红或紫黯）等。

【辨证论治】

（一）内治法

《疡科心得集·疡证总论》云："凡治痈肿，先辨虚实阴阳。"刘丽芳治疗肉芽肿性小叶性乳腺炎十分注重分辨阴阳，同时注重分期辨证，即根据不同阶段采用不同的治疗原则。

1. 肿块期

（1）阳证：

［证候］ 乳房肿块，疼痛明显，或伴乳头溢液，皮温升高，皮肤色微红或色红，伴有发热或高热。舌红，苔薄黄，脉弦数。

［治法］ 疏肝清热，消肿散结。

［用方］ 消痈乳康汤1号方或柴胡清肝汤加减。

［常用药物］ 瓜蒌皮、牛蒡子、金银花、蒲公英、柴胡、王不留行、浙贝母、陈皮、天花粉、赤芍、当归、连翘、皂角刺、炒麦芽、黄芩、生甘草等。

［加减］ 乳头溢液呈水样者，加薏苡仁、茯苓；乳头溢液呈血性者，加牡丹皮、仙鹤草；乳头溢液黏稠者，加山楂、丹参等；皮肤红肿、疼痛较甚等热毒炽盛者，加紫花地丁、夏枯草、白花舌蛇草；高热者，加生石膏、水牛角；肿块质地韧者，多为痰肿，加白芥子；质地偏硬者，多为瘀血，加三

棱、莪术。

（2）半阴半阳证：

［证候］ 乳房肿块，疼痛，或伴有乳头溢液，皮温稍高，皮肤微红。舌红或淡红，苔薄白或薄黄，脉弦。

［治法］ 温阳散结。

［用方］ 消痈乳康汤 2 号方加减。

［常用药物］ 淫羊藿、鹿角霜、熟地黄、炒芥子、柴胡、金银花、蒲公英、炒麦芽、浙贝母、法半夏、香附、王不留行、三棱、莪术、薏苡仁、生甘草等。

［加减］ 刘丽芳认为半阴半阳证不代表阴阳之间"平分秋色"，而是"阴多阳少"或"阳多阴少"。临证时根据局部情况，酌情加大使用清热或温阳药物的比例。同时注重托法的运用，认为托法如同两者的枢纽，承接疾病的转化，寓消于托，寓补于托，加黄芪、皂角刺、白芷。

（3）阴证：

［证候］ 乳房肿块，皮温皮色正常，疼痛不甚，或病久欲消不消，欲脓不脓。舌淡红，苔薄白或白腻，脉沉或细。

［治法］ 温阳散寒，化瘀散结。

［用方］ 消痈乳康汤 3 号方或阳和汤加减。

［常用药物］ 熟地黄、附片、肉桂、炒芥子、炮姜、炙麻黄、鹿角霜、柴胡、炒麦芽、香附、土贝母、三棱、莪术、王不留行、甘草等。

［加减］ 肿块质韧偏硬者，加猫爪草、海藻、昆布。

2. 脓肿期

［证候］ 乳房肿块逐渐增大，皮色焮红灼热，皮薄光亮，按之应指明显，疼痛加重，或呈鸡样痛；伴或不伴发热，口干喜饮，小便短赤，大便干结。舌红，苔黄或黄腻，脉数。

［治法］ 清热解毒，托里透脓。

［用方］ 消痈乳康汤 1 号方合透脓散。

［常用药物］ 瓜蒌皮、牛蒡子、金银花、蒲公英、柴胡、王不留行、陈皮、赤芍、当归、皂角刺、炒麦芽、黄芪、白芷、川芎、白术、茯苓、生甘草等。

［加减］ 高热者，加生石膏、知母；疼痛剧烈，加三棱、莪术；脓出不

畅，加桔梗、枳壳；局部残存肿块，质地韧硬，加玄参、浙贝母、生牡蛎；大便干结，加生大黄、芒硝。

3. 溃后期

［证候］ 乳房肿块大部分消散，皮肤溃后不收，溃口颜色暗淡，流出脓水或血样液体，局部疼痛不明显，伴神疲倦怠，纳差，面色不华。舌质暗淡或暗红，苔薄腻，脉细。

［治法］ 益气养血，托毒消肿。

［用方］ 托里消毒散。

［常用药物］ 黄芪、党参、白术、茯苓、当归、白芍、川芎、白芷、桔梗、皂角刺、金银花、甘草等。

［加减］ 局部皮肤微红，加连翘、蒲公英；局部残存肿块，质地韧硬，加玄参、浙贝母、生牡蛎；肿块疼痛，加青皮、莪术；脓液清稀，加淫羊藿、鹿角霜；乳头有脂质样分泌物溢出，加生麦芽、山楂。

4. 并发症处理

结节性红斑

［证候］ 皮损好发于双侧小腿伸侧，偶可累及大腿、双上肢，皮疹数个或数十个，散在分布。皮损为鲜红色，扪之有结节，质地中等。局部疼痛或压痛。伴有关节疼痛或肌肉酸痛等。舌红，苔薄黄，脉弦或弦滑。

［治法］ 清热利湿，活血化瘀。

［用方］ 四妙散和桃红四物汤。

［常用药物］ 苍术、黄柏、薏苡仁、川牛膝、红花、桃仁、生地黄、赤芍、川芎、当归、甘草等。

［加减］ 湿热重者，加萆薢、虎杖；肌肉酸痛者，加羌活、独活；关节疼痛难以屈伸或行走者，加安痛藤、威灵仙；下肢肿甚，加赤小豆、冬瓜皮。

5. 特殊类型乳腺炎

妊娠期乳腺炎

［证候］ 乳房肿块，疼痛明显，皮温稍高，皮色微红，可伴有发热。舌红，苔薄黄，脉弦数。

［治法］ 清热解毒，散结消肿。

［用方］ 消痈乳康汤 4 号方。

［常用药物］ 金银花、连翘、黄芩、黄芪、白术、浙贝母、玄参、牡蛎、茯苓、蒲公英、紫花地丁、甘草等。

［加减］ 对于妊娠期食纳差者，予黄芪、白术健脾和胃；恶心呕吐者，予砂仁、白术理气安胎、和胃降逆；夜寐不安患者，予酸枣仁、首乌藤、合欢皮解郁安神；出现腰酸、小腹隐痛等胎动不安证候者，以枸杞子、菟丝子、女贞子、覆盆子补肾益精、温养冲任。

（二）外治法

刘丽芳指出，肉芽肿性小叶性乳腺炎的特色中医外治法是中医治疗本病的优势之所在，"未溃偏重内治，已溃偏重外治"，临证时常强调内外治结合，分期外治，多法联用，外治药物简验便廉，大大缩短了疾病疗程。同时，"治外必本于内"，外治之理即内治之理，运用外治法必须立足于五脏气血阴阳，灵活施治。

此外，刘丽芳指出，局部辨证在本病的外治阶段十分重要。如肿块期需观察肿块之形、色、温等，溃后期则需观察溃疡或瘘管表面肉芽组织的颜色、质地等，以辨其阴阳，从而选择相对应的外治药物。同时需结合现代医学影像学工具（彩超）辅助外治，明确窦道的走形，从而选择不同的外治方法。

1. 肿块期 单纯的肿块期宜采用箍围消散法。脓肿期、溃后期若遗留肿块，仍可选用经过切剪、适宜肿块大小的对应膏药外敷。

（1）对于初起肿块高肿红热、局部疼痛明显的阳证肿块，刘丽芳采用箍围消散法，常用相应内服方的药渣（柴胡清肝汤/消痈乳康汤 1 号方加减）外敷，或适宜肿块大小的如意膏（湖南中医药大学第一附属医院院内制剂）外敷，肿块红肿疼痛者，宜如意金黄散外敷患处，宜厚涂，每天 1 次；或用矾冰液湿敷，每天 1 次。皮色微红或不红者，用阳和膏或乳增宁膏外贴。

（2）对于初起肿块微红、微肿、微痛的半阴半阳证，可用如意膏、阳和膏（湖南中医药大学第一附属医院院内制剂）交替外敷，或相应内服方的药渣（消痈乳康汤 2 号方加减）外敷。

（3）对于肿块皮温皮色正常，疼痛不甚，或病久欲消不消，欲脓不脓的阴证患者，可用阳和膏、乳增宁贴膏（院内制剂）外敷，或用内服方剂（消痈乳康汤 3 号方加减）的药渣外敷。

（4）对于肿块初起，疼痛明显者，无论阴证、阳证均可使用乳增宁贴膏外贴。

（5）对于结节性红斑红肿明显者，刘丽芳常嘱患者使用矾冰液或矾冰纳米乳调和如意金黄散后，将药糊平摊于两块纱布之间，再敷于患者红斑处，清热消肿效果极佳。

药渣外敷的具体操作方法：患侧乳房清洁后，沥干内服中药的药渣，以不滴药液为宜，温度保持在 40 ℃左右，用单层纱布包裹药渣，厚度为 2 cm，敷在肿块处，敷药边缘需超过肿块范围 1 cm，可外覆毛巾保温，温敷 1 小时，每天 1 次，温敷后清洗皮肤。

2. 脓肿期　对于肉芽肿性小叶性乳腺炎的不同类型脓肿，在行相应的外治排脓操作后，刘丽芳常运用矾冰液（院内制剂）或矾冰纳米乳湿敷，结合垫棉法压迫的外治方法。一方面从中医病机来看，脓肿期本为热毒壅盛，而矾冰液和矾冰纳米乳功能清热解毒，外敷清凉而镇痛；另一方面脓肿期常需行多种外治操作，而矾冰液均有消炎、抗炎之功。而垫棉法压迫脓腔，则能使脓液在慢性挤压作用持续排出，也能促进皮肉贴合，加速愈合。

（1）搔刮清创法：本病部分患者常形成病灶较表浅、颜色紫暗的坏死型脓腔，腔内常为坏死的肉芽组织，此时可行搔刮清创，再以垫棉法压迫搔刮部位，避免形成假腔，影响愈合。

（2）拔罐法：对于病灶表浅的脓腔，腔内常为紫暗、散漫的肉芽肿组织，挤压时患者常有剧痛感，故也可粗针挑破皮肤后，行拔罐法吸出坏死组织。操作结束后以矾冰液湿敷、垫棉法压迫脓腔。

（3）穿刺抽脓术：对于脓肿范围较小，或者乳房深部脓肿，可选择多次脓肿穿刺抽吸法。在脓肿波动感最明显处，或在超声引导下，选择脓腔距离皮肤最浅位置穿刺、抽脓；对于脓液黏稠者，可用生理盐水冲洗稀释，尽量抽尽脓液。

（4）洞式清创引流术：适用于乳腺深部脓肿或多房脓肿，在超声引导下，尽量选择低位切开小洞引流，用刮匙从小创口进入脓腔或窦道，通过彩超引导精准清创，具有引流通畅、瘢痕小、较好保持乳房外形与哺乳功能等优点。

（5）拖线法：对于脓肿较表浅或范围较小或 Zuska 病，可在脓肿长轴的两端各开一切口，用 4～6 股 2-0 丝线打结拖拉引流。

（6）切开排脓术：在皮薄光亮、波动感或压痛最明显处切开排脓。切口多以乳头为中心呈放射状；或脓肿稍低位置，大小以脓出、脓尽为度，放置橡皮引流条引出或放置负压引流管；Zuska病，可沿乳晕与皮肤交界处作一弧形切口。排脓术后常用矾冰液或矾冰纳米乳浸湿的纱布湿敷伤口，再以垫棉法适当加压包扎，促进脓液排尽。

（7）冲洗法：对于脓液色黄绿、质稠厚的患者，换药时可闻及脓腔异味，常使用生理盐水冲洗后，再用复方黄柏洗液或甲硝唑注射液多次冲洗，至脓腔干净无味为止。

3. 溃后期

（1）药线引流术：适用于脓成未透，或脓溃后仍有坏死组织未能液化排出者。常用药线携带九一丹或九华膏提脓、提毒、引流。对于手术切开创腔较大，有渗血时，可用凡士林纱条蘸九一丹或九华膏创腔填塞提脓祛腐，也可压迫止血。

（2）祛腐生肌法：对于腐肉未去，脓液未尽，可选用八二丹或九一丹或九华膏提脓祛腐，待腐去脓尽，生肉未生，可选用橡皮生肌膏外敷以生肌收口。

（3）拖线法：对于复杂性窦瘘不伴有乳头畸形者，可选择拖线法。首先需要在破溃口用银质球头探针探查瘘管走向，寻找另一瘘口，探明是否通向乳头。探明后在探针尖端作一切口，视瘘管大小选择4～6股2-0丝线，根据管壁纤维化情况，选择五五丹或七三丹、八二丹或九一丹等。视脓液情况逐渐拆减丝线，配合垫棉法加压包扎，促进窦瘘皮肉相亲，得以闭合。

（4）挂线法：对于复杂性窦瘘伴有乳头畸形者，可选择挂线法。首先需要在破溃口用探针探查瘘管通向乳头，然后用橡皮筋贯穿瘘管，用2-0丝线固定打结，断绝瘘管部位气血，使之坏死脱落，脱落后形成新鲜创面，用九一丹或生肌膏生肌收口。

（5）垫棉绑缚法：术后疮腔较大或形成瘘管者，待腐去脓尽后，可在疮腔、瘘管上方用垫棉法加压绑缚，促进疮腔黏合。

（6）导管灌注法：适用于伴乳头溢液者。可配合拔罐使用，可于拔罐拔出油脂样分泌物后以平针头插入病变导管，进行药物灌注治疗。为避免炎症扩散，该法尽量不用于炎症明显期。

（7）冲洗法：瘘管期常用九华膏或橡皮生肌膏等药注入瘘管之中，换药之前需先将残留药物及患者的分泌物用生理盐水冲净，再用复方黄柏涂剂或康复新液冲洗，能在一定程度上起到抗菌消炎的作用。

需要注意的是，对于脓肿期、瘘管期，尤其是经内治消散、切排等多种方法治疗后效果不明显者，选择在皮肤溃口及瘢痕处作环乳晕月牙形或类三角形切口，尽可能保留正常皮肤，切口大小在保证引流和换药通畅前提下，尽可能小。切口处皮下组织不宜切除过多，彻底清除脓肿间隔及深部脓肿以通畅引流。

【诊疗思路】

清代余听鸿《外证医案汇编》中云："治乳症，不出一气字定之矣。"乳络以通为用，以塞为逆，调畅乳络气血应贯穿治疗的整个过程。同时《疡医大全》云："凡诊视痈疽施治，必须先审阴阳。"对于阳证者，不宜过用寒凉，以免滋生冰伏气机，凉遏腠理，邪毒无外出之路，形成"欲消不消，欲脓不脓"的僵块；对于阴证者，不宜过用温热，以免热甚伤阴，生火助阳，以免脓毒旁窜，酿生内陷之祸；对于半阴半阳证者，宜审视局部情况，辨明阴阳多少，主张寒温并用，灵活调节清热、温阳药物的比例。同时需注重内治和外治相结合，根据病程阶段或不同分期，合理适当使用外治方法，收到相得益彰的疗效，缩短病程，减少痛苦，促进疾病早日痊愈。

【跟师心得】

刘丽芳对于本病的病因病机有着独特的认识，认为本病可以从"膏脂""伏邪""阴疽"等理论认识。刘丽芳发现临床上肉芽肿性小叶性乳腺炎患者常伴有乳头溢液，呈粉渣样黏稠状。故她在《黄帝内经》"膏脂"理论指导下，认为肉芽肿性小叶性乳腺炎发病与肝脾两脏关系密切，基本病机是痰凝血瘀、膏脂化热，认为理气降脂化浊法为治疗本病的重要治则。此外，肉芽肿性小叶性乳腺炎在发病前多有乳汁淤积，且胸部撞击、服用避孕药等外部因素诱发，与中医学"伏邪"理论契合。在不发病时，无明显临床症状，当邪气逐渐积聚或因七情过激、饮食劳倦、感受外邪时，正气已不能遏制伏藏积聚已久的邪气，从而发病。刘丽芳还指出，肉芽肿性小叶性乳腺炎的患者常伴有皮肤颜色（皮色鲜红、紫暗或颜色不变）、皮肤温度（热或微热）、肿胀形势（疮形高耸或平塌漫肿）、脓液质量（脓液黄稠或血多于脓）、溃疡颜色（溃疡鲜红或紫暗）等临床表现的不同，此时需要临床医生仔细鉴别。

刘丽芳对于本病的内治方面亦有自己的心得。《黄帝内经》记载:"木郁达之。"本病的发生主要责之于肝,病机为木失条达,乳络郁阻,致使气血瘀滞,津停痰生,聚结成块,最终郁蒸腐肉酿脓,溃后不愈成瘘而成。临床宜分期辨治:初期以肝气郁结为主,治以疏肝理气、化痰散结以达之;中期郁火酿脓,治以清泻肝火、消痈托脓以达之;末期木气失和,脾土受累,治以养肝解郁、培土和中以达之。此外,在证属阴疽时,当从阳虚论治,阳气亏虚,温煦不足,水湿内生,气血凝滞,痰瘀互结,凝于乳络而发病。病变初期以阳气亏虚为基础,化脓期以痰瘀郁久化热为核心,瘘管期以正虚无力祛邪外泄为病机。治疗上以消法贯穿始终,以消痈乳康汤为基础方加减,综合运用清热解毒、温阳散寒,活血祛瘀、化痰散结,补养脾胃,滋养气血等诸法。本病后期因痰湿蒸酿肉腐成脓,溃后成瘘。溃后期内治宜调补气血,外治煨脓生肌,并重视康复期巩固调摄。临床运用托里消毒散联合九华膏等,内治与外治相结合,可防止窦道、瘘管的形成,缩短了治疗时间。

在外治法方面,刘丽芳常从护场理论探讨箍围法治疗肉芽肿性小叶性乳腺炎。认为应用箍围法治疗肉芽肿性小叶性乳腺炎可分为肿块期、脓肿期、溃后期。肿块期常用药物为矾冰液调和如意金黄散,同时密切观察肿块四周护场赤肿有无,及时调整寒温之法。脓肿期观脓肿四周,有护场者,正气足,祛邪有力;无护场者,正气弱,断不可盲目行刀针之术,恐托毒无力,排脓不畅,宜选准手术时机,开户逐贼。溃后期运用托里消毒散调和成糊状,敷贴四周,发挥其"箍集围聚、托毒外出,收束疮面"的作用,促进护场的形成。

在本病的治疗方面,肿块期时,刘丽芳常用柴胡清肝汤、消痈乳康汤等方剂,脓肿期、溃后期时刘丽芳常在原方基础上增加透脓散或托里消毒散加减,临床疗效佳。消痈乳康汤为刘丽芳的自创方剂,消痈乳康汤1、2、3、4号方剂分别针对不同的证型分而治之,以下将详述。

1. 常用方剂

(1)柴胡清肝汤加减:柴胡清肝汤记载于《外科正宗》《医宗金鉴》,治怒证及鬓疽初起,不论阴阳表里之证,皆可用之。论及功效,书中有"柴胡清肝治怒证,宣血疏通解毒良"句。柴胡清肝汤原为治鬓疽专方,刘丽芳尊古而不囿古,发煌古意,拓用新法,常用该方治疗慢性乳腺炎初期,肿块初起、尚未成脓之际。

该方是"清消法"的代表方剂，由柴胡、连翘、当归、生地黄、赤芍、川芎、牛蒡子、黄芩、天花粉、栀子、甘草、防风组成，方中柴胡与黄芩相伍，具有疏散、清解少阳郁热之效，牛蒡子、栀子、连翘、天花粉清热而消结块，生地黄、赤芍、当归、川芎四药合用，得四物汤之补血之效又加强活血之功，并可防诸药寒凉太过，甘草调和诸药以缓其急，全方共奏疏肝清火之效。

研究表明，中医学的火热之邪致病与西医学之"炎症反应"存在相关性，清火的同时可能达到抑制炎症的效果。刘丽芳临床验之，柴胡清肝汤用之于慢性乳腺炎肿块初期，对于缩小肿块、局限炎症范围、抗感染等多个方面具有明确的作用。

（2）消痈乳康汤加减：刘丽芳结合临床经验创制了消痈乳康汤，其中1号方针对慢性乳腺炎阳证患者使用，2号方针对半阴半阳证患者使用，3号方针对阴证患者使用，4号方针对妊娠期肉芽肿性小叶性乳腺炎患者使用。

消痈乳康汤1号方由柴胡、瓜蒌皮、牛蒡子、金银花、连翘、天花粉、陈皮、赤芍、当归、蒲公英、炒麦芽、王不留行、浙贝母、鳖甲、皂角刺、甘草组成，刘丽芳指出，慢性乳腺炎阳证多因肝经郁热，或因内伤七情五志，肝气郁结不畅，或因先天乳头畸形缺陷，乳络不通，气机阻滞，郁久化热，发为本病。综合来看，郁、热二字可概括本病阳证的主要病机。方中以柴胡为君药，可宣散肝经气机之郁结。臣以瓜蒌皮、牛蒡子、金银花、连翘四味清热解毒的经典中药，辅以天花粉，五药合用，使清热凉血、消肿散结之力专；又因气滞、血瘀、痰凝阻滞贯穿本病的全过程，故分别针对气滞、血瘀、痰阻使用不同药物而治之，再辅以蒲公英、炒麦芽等通乳络之品，使郁热得散。刘丽芳将该方运用于慢性乳腺炎急性发作期具有很好的疗效。

消痈乳康汤2号方由鹿角霜、淫羊藿、熟地黄、炒芥子、金银花、浙贝母、法半夏、柴胡、香附、王不留行、三棱、莪术、蒲公英、炒麦芽、薏苡仁、甘草组成，刘丽芳指出，阴中有阳，阳中有阴，阴阳之症相交。验之于临床，慢性乳腺炎中单纯的阳证和阴证其实并不常见，半阴半阳证则不少见。半阴半阳证形成的病机，多由于阳气不足，无以推动精微物质的代谢，痰湿、瘀血等有形之阴性病理产物不断积聚，阻滞于乳络，邪气郁久化热，由于"郁火"多于"虚寒"，故疾病逐渐展现出阳证的特点，出现阴阳夹杂之证。该方以鹿角霜、淫羊藿、炒芥子等药温阳散结，又以金银花达轻宣透热之功，余行气活血、化痰散结、疏通乳络之品均为针对有形之实邪而治之。临床用之，能温化肿块，促进成脓、加速疾病进程，疗效确切。

消痈乳康汤 3 号方由附片、炮姜、炒芥子、麻黄、熟地黄、柴胡、香附、三棱、莪术、王不留行、蒲公英、炒麦芽、海藻、浙贝母、法半夏、薏苡仁组成。刘丽芳指出，慢性乳腺炎阴证患者临床常表现为局部僵块，欲消不消，欲脓不脓，"邪之所凑，其气必虚"，阳气亏虚，运化、推动失职，气滞血瘀痰凝，胶结难愈。此时病机特点为本虚标实，阳虚为本，气血凝滞，痰瘀互结为标。当用辛温以扶阳，故以"温消"为基本原则，散寒通腠。该方自阳和汤化裁而来，以附片、炮姜共为君药，功能补火助阳，逐寒湿之邪，加速肿块化脓；麻黄辛温外散郁闭；熟地养血滋阴，有阴中求阳之意；针对气滞、血瘀、痰凝等有形病理产物，分别制宜行气疏肝之柴胡、香附；破血逐瘀之三棱、莪术；化痰软坚散结的浙贝母、海藻、法半夏、炒芥子，以及通乳散结的蒲公英、炒麦芽、王不留行，再佐以薏苡仁兼顾健脾益胃，存攻补兼施之意。全方诸药合用，共奏温阳散寒，化瘀散结之功。温阳以促进肿块化脓，加快疾病病程，使血得气则不滞，得温则不凝。

消痈乳康汤 4 号方由金银花、连翘、黄芩、黄芪、白术、浙贝母、玄参、牡蛎、茯苓、蒲公英、紫花地丁、甘草组成。由于妊娠期患者身体的特殊性，刘丽芳认为妊娠期用药需特别注意药物毒性，对于大毒、大热、大寒或破血逐瘀、攻下、逐水之品，应予以绝对的禁用。妊娠期患者体质参差，刘丽芳从用药安全的角度出发、结合临床经验创制消痈乳康汤 4 号方，诸药用量轻，寒温并用，调和脏腑阴阳。针对邪气首用轻清、宣透之法，摒弃苦寒之品以除大热，避免寒凝气血，伤及胎气。《傅青主女科》中提及气血聚于胞宫以养胎，实而不能泻……脾虚运化失司，痰饮肆虐，中焦气阻，清阳不升，可致胎元不固。因此刘丽芳治疗妊娠期肉芽肿性小叶性乳腺炎主张在祛邪的同时配合益气安胎药稳固胎元，扶助正气的同时也能增强机体祛邪、抵抗邪气之功。

2. 常用药对

（1）刘丽芳常将金银花-连翘药对运用于慢性乳腺炎肿块期，用量宜轻，最大药量不超过 10 g。两药均为辛凉轻药，寓"清、宣、透"三法于其中。乳房位于人体之上焦，且位于胸腔外，距肌表近，属于人体的体表器官。邪在上焦，宜因势利导，"因其轻而扬之"，因此患者在肿块期初起时出现红、肿、痛等情况时，尤其适宜使用辛凉、清热、发汗相结合的治法，但不宜过于寒凉，以免滋生冰伏气机，凉遏腠理，邪毒无外出之路。

（2）刘丽芳常将醋鳖甲-牡蛎药对运用于慢性乳腺炎患者伴僵块形成者，常用药量为30 g，配伍比例为1∶1。两者相须为用，软坚散结、消癖块、化癥积之功倍增。用于软坚散结时，鳖甲宜醋制，牡蛎宜生用，且均宜先煎，提高疗效。

（3）刘丽芳常将蒲公英-炒麦芽药对运用于慢性乳腺炎兼有离乳后仍有残奶阻滞乳络的患者，常用配伍比例为1∶1，常用药量为15～30 g，具体用量根据患者具体临床表现进行调节。蒲公英苦、甘、寒，入肝、胃经，炒麦芽性偏温而气香，运用于乳腺病中既能回乳，也能通乳，具有双向调节作用。两药相配伍，寒温并用，药性平和，既能清热消痈，也能通乳消肿。

（4）刘丽芳常将醋三棱-莪术药对运用于慢性乳腺炎兼见肿块质地坚硬、疼痛明显者，常用配伍比例为1∶1，常用药量为10 g。该药对的配伍运用最早出自《经验良方》三棱丸。三棱辛苦性平，入肝经血分能破血散瘀消癥，入脾经气分，可行气消积止痛。莪术辛苦性温，入肝经，亦有破血散瘀消癥，行气消积止痛之功。两药相合，其破血散瘀、行气消癥之力大大增强，临床运用不仅能加速肿块的软化、消除，还能有效减轻患者乳房肿块的疼痛感。但两药破血行气力过强，若久用之易伤气耗气，故需把握好用药时间，或合用益气之品。

3. 用药体会

（1）寒温并用，忌过度使用寒凉、辛热之品："谨察阴阳所在而调之，以平为期"，刘丽芳指出，肉芽肿性小叶性乳腺炎病机复杂，常出现阴阳转化，阴证转阳，或阳证转阴的复杂病证。唯有谨守病机，灵活调整凉药、温药的比例，才能不犯凉遏气机或伤津耗气之弊。

如治疗阴证的消痈乳康汤3号方中，刘丽芳常加金银花这一味清热药，意在向外宣透毒邪，同时防止辛热太过。而在阳证肉芽肿性小叶性乳腺炎的后期，乳房瘘管久漏不敛，刘丽芳则以鹿角霜一药助阳敛疮，促进瘘管、溃口的愈合。

（2）特色用药加减：对于伴有结节性红斑，且红、肿、痛甚者，刘丽芳常在四妙散的基础上加入赤芍、猫爪草、川牛膝、虎杖以清热利湿、解毒消肿。赤芍清热凉血解毒、活血通络，猫爪草解毒消肿，牛膝能疏导而泄降其热邪、引热下行，虎杖长于清热利湿。四药合用能加强消散结节性红斑之功。此外，刘丽芳指出，肉芽肿性小叶性乳腺炎并发结节性红斑者，多属湿热瘀阻之证，常嘱患者以矾冰液调和如意金黄散敷于结节性红斑表面，矾冰液清凉而镇痛，如意金黄散清热解毒消肿，适用于一切阳证疮疡。内外同治，临床疗效极佳。

对于慢性乳腺炎之阴证肿块者，刘丽芳除常用消痈乳康汤 3 号方外，还喜加入夏枯草、猫爪草、炒芥子三味药物。猫爪草性温，功擅解毒消肿；炒芥子性温，长于温阳散结；夏枯草性凉，可防温药太过，并同时具有解毒消肿之功，三药合用，其温阳散结消肿之力更专。

对于慢性乳腺炎治疗过程中出现各种胶带、纱布或外治药物过敏的患者，刘丽芳常加入草薢、薏苡仁、炒蒺藜、地肤子、荆芥五味药物。皮肤为人之卫外，毒邪侵犯，首当其冲。急性过敏性皮肤病，每因湿热熏蒸肌肤或兼感风邪而引起。此五味药物源于草薢渗湿汤，草薢、薏苡仁清乳房部之湿热，加入炒蒺藜、地肤子、荆芥祛风止痒，外治方面则需避开接触变应原，同时予以硼酸氧化锌冰片软膏和糠酸莫米松乳膏混合涂于过敏处，起效迅速。

4. 预防调摄

（1）为防阳明胃经之热壅，患者饮食宜清淡，慎食辛辣炙煿、鱼腥发物和助阳生火之品。

（2）清代程杏轩《杏轩医案》云："情志中病，未可全凭药力，务须屏烦颐养，方能除根。"肉芽肿性小叶性乳腺炎患者，因为病程漫长，易反复发作，对于乳房疼痛和乳房变形的恐惧及担心容易使情绪焦虑紧张，因此，医者可予以适当心理疏导，增强战胜疾病的信心。

（3）保持局部皮肤清洁，定期换药。对于局部有乳头内陷者，定期清理凹陷的乳头。避免乳房局部的外形损伤。

【病案举隅】

（一）刘丽芳治疗阴证肉芽肿性小叶性乳腺炎验案

何某，女，28 岁。已婚已育，育有 1 儿 1 女，断乳 2 年 6 个月余。2022 年 8 月 15 日初诊。

［主诉］ 发现左乳肿块 1 个月余。

[现病史]　患者自诉1月前无明显诱因突发左侧乳房肿块，皮色微红，伴有疼痛。于当地医院行彩超检查示：左乳可见多个低回声区，考虑炎性病变，BI-RADS 4a类。行乳房肿块穿刺活检示：（左乳肿块）炎症性病变，考虑为肉芽肿性小叶性乳腺炎。当地医生予激素（醋酸泼尼松片）每次10 mg，每天2次，进行治疗。乳房疼痛明显缓解，患者自觉肿块无明显变化，经朋友推荐来诊。刻下症见：左乳肿块，偶伴疼痛，无关节疼痛及下肢结节性红斑，自觉易疲劳，平素体虚，易感冒，纳寐欠佳，二便调。舌质淡红，苔薄白，脉细，按之无力。

[专科检查]　左乳头内陷，左乳内上象限9～12点方向可扪及直径8 cm×3 cm的条索状肿块，质坚硬，周围界限欠清，肿块表面皮色暗红，皮温不高。

既往左乳因乳头内陷无哺乳史。

[中医诊断]　粉刺性乳痈。

[中医辨证]　阳虚痰凝。

[西医诊断]　肉芽肿性小叶性乳腺炎。

[治法]　温阳散寒，化瘀散结。

[处方]　消痈乳康汤3号方加减×14剂。

[药物组成]

制附片10 g	炮姜6 g	炒芥子10 g	麻黄5 g
熟地黄10 g	醋柴胡10 g	醋香附10 g	醋三棱10 g
醋莪术10 g	蒲公英15 g	炒麦芽15 g	牡蛎20 g
浙贝母10 g	玄参15 g	薏苡仁15 g	

[外治]　肿块处外敷阳和膏（院内制剂）；定期使用生理盐水清洗乳头处粉渣样分泌物，同时用手辅助纠正乳头。其他：醋酸泼尼松片逐渐减量，每次5 mg，每天3次。服用1周后减量为每次5 mg，每天2次，再服用1周减量为每天5 mg，再服用1周后停药。

[二诊]　2022年9月1日。患者诉左乳肿块较前变软，纳寐可，二便调。舌淡，苔薄，脉沉。查体：左乳头轻度内陷，无明显乳头分泌物，左乳内上象限9～12点方向可扪及直径4 cm×3 cm的条索状肿块，肿块明显较前减小，边界不清，质中，无压痛。

[处方]　初诊方去附片、炮姜、熟地黄、麻黄，加淫羊藿、鹿角霜各

10 g，继服 18 剂。

[外治]　继续予阳和膏外敷，平时用手辅助纠正乳头。

[三诊]　2022 年 9 月 20 日。患者诉左乳肿块明显缩小，经前双乳胀痛不适，纳寐可，二便调。舌淡，苔白，脉细。查体：左乳 9～12 点可扪及局限性增厚，质韧无压痛，右乳及双腋下（－）。辅助检查：2023 年 9 月 20 日乳腺彩超提示左乳多发低回声区（较大者 11.8 mm×5.7 mm）。结合病史，考虑乳腺炎治疗后改变可能；双侧乳腺小叶增生。

[处方]　上方去淫羊藿、鹿角霜、醋三棱、醋莪术，加当归、川芎、茯苓、白芍各 10 g，继服 18 剂。

1 个月后复查肿块消退，乳房外观可，半年后随访未见复发。

按语：针对本例患者，因早期治疗失当，抗生素与寒凉中药的过度使用，导致了脾胃阳气的耗损，进而引发了气滞、血瘀与痰凝的病理变化，这些病理因素相互交织，最终在乳房部位形成了僵硬的肿块。此时，病机为本虚标实，阳虚为本，气血不畅与痰瘀互结为标。因此，治疗原则上应着重于"温消"法。

结合患者临床表现，刘丽芳将此案患者辨为阴证，故选用了消痈乳康汤 3 号方。此方中，附片与炮姜作为君药，旨在温通经脉与乳络，祛除寒湿邪气，从而促进肿块的软化与消散；麻黄辛温，有助于散除郁闭之气；熟地黄则能养血滋阴，旨在阴中求阳，调和阴阳。针对气滞、血瘀、痰凝及乳水阻塞等复杂病理，柴胡与香附合用，擅长疏肝行气解郁；三棱与莪术相配，能破血逐瘀；浙贝母与玄参协同，化痰散结，牡蛎与炒芥子则辅助软坚散结、温化痰结。蒲公英与炒麦芽合用，不仅行气通乳，还能防止温热药物过度助长邪热。薏苡仁则以其甘淡之性渗湿利水，兼能清热排脓，并兼顾健脾益胃，体现了攻补兼施的治疗理念。诸药合用，共同实现了温阳散寒、化瘀散结的治疗目标，促进了肿块的软化与消散，使乳络通畅，疾病向愈。

在二诊时，由于肿块已呈现软化与缩小的趋势，故去除了附片、炮姜、麻黄与熟地黄，转而采用了淫羊藿与鹿角霜这一对药物，以更温和的方式温阳通络，缓解肿块。至三诊时，肿块进一步缩小，表明温消之力已足够，故去除了淫羊藿、鹿角霜、醋三棱与醋莪术，而加入了当归、川芎、茯苓与白芍，旨在养血柔肝，进一步巩固疗效。经过 1 个月的治疗与复查，患者痊愈，并在半年后的随访中未见复发，体现了刘丽芳运用中医治疗阴证肉芽肿性乳腺炎的精妙医术。

（二）刘丽芳治疗半阴半阳证肉芽肿性小叶性乳腺炎验案

陈某，女，31 岁。已婚，育有 1 子，停乳 2 年余。2019 年 3 月 12 日初诊。

[主诉] 左乳肿痛 1 个月余。

[病史] 1 个月前无明显诱因出现左乳肿痛，于外院就诊，行穿刺活检后诊断为左乳肉芽肿性小叶性乳腺炎，建议中医治疗，故来我院。刻下症见：左乳肿块，伴压痛，无发热，纳眠可，二便正常，体重近期无明显变化。舌质黯，舌苔薄腻，脉沉。

[专科检查] 双乳外观无畸形，左乳外上象限可扪及一大小约 6 cm×8 cm 肿块，皮色紫暗，皮温不高，边界不清，质韧硬，压痛（＋）。右乳及双腋下（－）。

[辅助检查] 2019 年 2 月 1 日乳腺彩超提示：左侧乳腺低回声占位（BI-RADS 4c 类），大小约 60.4 mm×70.5 mm，边界欠清，内回声欠均匀，可见丰富血流信号，建议病理检查。2019 年 2 月 1 日穿刺活检病理结果：（左乳肿块）考虑肉芽肿性小叶性乳腺炎。

[中医诊断] 粉刺性乳痈。

[中医辨证] 阳虚痰结。

[西医诊断] 左乳肉芽肿性小叶性乳腺炎。

[治法] 益气温阳，消肿散结。

[处方] 消痈乳康汤 2 号方加减×14 剂。

[药物组成]

淫羊藿 10 g	鹿角霜 10 g	熟地黄 15 g	当归 10 g
醋莪术 10 g	醋三棱 10 g	醋柴胡 5 g	醋香附 10 g
川芎 10 g	皂角刺 10 g	海藻 10 g	昆布 10 g
浙贝母 15 g	薏苡仁 15 g	王不留行 15 g	路路通 10 g

[外治] 阳和膏（院内制剂）外敷。

[二诊] 2019 年 3 月 27 日。患者诉肿块较前变软，皮色稍红。舌色稍黯，苔薄白，脉沉弦。查体：左乳外上象限可扪及一大小约 6 cm×8 cm 肿块，皮色稍红，皮温不高，边界不清，质韧稍软，压痛（＋）。余同前。

[处方] 消痈乳康汤 2 号方合四逆汤加减×15 剂。

[药物组成]

淫羊藿 10 g	鹿角霜 10 g	附子（先煎）10 g	炮姜 10 g
醋莪术 10 g	醋三棱 10 g	当归 10 g	醋柴胡 5 g
香附 10 g	川芎 10 g	皂角刺 10 g	浙贝母 15 g
路路通 10 g	薏苡仁 15 g	王不留行 15 g	

[外治]　继续予阳和膏（院内制剂）外敷。

[三诊]　2019 年 4 月 14 日。患者诉左乳肿块变软，按之有波动感，疼痛明显。舌淡，苔薄黄，脉弦数。查体：左乳外上象限可扪及一大小约 6 cm×8 cm 肿块，皮色变红，皮温不高，边界不清，肿块中央质软有波动感，压痛（＋）。余同前。

[处方]　透脓散加减×10 剂。

[药物组成]

黄芪 15 g	党参 15 g	醋莪术 10 g	醋三棱 10 g
当归 10 g	醋鳖甲 15 g	醋柴胡 5 g	川芎 10 g
皂角刺 10 g	浙贝母 15 g	薏苡仁 15 g	夏枯草 15 g
路路通 10 g	蒲公英 30 g	王不留行 15 g	

[外治]　左乳肿块切开排脓，尽量排尽脓血性液体，放置引流条引流，外敷矾冰液（本院院内制剂，由白矾、冰片组成）湿纱布以清热解毒、消肿止痛，用垫棉法包扎防止袋脓发生。嘱患者定期来院行局部换药。

[四诊]　2019 年 4 月 26 日。患者诉左乳引流口未愈，流出少许脓液，局部仍可扪及残余肿块。舌淡，苔薄白，脉弦。查体：左乳引流口近愈，肿块较前明显缩小，约 2 cm×4 cm。

[处方]　上方去皂角刺，继服 14 剂。

[外治]　继续换药，予垫棉法促进皮肤与新肉黏合。1 个月后复查肿块消退，空腔完全闭合，乳房外观良好，半年后随访未见复发。

按语：陈某，女，31 岁。主诉"左乳肿块 1 个月余"，结合外院病理学检查，西医诊断为"肉芽肿性小叶性乳腺炎"，中医诊断为粉刺性乳痈，患者发病 1 个月余，肿块色紫暗，疼痛不甚，肿块无化脓，临证宜首辨阴阳，此为阴证，结合患者舌脉，辨证为阳虚痰结。故消痈乳康汤 2 号方加减。消痈乳康汤 2 号方为经验方，由阳和汤化裁而成，温阳散结，更添活血通络之功。方中以淫羊藿、鹿角霜温肾助阳,熟地黄、当归、莪术、三棱活血化瘀、散结通络,柴胡、香附、川芎行气通络,王不留行、路路通直取通络之意,皂角刺、海藻、昆布散结消肿,浙贝母、薏苡仁化痰散结。共奏行气活血、温阳通络之功。二诊时患者肿块较前变软、变红,有化热成脓的趋势,故增温阳之力,弱散结之用。加用附子、炮姜,去海藻、昆布。外治继续辅以阳和膏温阳促脓。三诊时患者肿块成脓,故配合外治法切开排脓,此时证候由阴转阳,治疗方法也应做出改变,故以透脓散为主方,加用行气活血、消肿止痛之药,且不忘通络药物的使用。三诊时乳房肿块红肿,疼痛明显,用矾冰液外敷,其主要由白矾、冰片组成,有清热解毒、消肿镇痛之效。

纵观治疗过程,首辨阴阳,综合乳房的局部表现及四诊情况将此例患者辨为阴证,治疗过程中常内外治合用,且无论证候之阴阳机转,通络之法始终贯穿其中,配合符合阴阳属性的外用药物,取得了良好的临床疗效。

(三)刘丽芳治疗阳证肉芽肿性小叶性乳腺炎验案

周某,女,31 岁。2020 年 11 月 1 日初诊。

[主诉] 发现右乳肿块 15 天。

[病史] 患者 15 天前无明显诱因出现右乳肿块,伴红肿疼痛,无发热畏寒,于外院行穿刺示:(右乳)见淋巴细胞、中性粒细胞及浆细胞浸润,倾向于肉芽肿性小叶性乳腺炎。予抗感染治疗,效果欠佳。刻下症见:右乳穿刺口反复发痒,偶有右乳肿块处疼痛,纳可,寐欠安,二便调,平素月经规律,性格急躁。舌淡、苔薄黄,脉弦。

[专科检查] 右乳 6～10 点处可扪及肿块约 7 cm×(5～6) cm 大小,边界欠清,质韧略硬,轻压痛,双腋下未扪及明显肿大淋巴结。

[中医诊断] 粉刺性乳痈。

[中医辨证] 肝经郁热。

[西医诊断] 肉芽肿性小叶性乳腺炎。

[治法] 疏肝清热,活血化瘀。

[处方] 柴胡清肝汤加减×14 剂。

[药物组成] 醋柴胡、川芎、当归、生地黄、黄芩、炒栀子、天花粉、炒牛蒡子、连翘、金银花、炒王不留行各 10 g,白芍、蒲公英、醋鳖甲、炒麦芽、薏苡仁各 15 g。每天 1 剂,水煎服,早晚分服。

[外治] 肿块处交替用如意膏、阳和膏外敷。

〔二诊〕 2020 年 11 月 16 日。患者诉无特殊不适，专科检查：局部皮肤微红，肿块较前缩小，约 6 cm×（3～5）cm 大小，质韧。

〔处方〕 初诊方基础上去王不留行，加炒芥子、玄参各 15 g。28 剂。

〔外治〕 肿块处继续交替外敷如意膏、阳和膏。

〔三诊〕 2020 年 12 月 21 日。诉肿块处时有疼痛，专科检查：8～10 点处可扪及散在肿块，质韧，无压痛，约 5 cm×（2～4）cm 大小，边界欠清。

〔处方〕 于前方基础上去天花粉、金银花、炒芥子、玄参，增大蒲公英用量为 30 g，加虎杖、猫爪草、盐橘核各 10 g，夏枯草 15 g。28 剂。

〔外治〕 肿块处继续交替外敷如意膏、阳和膏。

〔四诊〕 2021 年 1 月 25 日。诉肿块疼痛明显，专科检查：9 点处可扪及肿块约 5 cm×3 cm 大小，呈散在结节状分布，质韧。复查彩超：右乳 8～10 点所示包块处腺体全层均可见多个混合回声区，部分互相连通，较大范围约 47 mm×15 mm（9 点），24 mm×6 mm（10 点邻乳晕），混合回声区边界尚清，形态不规则，内回声不均匀，内似可见密集光点。

〔处方〕 于三诊方基础上去虎杖、牛蒡子、猫爪草、炒麦芽、盐橘核、夏枯草，加桔梗、法半夏、陈皮、炒芥子、白术各 10 g，玄参 15 g。28 剂。

〔外治〕 在 B 超引导下行穿刺抽脓。肿块处继续交替外敷如意膏、阳和膏。

〔五诊〕 2021 年 3 月 8 日。诉未见特殊不适。专科检查：8～9 点处可扪及散在肿块，质韧，无压痛。

〔处方〕 于四诊方基础上去黄芩、栀子、桔梗、薏苡仁、玄参，加金银花、茯苓、土贝母、海藻各 10 g，夏枯草 15 g，28 剂。

〔外治〕 肿块处继续交替外敷如意膏、阳和膏。

〔六诊〕 2021 年 4 月 8 日。无特殊不适。专科检查：8～9 点处未扪及孤立性肿块。

〔处方〕 于五诊方基础上去海藻、法半夏、炒芥子、茯苓，加玄参、牡蛎、薏苡仁、炒麦芽各 15 g，猫爪草 10 g。28 剂。

〔七诊〕 2021 年 5 月 10 日。未扪及明显肿块。复查彩超：9 点处可见 14 mm×3.6 mm 大小的低无回声区。予以乳核袋泡茶巩固治疗。一年内复查 2 次，未见复发。

按语：患者首诊时，局部肿块红肿疼痛，对于肿块初起尚未成脓者，无论阴阳表里，俱可服柴胡清肝汤，方中柴胡、白芍一疏一敛，相互为用，疏肝而不伤阴，敛肝而不滞气，生地黄、黄芩、炒栀子、天花粉、炒牛蒡子、连翘、金银花、蒲公英清肝经郁热，辅以养阴，川芎、当归、王不留行活血消痈，醋鳖甲软坚散结，炒麦芽、薏苡仁既可疏肝气，化痰结，又可顾护胃气。全方共奏疏肝清热，化痰散结之功。肝气条达则气机通畅，痰结得气舒则化，郁热得气行则消。二诊肿块缩小，去王不留行，加玄参、炒芥子，"凡火热者，不可骤用寒凉，必兼温散。"芥子温阳散结，促进肿块软化。三诊局部肿痛，去天花粉、金银花、炒芥子、玄参，增大蒲公英用量，加虎杖、猫爪草、盐橘核、夏枯草，益其清热之功，消肿散毒之力甚，毒未成者能散，已成者能溃；共奏消散痈肿结聚之功。四诊彩超示肿块深部化脓，去虎杖、牛蒡子、猫爪草、炒麦芽、盐橘核、夏枯草，加桔梗、法半夏、陈皮、炒芥子、玄参、白术，患者行穿刺抽脓后，以"消、补"为主，半夏合陈皮，燥化之中寓行运之法，乃"治痰先治气，气顺痰自消"之意；玄参、白术滋养气血，既可避免毒邪流窜，又可使毒邪移深居浅，促进患者疮口早日愈合。五诊肿块继续缩小，去黄芩、栀子、桔梗、薏苡仁、玄参，加金银花、海藻、夏枯草、茯苓、土贝母，既清且透之柴胡、辛凉疏透之金银花，配合味辛能开之夏枯草，味咸能软之海藻，合之则使热郁得散、痰结得开、气机得宣。六诊去海藻、法半夏、炒芥子、茯苓，加玄参、猫爪草、牡蛎、薏苡仁、炒麦芽，仍奏消肿散结之功。

《外科正宗·乳痈乳岩论》云："夫乳病者……忧郁伤肝，肝气滞而结肿……又忧郁伤肝……所愿不得，致经络痞涩，聚结成核。"刘丽芳认为女子以肝为先天，肝升肺降，龙虎回环，对全身气机的调畅，气血的调和起着重要的调节作用。肝失疏泄，气失畅达，则痰湿内生，血行不畅，则形成瘀血，痰瘀互结，郁久化热，滞于乳房，热蒸肉腐，而成痈疡。火郁发之，治当因势利导，宣发郁热，疏散郁结，透邪外出。清热解毒兼具辛凉疏透之法，郁热可解，郁闭得散。若苦寒太过，恐有凉遏之弊，致邪毒凝聚，故佐以温散之药，防止闭门留寇。

（四）刘丽芳治疗溃后期肉芽肿性小叶性乳腺炎验案

王某，女，42岁。2024年3月1日初诊。

［主诉］ 确诊右乳肉芽肿性小叶性乳腺炎20天。

［现病史］ 患者于2月8日在当地医院穿刺活检确诊为右乳肉芽肿性小

叶性乳腺炎，1周前右乳肿块红肿化脓，于外院行右乳切开排脓术，自述右乳肿块未见明显缩小，经朋友介绍后来我院就诊。刻下症见：右乳切排口时有流脓，纳可，寐欠安，二便调，平素性格急躁。末次月经 2023 年 12 月 20 日（未孕）。舌淡、苔薄，脉弦缓。

［专科检查］ 右乳 7 点可见引流口未愈，内置引流条，右乳 7～9 点处可扪及肿块大小约 5 cm×4 cm，边界欠清，质韧略硬，轻压痛，双腋下未扪及明显肿大淋巴结。

［辅助检查］ 乳腺彩超示：右乳可见几片低回声区，较大位于 7～8 点为大小约 13 mm×7.5 mm。

［中医诊断］ 粉刺性乳痈。

［中医辨证］ 余毒未清。

［西医诊断］ 肉芽肿性小叶性乳腺炎。

［治法］ 疏肝清热，益气托毒。

［处方］ 柴胡清肝汤合透脓散加减×14 剂。

［药物组成］

醋柴胡 10 g	川芎 5 g	当归 10 g	赤芍 10 g
黄芩 10 g	黄芪 15 g	白芷 10 g	炒牛蒡子 10 g
连翘 10 g	甘草 5 g	白术 10 g	茯苓 10 g
醋鳖甲 10 g	皂角刺 10 g	王不留行 10 g	炒麦芽 15 g

每天 1 剂，水煎服，早晚分服。

［外治］ 肿块处交替用如意膏、阳和膏外敷。

［二诊］ 2024 年 3 月 22 日。患者诉右乳肿块较前缩小，纳寐可，二便调，月经在服药期间已至。专科检查：右乳可见引流口近愈，右乳 7～8 点可扪及 2 cm×1.8 cm 大小肿块，边欠清，质韧。

［处方］ 初诊方基础上去牛蒡子、连翘，加金银花 10 g，继服 18 剂。

［外治］ 肿块处继续交替外敷如意膏、阳和膏。

［三诊］ 2024 年 4 月 26 日。诉经前双乳轻胀痛，专科检查：右乳 7～8 点处可见弧形切口瘢痕，未扪及孤立性肿块，质韧，双腋下（一）。完善乳腺彩超检查：双乳乳腺小叶增生，未见其他异常病灶征象。

［处方］ 乳痛软坚片（院内制剂）6 瓶，每次 8 片，口服，每天 3 次。嘱患者定期复查。

按语：中医学认为诸痈为阳，诸疽为阴，"痈者，壅也，邪热壅聚，气血不宣，其为证也为阳"，因此肉芽肿性乳痈多为阳证。此案患者发病快、肿块成脓速，脓成时红肿，可辨为阳证肿块，随着"开户逐贼"，脓出毒泄，气血渐虚，故成半阴半阳之证。又因乳病多从肝论治，病发于春，应于肝。故刘丽芳治以疏肝清热、托里透脓的柴胡清肝汤合透脓散加减而治之。

方中以柴胡、黄芩为君，功能疏肝清热解郁；连翘、牛蒡子共同清热解毒散结；当归、赤芍与川芎配伍，功能养血活血；黄芪、皂角刺、白芷益气托毒成脓；白术、茯苓益气扶正，鳖甲化痰散结，王不留行、炒麦芽行气通乳，甘草调和诸药，全方共奏疏肝清热、托里透脓之功。二诊时乳房肿块进一步缩小，效不更方，去较为寒凉的牛蒡子、连翘，加入金银花清解余毒，三诊时肿块已消，患者经前疼痛故予乳痛软坚片治之，进一步巩固药效，也属于中医学中"病后防痉"的治法。

浆细胞性乳腺炎

【概述】

浆细胞性乳腺炎是女性常见的乳腺疾病，又称乳腺导管扩张症，是乳腺的一种慢性、非细菌性化脓性的乳房炎症，由于各种原因引起乳腺导管腔内分泌物瘀滞、乳腺导管扩张，导管乳房周围出现无菌性炎症及肿块，乳头可见粉刺样或浆液性溢液，病变中可找到大量以浆细胞为主的炎性细胞浸润，好发于非哺乳期妇女，偶见于男性。其临床特点为病程长，病情复杂，易反复发作，以乳头凹陷、乳头溢液、乳房红肿痛为常见表现，后期形成脓肿、溃疡、窦道，迁延难愈。其临床表现与肉芽肿性小叶性乳腺炎难以鉴别，病理学检测是金标准。

中医学将其归为粉刺性乳痈的范畴，明代周文采在《外科集验方·乳痈论》中记载："夫乳痈者，内攻毒气，外感风邪，灌于血脉之间，发在乳房之内，渐成肿硬，血凝气滞或乳汁宿留，久而不散结成痈疽。"1985年上海龙华医院顾伯华发现浆细胞性乳腺炎脓液中混有脂质样物质，将本病首次命名其为"粉刺性乳痈"。

【病因病机】

目前，现代医学认为，乳腺导管瘀滞是其重要的发病基础。浆细胞性乳腺炎是由于各种因素刺激导致乳腺导管上皮细胞大量脱落，脂质分泌物聚积阻塞导管，使导管扩张、脂质外溢，引起大量炎性细胞浸润、管周组织坏死、管壁纤维化增厚，从而形成多发脓肿、窦道、瘘管并存的复杂临床表现。浆细胞性乳腺炎早期病理表现为导管上皮不规则增生，导管扩张，管腔扩大，管腔内有大量含脂质的分泌物聚集，导管周围组织纤维化，并有淋巴细胞漫润。后期病变可见导管壁增厚、纤维化，导管周围出现小灶性脂肪坏死，周围可见大量组织细胞、中性粒细胞、淋巴细胞和浆细胞浸润，尤以浆细胞显著。

本病确切的病因仍不清楚，大多认为是乳头凹陷畸形，乳管开口不畅引起乳管梗阻，上皮细胞碎屑及含脂分泌物瘀滞在乳管内，引起导管扩张。扩张导管内的上皮细胞及类脂分泌物刺激管壁纤维组织增生，当管腔内的脂质类物质分解，破坏管壁渗入间质，引起剧烈的无菌炎症反应。研究表明：异常激素（催乳素）刺激可使导管上皮产生异常分泌、导管明显扩张，是本病发生的主要因素。

中医学认为，女子乳房属胃，乳头属肝，先天不足，乳头内陷，乳络不畅，肝经气血不能正常疏泄，或因七情内伤、饮食不节、冲任失调、外感邪气等原因，导致乳络阻塞，聚结成块，郁热化脓；溃后气血外泄，或久病耗伤正气，难以祛邪外出，正虚邪恋，从而迁延不愈。

刘丽芳认为，本病的病机大致可归纳为"郁""瘀"二字，疾病早期，除先天乳头凹陷导致的乳头内淤积分泌物，肝疏泄太过也可影响乳头之开阖，导致乳头溢液。随疾病进展，先天乳头凹陷导致的乳络不通，加之肝气郁滞，营血不从，木胜侮土，脾气必虚，津液不行，郁久成瘀，故成有形之肿块。瘀久化热化火，热蒸肉腐而成脓肿。溃后期多由正气虚损，邪毒留恋，酝腐成脓，脓腐留滞，或酝久成痰，造成纤维洞壁，造成虚、毒、瘀、腐、脓共同存在的局面，脓腐不去，新肉不生，故本病迁延难愈。

【临床表现】

浆细胞性乳腺炎表现复杂多样，一般分为4个时期：

1. 溢液期　部分患者在发病早期因导管扩张，或催乳素升高，仅有乳头溢液症状，其表现为乳头可见水样或血性溢液。

2. 肿块期　乳房触及肿块为本病常见表现，伴或不伴疼痛。通常肿块位于乳晕周围或向某一象限延伸，质韧或硬，与周围界限不清，无粘连。若为阴证肿块，则红肿热痛不明显，若为阳证肿块，则伴有明显红肿热痛，甚者可出现全身炎性反应。

3. 化脓期　若肿块郁久化热形成脓肿，不仅可见红肿热痛等表现，触之肿块可出现波动感，并可伴随质地柔软的同侧肿大腋窝淋巴结。

4. 瘘管期　若脓肿溃破，脓液溢出，经久不愈且反复发作，则在病损处形成瘘管。

除此之外，刘丽芳指出，浆细胞性乳腺炎急性起病之前常有类增生样临床表现，与乳腺增生症常常难以鉴别。类增生期是本病的始动阶段，其病程短但传变快，病变容易从一个导管系统开始侵犯到周围导管，如失治误治，病灶迅速沿乳络扩散、蔓延，形成脓肿、窦道或瘘管或急、慢性炎性肿块并存的复杂难治性浆细胞性乳腺炎。

类增生期顾名思义，临床表现和乳腺增生症十分相似，此期临床误诊为乳腺增生症的比例很高，因误治致病情发展形成脓肿、窦道或瘘管，给患者造成巨大的痛苦，应引起临床医生的高度重视。类增生期浆细胞性乳腺炎临床表现，患者乳房局部疼痛，以单侧为多；起病突然，肿块发展迅速；乳头多有凹陷畸形，或哺乳困难史，与月经、情绪无关。触诊肿块为放射状扁平块、境界模糊、肿块位置表浅、有皮肉不分感，但与皮肤无粘连、肿块有膨胀性生长感、质地硬韧，推之活动差；沿乳管向乳头方向挤压肿块，乳头可有白色脂质样分泌物，并带有臭味。

此期在行彩超检查时常难以检查出病灶，因此在临床上易误诊。此期若能得到及时的治疗，则能将此病较早地"扼杀"于摇篮之中。此外，刘丽芳以皮肤颜色（皮色鲜红、紫暗或颜色不变）、皮肤温度（热或微热）、肿胀形势（疮形高耸或平塌漫肿）、脓液质量（脓液黄稠或血多于脓）等作为浆细胞性乳腺炎辨证治疗重要的参考依据。

【辨证论治】

大致与肉芽肿性小叶性乳腺炎的辨治相同，但浆细胞性乳腺炎会经历乳腺导管扩张症→乳腺导管周围炎→浆细胞性乳腺炎的病程变化，在初期常表现为乳头溢液，外治方面可行乳腺导管灌注。

（一）内治法

溢液期

[证候] 乳头溢液，似水样，或粉刺样，或脓血样，可伴有乳头凹陷畸形，乳房皮色不变或微红，乳晕部可触及小结块，质软，攻窜胀痛，症状随喜怒消长，伴平素情志抑郁，性格急躁，嗳气，经前乳胀。舌淡，苔薄，脉弦。

[治法] 疏肝清热，疏通乳络。

[用方] 柴胡清肝汤或瓜蒌牛蒡汤加减。

[常用药物] 柴胡、生地黄、当归、白芍、黄芩、栀子、天花粉、牛蒡子、连翘、瓜蒌皮、金银花、皂角刺、青皮、陈皮、生甘草等。

[加减] 乳头溢液呈水样者，加薏苡仁、茯苓；乳头溢液呈血性者，加牡丹皮、赤芍；乳头溢液黏稠者，加山楂、丹参等；若气滞较重，腹胀满甚者，加厚朴、枳实理气导滞消胀；若肝郁化热，横逆犯胃，可配合丹栀逍遥散加减以疏肝清热，理气和胃；若心烦口渴者，加黄芩、竹茹、芦根泄热生津止渴。

肿块期、脓肿期、溃后期辨治同肉芽肿性小叶性乳腺炎。

（二）外治法

溢液期部分患者因导管扩张或催乳素升高，仅表现乳头水样或血性溢液。此期刘丽芳认为可进行患侧乳房导管灌注治疗。通过利用乳腺导管组织特有的密闭管腔系统进行生理盐水冲洗，从而达到疏通乳管、排出留滞于导管的分泌物的作用。

其余外治法同肉芽肿性小叶性乳腺炎，前文已描述。

【诊疗思路】

浆细胞性乳腺炎的诊疗思路大体与肉芽肿性小叶性乳腺炎相同。略有不同的是，浆细胞性乳腺炎患者多有乳头凹陷、乳头可挤粉渣样或脂质浑浊样的物质。在辨证过程中，刘丽芳常以膏脂理论、络病理论认识此病，浆细胞性乳腺炎的易感体质是痰湿或阳虚痰湿质，临床可见患者素体肥胖。膏脂来源于水谷，类似于津液等精微物质，能灌注循环，营养周身。膏脂有余则为邪，水液凝聚，成湿成痰，化为膏脂。且津液停聚，阻碍气机，气滞则血瘀。治疗上当注重化浊降脂、行气活血。此外，乳络在生理结构上与络脉相关，功能上与络脉相似，乳络以通为顺、以塞为逆。乳头凹陷者，肝经血气即不易正常疏泄，乳腺正常的分泌物亦较难正常排出，致乳络不畅，气血瘀滞，结聚成块。故治疗上当以疏通乳络贯穿治疗始终。

【跟师心得】

刘丽芳在临床诊治浆细胞性乳腺炎患者，尤其重视通乳络。针对此病，内治以疏肝通络贯穿始终。同时配合外治法使分泌物通过乳管灌注等方式排出，内外治结合，使邪无所聚，犹如釜底抽薪之功。

针对乳腺导管扩张或催乳素升高的溢液期浆细胞性乳腺炎患者，刘丽芳通常选用具有通乳作用的蒲公英及具有双向调节作用（通乳、回乳）的炒麦芽，此药对为乳家圣药，因蒲公英苦、甘、寒，入肝、胃经，《医林纂要》："蒲公英点能化热毒，解食毒，消肿核，疗疔毒乳痈，皆泻火安上之功。通乳汁，以形用也。"炒麦芽性偏温而气香，入脾、胃经，具有行气、消食之功，运用于乳腺病中既能回乳，也能通乳，具有双向调节作用（剂量＜15 g偏于通乳，剂量＞30 g偏于回乳）。两药相配伍，寒温并用，不仅能清热疗痈，还能通其乳络，疏其壅塞。

刘丽芳临证时发现，对比消瘦女性，肥胖者患病率更高，且浆细胞性乳腺炎患者脓液中常混有脂质样物质，因此，刘丽芳指出，浆细胞性乳腺炎乳头溢液黏稠者，多为痰湿黏滞，形成"膏脂"堆积于乳络，常加山楂、丹参等降脂化浊之品，配合炒麦芽行气通乳，三药相合，专于理气化浊消脂。临床用此加减后，患者乳头溢液逐渐清澈、减少。对于乳头溢液呈水样者，刘丽芳辨证为脾虚湿盛证，常加健脾渗湿之薏苡仁、茯苓；对于乳头溢液呈血性者，刘丽芳常加清热凉血之牡丹皮、赤芍。

刘丽芳认为本病的病机大致可归纳为"郁""瘀"二字，因此治疗此病，强调"以通为用"贯穿治疗始终。其中，王不留行、路路通为疏通乳络的常用药对。王不留行，味苦，性平，入肝、胃经，活血通经。路路通，行气止痛，活血通络，利水消肿。路路通、王不留行皆入肝经，乳房为肝经所辖，此二药相配行血通络功效显著，尤以通乳为佳。刘丽芳将其用于浆细胞性乳腺炎各期的治疗之中，取其疏通乳络之效，无论阴证、阳证浆细胞性乳腺炎患者均可使用。

现代临床研究表明，消痈乳康汤联合中医外治法治疗浆细胞性乳腺炎安全有效，能够明显缓解临床症状，加速疾病康复，改善患者生活质量，降低患者外周血中 PRL、IgG、IgA 水平，提升免疫力，同时降低疾病复发风险。

此外，刘丽芳在治疗该类患者时，除中药内外合治外，尤注重日常预防调摄。嘱患者保持心情舒畅，避免压力过大；定期清洁乳头分泌物，若乳头凹陷可规律进行乳头提拉运动；饮食清淡，少食辛辣刺激海鲜发物及减少高激素、高脂肪食物摄入，勿食鲫鱼、猪脚高汤类发奶食物。

【病案举隅】

魏某，女，37 岁。已婚已育，2023 年 4 月 20 日初诊。

［主诉］ 突发右乳肿块 10 余天。

［现病史］ 患者于 10 余天前突发右乳肿块，伴疼痛不适，就诊于当地医院，予以"左氧氟沙星"抗感染及中药口服，未觉明显好转故来我院。刻下症见：右乳肿块，伴轻微疼痛，无发热恶寒、头痛头晕、恶心呕吐等不适，纳寐可，二便调，体重近期无明显变化。舌淡，苔白腻，脉细。

［专科检查］ 双乳外观无畸形，右乳 11～1 点乳晕下可扪及一大小约 6 cm×5 cm 的肿块，皮温不高，边界不清，质中，轻压痛（＋）。左乳及双腋下（－）。

［辅助检查］ 2023 年 2 月 14 日当地市中心医院乳腺彩超提示：右乳低回声团：性质待定，请结合临床；右乳低回声结节（BI-RADS 3 类）；双侧乳腺小叶增生。

［中医诊断］ 粉刺性乳痈。

［中医辨证］ 阳虚痰凝，郁久化热（半阴半阳）。

［西医诊断］ 右乳肿块性质待查：浆细胞性乳腺炎？

［治法］ 疏肝清热，温阳散结。

［处方］ 消痈乳康汤 2 号方加减×14 剂。

［药物组成］

淫羊藿 10 g	鹿角霜 10 g	炒芥子 10 g	熟地黄 10 g
金银花 10 g	醋柴胡 5 g	醋香附 10 g	醋莪术 10 g
醋三棱 10 g	浙贝母 15 g	法半夏 10 g	蒲公英 15 g
炒麦芽 30 g	王不留行 10 g	薏苡仁 30 g	甘草 5 g

[外治] 在局部浸润麻醉下行穿刺活检，可外敷矾冰液。

[二诊] 2023年3月15日。患者诉仍可扪及右乳肿块，疼痛较前减轻，纳寐可，二便调。舌淡，苔薄，脉沉。查体：穿刺伤口已愈，右乳上象限11～2点可扪及一大小约6 cm×5 cm肿块，边界不清，质中，无压痛。

[辅助检查] 2023年2月22日穿刺活检病理结果：（右乳肿块）考虑浆细胞性乳腺炎。

[处方] 消痈乳康汤2号方加减×18剂。

[药物组成]

淫羊藿 10 g	鹿角霜 10 g	炒芥子 10 g	熟地黄 10 g
金银花 10 g	醋柴胡 5 g	醋香附 10 g	醋莪术 10 g
醋三棱 10 g	浙贝母 15 g	法半夏 10 g	蒲公英 15 g
炒麦芽 30 g	王不留行 10 g	薏苡仁 30 g	甘草 5 g
附片 10 g	炮姜 10 g		

[外治] 予阳和膏外敷。

[三诊] 2023年4月19日。患者诉右乳肿块明显缩小，未扪及，经前双乳胀痛不适，纳寐可，二便调。舌淡，苔白，脉细。查体：右乳12～1点可扪及局限性增厚，质韧无压痛，左乳及双腋下（－）。

[辅助检查] 2023年4月19日我院乳腺彩超提示：右乳多发低回声区，结合病史，考虑乳腺炎治疗后改变可能；双乳无回声结节（BI-RADS 2类）；双侧乳腺小叶增生并左乳导管扩张。

[处方] 继续予消痈乳康汤2号方加减×18剂。

[药物组成]

淫羊藿 10 g	鹿角霜 10 g	炒芥子 10 g	熟地黄 10 g
醋柴胡 5 g	醋香附 10 g	浙贝母 15 g	法半夏 15 g
蒲公英 15 g	炒麦芽 30 g	王不留行 10 g	薏苡仁 30 g
甘草 5 g	附片 10 g	炮姜 10 g	

[外治] 阳和膏（院内制剂）外敷。1个月后复查肿块消退，乳房外观可，半年后随访未见复发。

[按语] 魏某，女，37岁。以"突发右乳肿块10余天"为主诉，症见右乳肿块（可扪及），伴轻微疼痛，舌淡，苔白腻，脉细。通过我院病理学

检查提示为"浆细胞性乳腺炎"。刘丽芳首辨阴阳，通过观察患者临床表现，并结合舌苔脉，辨此病为粉刺性乳痈，证为半阴半阳证，故予以消痈乳康汤2号方加减。消痈乳康汤2号方为刘丽芳针对浆细胞性乳腺炎肿块期半阴半阳经验方，刘丽芳认为在此期应将"温""清"贯彻治疗始终。方以鹿角霜、淫羊藿为君药，两药相配，补肾填精、温通散结力专；炒芥子温通散结，恐伤阴太过，遂加入熟地黄滋阴填精，做到"阴中求阳"。同时配合金银花宣透郁热、托邪达表，柴胡、香附疏肝行气解郁，三棱、莪术破血逐瘀，浙贝母、法半夏、薏苡仁化痰散结，蒲公英、炒麦芽行气通乳，王不留行活血通经、下乳消痈，甘草调和诸药，全方共奏疏肝清热，温阳散结之功。二诊时患者肿块较前缩小，疼痛减轻，热象不甚明显，故增温阳散结之力，加用附片、炮姜。外治则予温阳散结之阳和膏外敷。三诊见患者肿块明显缩小，且无热象，结合患者症状及舌苔脉，效不更方，故仍选用上方加减，因无热象故减清热之金银花；因肿块缩小甚，故减破血之三棱、莪术，外治去除清热解毒之如意膏，仅选用阳和膏外敷，集温阳散结之意，故患者疗效显著，随诊未见复发。

纵观诊疗全程，刘丽芳坚持"清、温、消、散"原则，以辨阴阳为基础，除经验方药内服外，配合不同阴阳偏胜之膏药外敷，内外合治，取得了令人满意的临床疗效。

Zuska 病

【概述】

Zuska 病即乳晕旁瘘管是指病变局限在乳晕周围，初期常为乳晕旁脓肿，后形成瘘管，易反复发作。该病又称"乳晕旁瘘管""乳晕旁脓肿""乳晕下脓肿""乳腺导管瘘""乳头瘘""输乳管瘘""输乳管鳞化病"等。乳晕旁瘘管多发生于非哺乳期、非妊娠期，多见于 15～60 岁妇女，尤其以伴有乳头内陷畸形者较为常见。本病的典型临床表现为乳头或乳晕区红肿，乳晕周围可触及肿块，伴有疼痛，按压肿块区乳头可挤出黏稠样分泌物，或乳晕旁形成脓肿后自行破溃，最终逐渐形成瘘管，常反复愈后再溃，病程较长。此外，大部分患者可伴见乳头内陷、乳头溢液、导管分泌物黏稠等。本病累及主乳管，故病变瘘管常贯穿乳头。现代研究表明，本病的发生可能与乳腺导管上皮鳞化、乳腺导管扩张、导管周围炎症等具有密切关系。

【病因病机】

中医学认为，先天不足，乳腺管结构异常，乳腺导管分泌物停滞、淤积于输乳管，加之后天七情内伤，情志不舒，肝郁气滞，营血不从；或肝木侮土，运化失职，痰浊中阻；或冲任失调，气血运行失畅；或饮食不节，湿浊内生，壅滞于胃，导致气血瘀滞，痰瘀交阻乳络，凝聚成块，而生乳房肿痛。郁久化热，蒸酿肉腐而为脓肿，溃后成乳漏。余毒未清，蕴结不散，邪留乳房而缠绵难愈，故乳漏易反复发作。

刘丽芳认为，Zuska 病属于慢性乳腺炎中病位局限于乳晕旁的一种，在诊治过程中具有相似之处，但又有细微不同。本病多由于先天乳头畸形，乳络不通，加之肝郁痰阻，凝聚成块，郁久化热，蒸酿肉腐而为脓肿。脓出则气血常虚，或漏管已成，反复愈后再溃，常损伤气血，正气亏虚。正虚则毒滞，停结于漏管，虚、毒、瘀、腐、脓的存在是该病难愈、难治的根本原因。

【临床表现】

本病是一种反复发作的乳晕旁炎性疾病，常发生于 14～66 岁女性，临床以未婚少女发病为多见。主要临床表现为乳晕部红肿、疼痛、破溃，形成漏管，反复愈后再溃破。病变可位于单侧或双侧乳腺，以单侧居多，常伴乳头凹陷畸形，根据其临床表现一般可分为两个阶段。①未溃期：患者出现乳晕部结块，红肿疼痛，可伴见乳头内陷或乳头溢液（多为白色粉刺样、油脂样物质）。肿块常局限在乳头下方及乳晕周围，形状不规则，质地韧硬，按压肿块可从乳头挤出白色粉渣样物质。肿块成熟后常自行溃破。②溃后期：脓肿破溃后形成漏管，脓尽后易假性愈合，暂时闭合，不久又肿痛，继而破溃，反复发作。日久漏口周围皮肤潮红，湿烂，漏管管壁僵硬，自溃口处可扪触到条索样硬性管道引向乳头或深处。

【辨证论治】

刘丽芳认为，Zuska 病乳晕旁漏管属于慢性乳腺炎中病位局限于乳晕旁的一种，与上述两种慢性乳腺炎存在相似之处，但也有其细微差异。本病在初期肿块未溃之时，红肿、成脓较快，此时若未及时予清消之法，脓溃后则极易形成瘘管，后期容易反复愈后再发，迁延难愈。因此，刘丽芳在初期常以清消之大法而治之，瘘管期则常以补托之大法，扶瘘管之气血，促进瘘管愈合。外治方面，结合运用多种外治法，明确瘘管走向，开放瘘管，彻底去除脓腐、煨脓长肉，使创面从基底部逐渐长起，术后乳房变形小、瘢痕小、不易复发。

（一）内治法

1. 热毒壅盛证

［证候］ 乳晕部肿块增大、质硬，乳晕周围皮色焮红灼热，疼痛，或呈鸡啄样痛，伴或不伴发热，乳晕部肿块局部质软，按之有波动感，或可见乳晕旁自行溃破，流出少量脓液。可伴见口渴、小便短赤。舌红，苔黄腻，脉洪数。

［治法］ 清热解毒，托里透脓。

［用方］ 五味消毒饮或瓜蒌牛蒡汤合透脓散加减。

［常用药物］ 金银花、紫花地丁、蒲公英、柴胡、皂角刺、瓜蒌、白芷、川芎、当归、路路通等。

［加减］ 乳晕部皮肤红肿明显加赤芍、牡丹皮、白花蛇舌草；乳头可见粉渣样分泌物可加山楂、麦芽；疼痛剧烈，加乳香、没药；肿块韧硬，加浙贝母、玄参。

2. 余毒未清证

［证候］ 乳晕部肿块基本消散，疼痛不显，溃口周围皮肤紫暗，有潜形空腔及条索状硬性管道，脓水清稀。或溃口常假性愈合，闭合不久又肿痛破溃，反复发作。可伴有神疲纳呆，面色欠华。舌质暗淡或暗红，苔薄腻，脉濡细。

［治法］ 补益气血，托毒生肌。

［用方］ 托里消毒散加减。

［常用药物］ 黄芪、人参、当归、白芍、白术、茯苓、金银花、连翘、白芷、川芎、甘草等。

［加减］ 余热未清，加蒲公英、紫花地丁；结块韧硬难消，加浙贝母、白僵蚕、玄参。

（二）外治法

1. 敷贴法 在肿块未溃之时，可用敷贴之法，具体外治药物同肉芽肿性小叶性乳腺炎阳证患者（前文已描述）。

2. 切开挂线法　本法为 Zuska 病的特色中医外治法，能逐渐彻底切开乳晕部瘘管，使乳晕部皮肤能从基底部愈合，同时损伤范围较小，最大限度上保留了乳头的美观。

［具体操作］

（1）对于乳晕部存在溃口或溃口已愈者，在局部浸润麻醉下，用刀片将破溃口或愈合处稍切开扩大，用刮匙探入乳晕下空腔，对瘘管内脓腐组织彻底搔刮干净。对于乳晕部脓肿未溃破者，于肿块波动感最明显处切开引流，如无明显波动感，则可借助彩超寻找脓肿位置，并尽量选择脓肿最低处做一环乳晕切口以引流，待脓腐渐尽，行瘘管搔爬，再开启后续治疗。

（2）在球头探针的一端系上橡皮筋或丝线，另一端自溃口或切口进入，探查瘘管方向通往乳头，则用巧劲将探针从乳头部穿出，使另一端的橡皮筋通过瘘管，橡皮筋的两端合拢后拉紧，在瘘管上方用劲打一死结，依靠橡皮筋的收缩之力逐渐断绝瘘管处的血供，勒开瘘管。

（3）瘘管部脓腐组织较多时，不宜立马外用生肌收口药。需等乳晕部瘘管脓腐尽去，新鲜肉芽组织红活，再使用九华膏、橡皮生肌膏等生肌收口药促进创面愈合。

（4）术后换药：先用生理盐水将瘘管处分泌物冲洗干净，再用注射器将复方黄柏涂剂或康复新液冲至瘘管基底部，最后以凡士林纱条塞入伤口基底部，避免两侧粘连，导致假性愈合。另外，在瘘管未挂开之前，每次换药还需要将橡皮筋的结进一步收紧，常使用 4～6 股 2-0 丝线在橡皮筋结的下方打死结，以达到加力收紧的作用。

3. 手术疗法　对于乳晕旁瘘管伴重度乳头内陷患者，行切开挂线术后可能仍反复不愈，此时应考虑行瘘管切除加乳头成形术治疗。

具体操作　麻醉完成后，以球头探针进入瘘管，向内陷的乳头探入，沿着探针走形将部分乳头连同瘘管和周围的炎性瘢痕组织一并切除，适当修剪乳晕皮肤及皮下组织，彻底止血，缝合皮肤。缝合后再行乳头成形术纠正内陷。

【诊疗思路】

本病皆因乳管内残奶郁积，阻滞乳络，气血运行不畅，痰瘀互阻而凝聚成块，郁久化热，热盛肉腐而发为脓肿，溃后成瘘；病久必虚，病久必瘀。溃后期形成窦道或瘘管，多由正气虚损，邪毒留恋，酝腐成脓，脓腐留滞，或酝久成痰，形成纤维洞壁，日久不愈，或新肉不生所致。虚、毒、瘀、腐、脓的存在是该病难愈的根本原因，故本病后期瘘管具有疮面色暗、肉芽暗淡坏死、脓腐淋漓不尽等特点。未溃之时重内治，及时予以清消之法，形成瘘管后则需重视外治法的运用，以挂线法开放瘘管，使新肉从基底部长起。

【跟师心得】

（一）刘丽芳治疗 Zuska 病的内治经验

1. 瘘管期重视补益气血，匡扶正气　《景岳全书·外科钤·围药》云："大抵疮之起发溃敛，皆血气使然。"脓易腐为顺，不脓不腐为逆。腐肉未脱，则新肉不长。久病必虚，机体正气不足，则无以托毒外出，故常见腐肉不脱，新肉不生。因此，正虚邪恋，余毒未清是瘘管期的病因病机。

刘丽芳在瘘管期十分重视补益气血、匡扶正气。针对虚实夹杂的基本病机，刘丽芳在此期常用托里消毒散加减来治疗。方中黄芪、党参、白术、茯苓、甘草健脾益气，渗湿，托毒排脓；当归、川芎、白芍养血和血，通经托毒；皂角刺、桔梗、白芷透脓溃坚；金银花清热解毒，为方中辅助部分。诸药配伍共奏益气健脾、补益气血、托毒溃坚之功。从现代医学的角度阐述亦有调节机体免疫、抗炎、抗菌的作用。现代药理研究证实：黄芪、党参、白术、茯苓、白芍、川芎和当归均有免疫调节功能；金银花、桔梗、皂角刺和甘草有抗炎、抗菌的作用。临证运用时，肉芽组织暗红紫黑，加三七、丹参等；皮肤红肿，加连翘、紫花地丁、败酱草；脓水清稀淋漓，加茵陈、薏苡仁、萆薢、车前子；溃口周围硬结不化脓、不红、不肿，加少量炙麻黄、桂枝；溃口周围质硬粗糙，加莪术、桑白皮、牡蛎、海藻、夏枯草等；催乳素高，伴乳管溢液者，加山楂、麦芽、莱菔子。总之，如汪机在《外科理例·肿疡》中述"不作脓，或不溃，及不敛者，阳气虚也，宜补之，如托里消毒散"，溃后肿不退者以促其消散，或溃后脓水清晰不愈以促其愈合，内以托里消毒散加减用之，临床疗效确切。

2. 蒲公英为治疗 Zuska 病的要药　通过运用中医传承辅助平台系统对刘丽芳治疗 Zuska 病的 3723 首处方中的药物进行频次统计，得出结论：刘丽芳治疗 Zuska 病使用频次在 1950 次以上的 10 味药物分别是：蒲公英、白术、金银花、黄芪、土贝母、川芎、皂角刺、连翘、鳖甲、芥子。药物组合中出现次数最多的中药当属蒲公英和其他药物的组合，《本草求真》云："蒲公英，入阳明胃、厥阴肝，凉血解热，故乳痈、乳岩为首重焉。"蒲公英治疗乳痈具有显著优势，如《滇南本草》所述，"治妇人乳结，乳痈，红肿疼痛，乳筋梗硬作肿胀，服之立效"。刘丽芳指出，蒲公英入肝、胃经，而肝经、胃经行经乳房，故也说蒲公英通乳络、散结滞。此外乳腺导管堵塞，乳络不通为本病的重要病机，不通则瘀，瘀久必热，蒲公英既能清热解毒，又能消痈散结，减轻炎症反应。刘丽芳在 Zuska 病的治疗中常用蒲公英，临床疗效佳。

从关联研究中也可以看出，在刘丽芳治疗 Zuska 病的方剂中，蒲公英一般与白术、金银花、土贝母、黄芪等药物同用，以清热解毒、消肿散结、同时补益脾胃之气，达到祛邪而不伤正的目的。

（二）刘丽芳治疗 Zuska 病的外治经验

中医学自古有论述"腐肉不去，新肉不长"，在 Zuska 病切开引流后及形成瘘管阶段，重点外治原则即是祛除脓腐，切开瘘管，煨脓长肉。

瘘管期也是疾病的迁延期，此期多表现为乳晕旁可扪及条索样硬结，脓少稀薄，溃口色暗，瘘管内肉芽组织水肿、不红活，正如吴谦在《医宗金鉴·乳发、乳漏》所述："男女皆生赤肿疼，溃久不敛方成漏，只为脓清肌不生……若久不收口，外寒侵袭，失于调养，时流清水者，即成乳漏。"

刘丽芳认为，腐肉、坏死组织是 Zuska 病反复发作、难以愈合的原因之一。腐肉的存在阻碍了新肉生长，因此，彻底刮去腐肉、坏死组织后，行瘘管切开挂线术，使新肉从基底部往上生长，后续换药过程中佐以煨脓生肌的疗法，即换药时外敷九华膏，通过创面对药物的吸收，从而促进局部气血运行、脓液渗出，载毒外泄，达到加速创面生长的目的。煨脓生肌的脓为善脓，相当于外用药物和创面相互作用产生的脓液，代表局部组织气血旺盛。橡皮筋挂线切开瘘管后，刘丽芳常用九华膏腐蚀化管生肌，待基底部上皮组织逐渐爬行生长后，再改用橡皮生肌膏持续促进基底部创面愈合，临床收效甚佳。

【病案举隅】

吴某某，女，18 岁，学生。2018 年 7 月 21 日初诊。

［主诉］　右乳红肿疼痛反复发作伴破溃1年半。

［病史］　患者自2017年1个月无明显诱因出现右乳红肿并逐渐出现疼痛，自服消炎药（头孢类，具体不详）3天无明显缓解，10天后乳晕旁皮肤变薄、破溃，溃后流少量脓液，1个月后患者于当地医院就诊，病理活检提示为"浆细胞性乳腺炎"，经消炎、局部冲洗换药2个月后溃口初步结痂。但此后仍反复多次溃破。2018年7月21日，患者右乳再次红肿疼痛破溃流脓，经人介绍来刘丽芳门诊就诊。刻下症见：右乳疼痛，伴乳晕处破溃流脓，乳头溢液，无明显恶寒发热等其他不适，乏力，精神不振，食纳欠佳，寐尚安，二便调。舌淡红，苔白腻，脉弦滑。

［专科检查］　右乳外侧乳晕7点方向扪及肿块约5.0 cm×4.0 cm大小，质韧，肿块中央有1.0 cm×0.8 cm纤维化样溃口连接窦道，挤压可见乳黄色豆渣样分泌物溢出，并有少量从窦口及中央乳孔溢出，无明显气味，皮肤不红不热，有压痛。

［辅助检查］　乳腺彩超：右乳外侧乳晕下非均质低回声区，范围约6.5 cm×5.0 cm大小，可见一盲管延伸向乳晕深部主乳管区，考虑为炎症性改变。

血常规＋CRP：C反应蛋白15.2 mg/L，白细胞$8.5×10^9$/L，中性粒细胞百分比75％。

［中医诊断］　乳瘘。

［中医辨证］　余毒未清证。

［西医诊断］　①浆细胞性乳腺炎（瘘管期）；②乳晕旁瘘管。

［治法］　健脾益气，托里透脓。

［处方］　托里消毒散加减。

［药物组成］

黄芪15 g	党参15 g	白术10 g	茯苓15 g
甘草6 g	当归10 g	川芎6 g	白芍15 g
皂角刺10 g	桔梗10 g	白芷10 g	金银花15 g

10剂，水煎服，1天1剂。

［外治］　局部麻醉后，对瘘管进行冲洗，然后用刮匙对瘘管壁进行充分搔刮，直到瘘管壁变得粗糙新鲜渗血，医院自制八二丹药线进行管壁的拔毒腐蚀，创口周围红肿部用如意膏外贴每天换1贴；3天后，管壁基本新鲜，

未见明显纤维化组织，重复上次换药，并改为九华膏药线填充1周。

[二诊] 2018年7月31日。诉乳房疼痛明显减轻，局部微痒感。

[专科检查] 瘘管分泌物明显减少，瘘管周围皮肤红肿大部分消退，瘘管明显变浅变窄。舌质淡红，苔薄白腻，脉弦滑。

[处方] 原方继服，去金银花，加夏枯草10 g，14剂。

[外治] 消毒、清洗、搔刮后，用橡皮箍携带九华膏药线自瘘口及溢液乳管穿出，记录瘘管两侧壁之间的距离约3.2 cm，并扎紧，挂线3～5天收紧1次，进行慢性挂线切开。如意膏外贴瘘周红肿处每天换1贴，创口1周换药1次，并给予适当加压。

[三诊] 2018年8月14日。诉乳房部痒感（绷带缠绕及贴胶布处），挂线处疼痛，但尚可忍受，口干，睡眠欠佳，食纳一般。

[专科检查] 乳房及瘘口周围组织红肿基本消退，瘘管约2.5 cm深，明显变窄，挂线两瘘口之间的距离明显缩短变浅，约1.8 cm。两瘘口的分泌物明显减少，道壁肉芽组织新鲜红活，搔刮无明显颗粒感，舌质淡红，苔薄白，脉弦滑。

[处方] 原方继服，黄芪改为10 g，加荆芥、防风各10 g，加鸡内金6 g，14剂。

[外治] 继续消毒、清洗、搔刮，对挂线橡皮筋进行充分消毒并再次扎紧，改为九华膏腔内注射封闭创腔，外敷矾冰液，每周换药1次，挂线后每3～5天收紧1次，并给予适当加压。

[四诊] 2018年8月28日。患者诉乳房部微痒，挂线处疼痛减轻，食纳渐复，睡眠较前改善，无明显口干不适。

[专科检查] 患者创腔基本愈合，表皮尚存在一定缺损，创口周围无明显红肿、硬结，两瘘口之间的距离进一步缩小约0.5 cm，瘘口无分泌物溢出。舌质淡红，苔薄白，脉微弦。

[处方] 守方继服，去荆芥、防风，14剂。

[外治] 继续消毒、清洗、轻轻搔刮，改为橡皮生肌膏封闭创口部，每天敷矾冰液，每周换药1次，继续收紧挂线皮筋，不加压。

[五诊] 2018年9月11日。患者诉乳房部微痒，疼痛消失。

[专科检查] 创口愈合，原创口处稍凹陷，表皮无明显缺损，创口周围无明显红肿、硬结，挂线已自动脱落，留下稍凹陷细小瘢痕，无窦道瘘口残

留，无分泌物溢出。舌质淡红，苔薄白，脉微弦。

[处方] 守方继服，14 剂。

嘱患者多运动，多与人交流，保持心情愉快，充足睡眠，清淡饮食。并交代此后无特殊情况每月门诊随访一次，3 个月门诊复诊一次，如有新的病情出现随时门诊复诊。随访 1 年患者均无复发迹象出现。

按语：本例患者以右乳肿痛，乳晕处破溃、流脓、形成瘘管，反复发作、经久不愈为主症，辨病属乳瘘。患者伴乳晕处破溃流脓，乳头溢液，无明显恶寒发热等其他不适，乏力，精神不振，食纳欠佳，寐尚安，二便调。纤维化样溃口连接乳管，挤压可见乳黄色豆渣样分泌物溢出，并有少量从窦口及中央乳孔溢出，无明显气味，皮肤不红不热，有压痛。舌淡红，苔白腻，脉弦滑。辨证属气血亏虚、余毒未清证。刘丽芳认为病久必虚、必瘀，内治祛湿毒的同时更注重顾护正气、调补气血，使新肉生、瘀腐去。而局部的瘘管与瘀腐纤维固化，阻碍了新肉生长，注重煨脓去腐生肌。二诊后症状逐步改善，腔内肉芽组织变得新鲜，新肉慢慢开始生长，此时考虑到瘘管与乳管相通，遂采取挂线与九华膏外用结合。这样瘀腐去除及挂线慢性切割的同时促进新肉同步生长，在无明显痛苦的情况下，达到瘢痕小，乳头乳房变形少、窦道无残留、无复发的良好疗效。

第四节　排乳后疼痛

【概述】

排乳后疼痛指产妇哺乳后出现乳头及乳房疼痛，伴或不伴乳头颜色改变，以及无乳房肿块、皮肤红肿、皮温升高、恶寒发热等不适，常持续数分钟至数小时。本病最常见于初产妇。属中医学"乳头痹症""吮乳乳痛""瘰疬"范畴。临床上常见排乳后乳痛和乳头雷诺综合征两类疾病，这两类疾病亦可同时出现，并常伴有乳头皲裂、乳头炎。

排乳后乳痛多表现为乳汁排空后出现乳头乳晕向乳房的放射性刺痛、撕裂痛或灼烧痛，伴或不伴抽掣感、皮肤紧缩感；乳头雷诺综合征常表现为哺乳刚完毕、婴儿口刚离开乳头时出现乳头疼痛以及颜色变化，可表现为乳头颜色由白色变为红色的双相变色或由白色变为蓝色再变为红色的三相变色。

本病的发生可能与乳头发育不良、乳头破损、婴儿含乳不良及冷刺激、念珠菌感染等因素相关。

【病因病机】

（一）西医认识

从西医角度，排乳后乳痛主要病理机制为输乳管收缩痉挛，具体可归纳为以下2点：①在哺乳过程中，暴露于由婴儿口腔内机械负荷引起的过高拉伸和变形力，可能导致乳房微血管出血、局部炎症等，输乳管周围环形和纵形排列的平滑肌受到触觉、机械和温度刺激等收缩从而引发疼痛；②哺乳后乳管排空，催乳素分泌增加，使机体内激素水平暂时处于一个比较紊乱的状态，亦会引起乳房疼痛。

而乳头雷诺综合征主要病理机制为乳头小血管收缩痉挛或破损。由于哺乳时受到重复性的机械微创伤而引起炎症，破坏了乳房间质里血管壁上的稳态平滑肌机制，使平滑肌痉挛收缩，引起乳房抽搐样疼痛伴乳头颜色改变。有研究发现，冷刺激、念珠菌感染、情绪、压力、吸烟、乙醇、咖啡因和某些药物可能诱发或加重乳头雷诺综合征。此外临床发现，拉贝洛尔治疗妊娠高血压可能导致乳头雷诺综合征的发病，该病例停药后乳痛症状也明显缓解。

（二）中医认识

叶天士在《临证指南医案》中提到："正气为邪所阻，脏腑经络不能畅达，皆由气血亏损，腠理疏豁，风寒湿之气得以乘虚外侵，留滞于内，致湿痰浊血流注凝涩而得之。"产后气血亏虚，乳头破损，外邪从乳络而入，留滞于内，气滞痰凝血瘀致乳络失养或乳络不通而发病。本病病位在乳房、肝、脾（胃）经。本病患者多为新产妇，多产后体虚，属本虚标实之证，气虚、阳虚为本，寒、湿、热、邪毒、气滞、血瘀为标。

1. 乳汁淤积　婴儿长时间吮吸乳头，乳络气血不通，乳汁不畅；或乳头破碎疼痛拒哺，乳汁瘀滞于内；或乳头内陷等畸形，乳汁难出，致乳管闭结而发病。

2. 正虚外感　产后气血亏虚，腠理不固；或哺乳露胸，感受外邪；或乳头破损，六淫外邪乘虚从乳络而入；或乳儿含乳而睡，口中热气从乳窍吹入，正虚无力抗邪，外感邪气留滞于内，乳络失于濡养且阻滞不通而发病。

3. 肝胃不和　女子乳头属肝，乳房属胃，肝主全身筋膜。新产伤血，肝失所养；或产后情志失调，肝失疏泄，气滞于乳络；或肝气犯脾，脾失健运，痰湿内蕴；或胃腑素有燥热；或产后多食肥膏厚味，多滋腻碍于运化，肝胃失和，乳络失于疏泄而发病，日久可出现肝郁化火或湿热酿生而进展为乳痈。

（三）刘丽芳对本病病因病机的认识

1. 刘丽芳提出从"肝主筋"理论出发认识输乳管痉挛，认为营卫不调、肝风内动为其发病根本，产后气血亏虚，筋脉失养，加之情志失调，气机不畅，而肝风内动，筋脉不能把持自主，进而牵动乳头及乳房抽搐，发为痉挛；肝胃不和、不通则痛为其病机关键，肝胃不和，气血不调，郁久化热，若此时外邪乘虚而入，使乳管闭结，乳汁郁积，则易诱发乳痈。

2. 刘丽芳认为，部分患者发病与痰瘀及外邪郁而化热密切相关，风邪与火邪在乳络相互煽动而出现输乳管痉挛。产后气血亏虚者腠理不密，易受外邪，加之乳头破碎，外邪易循乳络而入，郁滞于内可从阳而化火。气虚血弱，脾失健运，加之产后常大肆进补，食肥膏厚腻，痰湿不运蕴结于内；产后多瘀，且气虚则无力推动血行，痰瘀常胶结互阻，久之可郁而生热。

3. 刘丽芳认为乳头雷诺综合征发病多与寒、瘀、虚密切相关；寒邪入侵经络，令血凝涩而不通，加之素体阳虚，内外合邪，脉络气血瘀阻，引发乳头痹证为其主要病因；阳虚寒凝、气血瘀阻为其基本病机。产后妇女多气血亏虚、阳气不足，加之哺乳时乳房外露，易被外寒所中，失于温煦，寒凝脉络，乳络气血虚滞，失于贯注温养而发病。妇女产后气血亏虚，不能载血而行，且产后易情志不畅，致肝失条达，肝气郁滞，血行不畅，瘀滞体内，加之感受外邪后，更易致气血不畅、血脉痹阻。

【临床表现】

排乳后乳痛常于乳汁排空后出现乳房疼痛，多表现为乳头乳晕向乳房的放射性刺痛、撕裂痛或灼烧痛，伴或不伴抽掣感、皮肤紧缩感，无乳房红肿、皮温升高等乳房局部症状及恶寒发热等全身症状。常持续数分钟至 2 小时。轻者可自行或热敷后缓解，重者病情常呈进行性加重，严重影响哺乳。

查体常发现患侧乳房乳头短小、内陷，哺乳不畅，乳汁淤积甚或形成肿块，乳头皮肤破损及水肿。

乳头雷诺综合征常于哺乳刚完毕、婴儿口刚离开乳头时出现乳房疼痛。表现为乳头疼痛，并伴有乳头颜色由白色变为红色的双相变色和由白色（苍白）变为蓝色（发绀）再变为红色（红宝石状）的三相变色。常持续数分钟至 2 小时。轻者可自行或热敷后缓解，常于寒冷刺激后加重。触诊时乳房多无结节、压痛，部分患者乳头皮肤处可见有皲裂或小瘢痕。

【辨证论治】

（一）内治法

刘丽芳临床重视疏肝和胃，常遵循养血益气通络或活血行气通络为本、止痛为标的治法，以自拟通乳止痛汤为基础方，辨证加减治疗排乳后疼痛。

1. 气虚血瘀证

［证候］ 产妇排乳后乳房针扎样疼痛，伴或不伴乳头颜色改变，乳头颜色偏淡，乳汁不足或稀薄，皮肤皱缩干萎，疼痛绵绵；多伴少气懒言，面色萎黄。舌淡，苔薄白，脉细。

［治法］ 益气行血，活血养血。

［用方］ 自拟通乳止痛方加减。

［常用药物］ 瓜蒌皮、炒牛蒡子、醋延胡索、天花粉、蒲公英、醋柴胡、金银花、当归、陈皮、浙贝母、炒王不留行、丝瓜络、薏苡仁、白芍、桂枝、甘草等。

2. 阳虚寒盛证

［证候］ 产妇排乳后乳房针扎样疼痛，伴或不伴乳头颜色改变，遇冷更甚，多以刺痛为主；乳头颜色偏紫；多伴有情绪闷闷不乐或急躁易怒，易哭，喜叹气。舌淡紫，苔薄白或白腻，脉弦细。

［治法］ 温阳散寒，活血通络。

［用方］ 当归四逆汤加减。

［常用药物］ 当归、白芍、桂枝、通草、大枣、甘草、黄芪、柴胡、延胡索、陈皮、王不留行等。

3. 肝郁气滞证

［证候］ 产妇排乳后乳房针扎样疼痛，伴或不伴乳头颜色改变，乳汁量

中，乳房肿胀；伴胸胁胀满，烦躁易怒或情志抑郁，易哭多虑，喜叹气。舌质淡，舌边有瘀斑，苔薄白，舌下脉络迂曲，脉弦。

［治法］　疏肝理气，活血化瘀。

［用方］　柴胡疏肝散加减。

［常用药物］　柴胡、白芍、青皮、当归、延胡索、王不留行、黄芩、甘草等。

（二）外治法

1. 按摩法　乳汁淤积者按摩通乳具体步骤如下：一只手从下方托住乳房；手呈C字形并拢放在乳晕上，紧贴乳头；垂直胸壁的方向往下按；用三个指腹夹住乳晕向前推。

2. 手指点穴法　按压合谷、膻中、乳根、期门、阿是、三阴交等厥阴经、阳明经穴位，以疏肝理气，养脾益精。

3. 温敷法　每次哺乳后用生理盐水温敷乳头5～10分钟。

4. 涂搽法　乳头破损者，温敷后用康复新液或蛋黄油外涂乳头。

【诊疗思路】

《黄帝内经》云："正气存内，邪不可干。""经脉流行不止、环周不休，寒气入经而稽迟……客于脉中则气不通，故卒然而痛。""脉泣则血虚，血虚则痛。"本病治疗时需重视妇女产后多虚、多郁、多瘀的体质特点。产妇体内气虚、血虚、阳虚，乳络失养不荣，加之风、寒、湿等外邪与气滞、痰湿、瘀血等病理产物交结于内，乳络阻滞不通；乳络不荣、不通则痛而发病。故治疗时，在扶正祛邪的同时还应强调通络止痛。气虚者补气，血虚者养血，阳虚者温阳，风寒湿邪外侵时祛风散寒除湿，气滞者行气解郁，痰湿者运湿化痰，瘀血者活血化瘀；散收结合，攻补相助，疗效确切。

由于本病患者常伴有乳头皲裂、乳头炎，因此需注重内治和外治、整体和局部相结合，促进破损乳头的修复，减轻疼痛，并使邪无所入。本病发病常与哺乳姿势不当、乳头发育不良等因素关系密切，故还需重视改善患者的哺乳习惯及进行乳头提拉训练，治疗与调护并重，降低本病复发率。

【跟师心得】

刘丽芳常选用自拟通乳止痛汤治疗排乳后疼痛。通乳止痛汤由瓜蒌牛蒡汤、芍药甘草汤、当归四逆汤加减而成，常用药物为瓜蒌皮、炒牛蒡子、醋延胡索、天花粉、蒲公英、醋柴胡、金银花、当归、陈皮、浙贝母、炒王不留行、丝瓜络、薏苡仁、白芍、桂枝、甘草等。患者产后气血不盈，乳络空虚，易受外邪；气虚运行无力，常致痰、瘀、外邪互结，郁久恐有化热之弊；故刘丽芳组方遵循益气养血，通络止痛的治则，辅以行气、活血、化痰、祛邪，并加用消热解毒之药以防郁久化热、肉腐成脓。方中瓜蒌皮开郁化痰、消肿散结，牛蒡子清散郁热，消肿败毒；金银花、天花粉、蒲公英清热解毒；陈皮、浙贝母化痰散结；柴胡疏肝解郁通络；王不留行、丝瓜络通络下乳；桂枝、当归合用以温经散寒、养血通脉；薏苡仁健脾除痹，解毒散结；白芍、甘草解痉止痛，加之延胡索增强止痛之力。对于乳汁不通者，刘丽芳常加用漏芦、通草、路路通通经下乳；气滞甚者，加青皮、郁金行气解郁；阴虚有热者，加麦冬、黄芩养阴清热；正虚甚者，加黄芪益气扶正；脾虚者，加白术、茯苓健运脾胃等。

由于哺乳姿势不当，患者常有乳头皲裂，易致乳头炎，故嘱其采用正确的哺乳姿势：哺乳时应将乳头及大部分乳晕放入婴儿口内，停止哺乳时，轻轻按压婴儿下颏以温和中断婴儿吸吮，切忌用力拉出乳头。同时应注意婴儿口腔卫生；避免侧卧哺乳时乳房长时间受压；尽量减少哺乳频率。乳头皲裂及水肿者，嘱哺乳后用生理盐水温敷乳头5～10分钟以消炎消肿，温敷后用康复新液或蛋黄油外涂乳头促进乳头愈合，减轻患者哺乳恐惧。

排乳后疼痛发作常遇冷加重，嘱患者哺乳时注意保暖，避免冷刺激；此外，应保持心情舒畅，避免动怒；进食清淡、易消化、高维生素的食物为宜；忌烟酒、咖啡，辛辣刺激、油腻食物等。

【病案举隅】

（一）排乳后疼痛典型医案

孙某，女，35岁，已婚，二胎产后39天。2023年5月23日初诊。

［主诉］ 右乳排乳后疼痛半个月余。

［病史］ 半个月余前出现排乳10～15分钟后右乳针刺样疼痛、抽掣感，持续2小时后自行缓解。曾口服夏枯草口服液、蒲地蓝口服液、头孢克肟，外涂红霉素眼膏，上述症状未见明显好转，遂于刘丽芳处求诊。刻下症见：排乳10～15分钟后右乳针刺样疼痛、伴有抽掣感，疼痛难忍，右侧乳头皲

裂、其上可见白点，未见乳头颜色改变，患侧乳汁偏少。无发热，纳眠可，二便正常，体重近期无明显变化。舌淡紫，舌苔薄白，脉细。查体：双乳呈哺乳期改变，轻度充盈，双侧输乳管开口尚通畅，右乳头可见裂口，可扪及双乳腺体呈片块状增厚，质韧，压痛（－），双腋下未扪及明显肿大淋巴结。

〔西医诊断〕　右乳排乳后乳痛。

〔中医诊断〕　吮乳乳痛。

〔中医辨证〕　气虚血瘀。

〔治法〕　益气活血通络。

〔处方〕　自拟通乳止痛汤加减×7剂。

〔药物组成〕

瓜蒌皮10 g	炒牛蒡子10 g	醋延胡索10 g	天花粉10 g
蒲公英15 g	醋柴胡5 g	金银花10 g	当归10 g
陈皮10 g	浙贝母10 g	漏芦10 g	炒白术10 g
白芍30 g	甘草10 g	桂枝5 g	黄芪15 g
炒王不留行10 g			

〔外治〕　每次哺乳后用生理盐水温敷乳头5～10分钟，温敷后用康复新液外涂乳头。

服药1剂后排乳后疼痛明显减轻，续服1剂后疼痛完全消失，1个月后随访诉疼痛再未发作。

按语：患者，女，35岁。主诉"右乳排乳后疼痛半个月余"。西医诊断为"排乳后乳痛"；中医诊断为"吮乳乳痛"，患者生产耗伤气血，难以濡养乳络，不荣则痛；气虚不行，气郁于内，无力推动水、血运行，痰瘀阻于乳络，不通则痛；加之右乳头皲裂，外邪可乘虚而入，与痰瘀胶结互阻，日久恐有化热之弊；乳汁为气血所化生，气血亏虚，乳汁难成，故乳汁偏少；结合患者舌脉，辨证为气虚血瘀证。刘丽芳予以自拟通乳止痛汤加减。其中产后气血亏虚为本，故运用黄芪、白术、当归补益气血，荣经固表，此外，患者乳汁偏少，气血为乳汁生化之源，气血生则化乳汁，并加用漏芦通经下乳。气郁、痰瘀互结为标，运用瓜蒌皮开郁化痰、消肿散结，牛蒡子清散郁热，消肿败毒；金银花、天花粉、蒲公英清热解毒，以防痰、瘀、外邪郁久化热；陈皮、浙贝母化痰散结；柴胡疏肝解郁通络；王不留行活血通经活络，桂枝温经通络，两药合用，共行通络止痛之效；白芍、甘草合用解痉止痛，加之延胡索增强止痛之力；全方补益气血，通络止痛，使气旺血充，痰瘀得去，疼痛得消。

（二）乳头雷诺综合征典型医案

吴某，女，30岁，已婚，产后。2023年09月14日初诊。

[主诉]　双乳排乳后疼痛伴乳头颜色改变20天。

[病史]　20天前出现排乳后双乳乳头针刺样疼痛伴乳房抽掣痛，持续1～2小时后自行缓解，伴有双侧乳头从白色变为蓝色再变为红色的颜色改变，遇冷加重。曾外用红霉素眼膏，上述症状未见明显好转，遂于刘丽芳处求诊。刻下症见：排乳后出现双乳头针刺样疼痛，伴乳房抽掣痛，疼痛难忍，伴双侧乳头皲裂、颜色改变，遇冷加重，双侧乳汁量偏多。无发热，情绪抑郁，纳眠可，二便正常，体重近期无明显变化。舌淡红，苔薄白，脉弦。查体：双乳呈哺乳期改变，中度充盈，双侧输乳管开口尚通畅，双侧乳头可见裂口及瘢痕，可扪及双乳腺体层片块状增厚，质韧，可扪及双乳散在结节感，压痛（－），双腋下未扪及明显肿大淋巴结。

[中医诊断]　乳头痹症。

[中医辨证]　肝郁气滞。

[西医诊断]　乳头雷诺综合征。

[治法]　疏肝理气通络。

[处方]　自拟通乳止痛汤加减×7剂。

[药物组成]

炒牛蒡子10 g	醋延胡索10 g	天花粉10 g	蒲公英15 g
醋柴胡5 g	金银花10 g	当归10 g	陈皮10 g
炒王不留行10 g	浙贝母10 g	炒白术10 g	白芍30 g
甘草10 g	桂枝5 g	黄芪15 g	丝瓜络10 g

[外治]　每次哺乳后用生理盐水温敷乳头5～10分钟，温敷后用康复新液外涂乳头。

[二诊]　2023年09月24日，患者诉服药1剂后双乳排乳后疼痛明显减轻，乳头皲裂好转，右乳乳汁偏多，口舌生疮。舌尖红，边有齿痕，苔白厚，脉弦。查体：双乳呈哺乳期改变，中度充盈，双侧输乳管开口通畅，双侧乳头可见裂口及瘢痕，可扪及双乳腺体层片块状增厚，质韧，可扪及右乳散在结节感，压痛（－），双腋下未扪及明显肿大淋巴结。

[处方]　自拟通乳止痛汤加减×7剂。

[药物组成]

黄芩 5 g	炒牛蒡子 10 g	盐知母 10 g	醋延胡索 10 g
天花粉 10 g	蒲公英 15 g	醋柴胡 5 g	金银花 10 g
当归 10 g	陈皮 10 g	浙贝母 10 g	炒王不留行 10 g
白术 10 g	白芍 30 g	甘草 10 g	桂枝 3 g
黄芪 15 g	丝瓜络 10 g		

[外治]　续予生理盐水温敷及康复新液外涂。

[三诊]　2023 年 10 月 08 日，患者诉婴儿含乳姿势不当，服药期间无乳头疼痛、乳汁淤积等不适，停药后偶发。舌淡红，边有齿痕，苔白稍滑，脉弦。查体：双乳呈哺乳期改变，中度充盈，双侧输乳管开口通畅，双侧乳头裂口愈合，可见瘢痕，可扪及双乳腺体层片块状增厚，质韧，未扪及明显结节感，压痛（一），双腋下未扪及明显肿大淋巴结。

[处方]　自拟通乳止痛汤加减×7剂。

[药物组成]

瓜蒌皮 10 g	炒牛蒡子 10 g	醋延胡索 10 g	天花粉 10 g
蒲公英 15 g	醋柴胡 5 g	金银花 10 g	当归 10 g
陈皮 10 g	浙贝母 10 g	丝瓜络 10 g	炒白术 10 g
白芍 30 g	甘草 10 g	桂枝 5 g	黄芪 15 g
炒王不留行 10 g			

1 个月后随访诉疼痛再未发作。

按语：患者，女，30 岁。主诉"双乳排乳后疼痛伴乳头颜色改变 20 天"。西医诊断为"乳头雷诺综合征"；中医诊断为"吮乳乳痛"。患者产后情志失调，常感抑郁，肝气郁结于内，乳汁排泄不畅，乳络不通则痛；结合患者舌脉，辨证为肝郁气滞证。刘丽芳予以自拟通乳止痛汤加减。患者产后气血亏虚，故运用黄芪、白术、当归益气养血扶正。肝气郁滞，乳汁淤积，常成硬结，运用柴胡疏肝解郁，瓜蒌皮开郁散结，牛蒡子消肿败毒，金银花、天花粉、蒲公英清热解毒，以防郁久化热；陈皮、浙贝母化痰散结；王不留行、丝瓜络疏通乳络；白芍、甘草、延胡索合用止痛；桂枝温经通络。全方共奏补益气血，疏肝通络之效。患者自诉服药 1 剂后疼痛明显缓解，疗效显著，二诊时可见口舌生疮、舌尖红，为肝郁化热所致，故改瓜蒌皮为黄芩、知母，减少桂枝用量，加强清热之力。三诊时患者诉偶有乳头疼痛、乳汁淤积，续予自拟通乳止痛汤加减疏肝理气通络，巩固疗效。

第五节　产后缺乳

【概述】

产后缺乳（postpartum hypogalactia）指的是产妇于哺乳期内，乳汁较少甚或全无，又称"缺乳""乳汁不下"或"乳汁不行"。多发生在产后第2～3天至第7天，严重者整个哺乳期乳汁均不足，婴儿的哺育需求不能得到充分保障。据统计，在国内产后1个月的纯母乳喂养率在47%～62%，产后4个月下降至16.0%～34.4%，下降趋势明显。究其原因，产后乳汁分泌不足是纯母乳喂养率下降的重要因素，剖宫产率上升、产后应用药物、营养不足、产妇乳房发育异常、精神紧张等均可导致母乳分泌不足。

【病因病机】

西医学认为，分娩后由于胎盘产生的孕酮在血液中浓度突然下降，使乳腺内催乳素受体失去抑制而开始泌乳；新生儿吸吮的刺激通过神经反射传达到垂体前叶，促使分泌催乳素；吸吮乳头及乳晕的刺激由神经传达到垂体后叶，促使分泌催产素，作用于乳腺，最终乳汁泌出。其中任一环节受影响均可导致乳汁分泌不足或不泌乳。此外，不良精神刺激、营养状况欠佳、乳房发育不良等均不利于乳汁分泌。产妇出现产后缺乳的原因较为复杂，常见原因包括：①精神心理因素。部分产妇容易因产后不适应角色改变、担忧新生儿成长等而产生较大的心理压力，在精神心理因素的干扰下，其正常泌乳机制也会受到影响。②饮食因素。产妇的不健康饮食（如营养补充不足、摄入过多油炸、烧烤类食物等）是造成产后缺乳的主要原因。近年来，随着人们获取信息渠道的增加，因饮食而引发的产后缺乳患者逐渐减少。③内分泌因素。分娩带来的内分泌失调可能对产妇的泌乳机制形成干扰，进而造成产后缺乳。与其他原因相比，内分泌因素属于产妇的生理因素，其特殊性要求这一因素需要通过对产妇机体循环机制的调节，改善其产后泌乳不足状况。

中医学认为，产后缺乳即中医"产后乳汁不行""无乳""乳难"等。隋代《诸病源候论》记载有"产后乳无汁候"，认为其病因系"既产则血水俱下，精液暴竭，经血不足"使然。唐代《备急千金要方》就妇人乳无汁列出21首下乳方，包括猪蹄、鲫鱼等食疗方。宋代陈无择《三因极一病证方论》分虚实论治："产妇有两种乳脉不行，有气血盛而壅闭不行者，有血少气弱涩而不行者，虚当补之，盛当疏之。"对该病病因有较明确的认识。《妇人大全良方》述"乳汁乃气血所化"，"乳汁资于冲任"，若"元气虚弱，则乳汁短少"。金元张子和《儒门事亲》"妇人有本生无乳者不治，或因啼哭悲怒郁结，气道闭塞，以致乳脉不行"，进一步深化了对病因病机的认识。清代《傅青主女科》论治缺乳立足于"气血"，虚则补之，实则疏之，"阳明之气血自通，而乳亦通矣"。由此可见产后缺乳的病因有：

1. 气血虚弱　乳汁为血所化，若素体气血亏虚，或脾胃虚弱，气血生化不足，且又因分娩失血耗气，致气血亏虚，乳汁化生乏源。《景岳全书·妇人规》云："妇人乳汁，乃冲任气血所化，故下则为经，上则为乳。若产后乳迟乳少者，由气血之不足，而犹或无乳者，其为冲任之虚弱无疑也。"

2. 肝郁气滞　素多抑郁，或产后忧思过度，肝失条达，气机不畅，乳脉故不通。《儒门事亲》云："啼哭悲怒郁结，气溢闭塞，以致乳脉不行。"

3. 痰浊阻滞　素体肥胖痰湿内盛或产后恣食膏粱厚味，辛辣刺激，损伤脾胃，痰湿阻滞乳络，或"肥人气虚痰湿"，无力行乳，致缺乳。《景岳全书·妇人规》云："肥胖妇人痰气壅盛，乳滞不来。"

4. 瘀血阻滞　产后多瘀多虚，瘀血阻滞乳络，气虚不运，亦致缺乳。

刘丽芳认为，产后多虚、多瘀、多郁。由于产后内分泌水平的波动和社会角色的变化，很多产妇，尤其是初产妇，在哺乳过程中，缺乏正确的方法，也缺乏基本知识的了解，容易出现产后抑郁等情况的出现，导致肝气不舒，引发疏泄功能失常，进一步引起乳汁排出不畅。其次产程过程中，产妇气血大耗，引起气血不足，以及产后的过度进补，进一步加重脾胃运化功能，引起脾胃运化不调，导致脾虚生湿生痰，痰湿互阻。另外产程中的出血和产后胞衣不下，引起血行瘀滞，加重了痰湿和气血亏虚之象，郁、虚、瘀三者互相影响，互为因果，导致乳汁不下的情况日益严重。

【临床表现】

产后缺乳又称"乳汁不足"，临床表现通常指的是在哺乳期，患者出现排出乳汁全无或较少的症状，无法满足婴儿的喂养需求。产后缺乳分两种病因，不同病因的临床表现不同。病因一是气血不足、乳汁无源以化，专科检查可见乳房柔软，无胀感，乳汁稀薄；病因二是乳络阻塞、壅滞不通，专科检查可扪及乳房硬块，伴疼痛，挤压乳汁难出，乳汁颜色发黄、质地稠密。此外，部分产妇可能出现情绪低落、郁闷等情绪变化，这可能与乳汁分泌不足或哺乳困难有关。因产后体虚、气血不足，还可能出现面色苍白、头晕目眩、神疲食少等不适。

【辨证论治】

（一）内治法

1. 气血亏虚证

［证候］　产后乳少，甚或全无，乳汁清稀，乳房柔软，无胀感。伴面色少华，神疲食少。舌淡，少苔，脉虚细。

［治法］　补气养血通乳。

［用方］　八珍汤或下乳天浆散加减。

［常用药物］　人参、白术、茯苓、甘草、当归、川芎、白芍、熟地黄、穿山甲、王不留行、通草。

［加减］　如少气可加黄芪，若胸闷心悸，可酌加麦冬、五味子；若失眠，可酌加柏子仁、首乌藤。

2. 肝气郁滞证

［证候］　产后乳汁甚少或全无，乳汁稠，而乳房胀硬而痛。情志抑郁不乐，胸胁胀痛，食欲减退，或有微热。舌质暗红或尖边红，苔薄黄，脉弦细或弦数。

［治法］　疏肝解郁，养血通乳。

［用方］　通肝生乳汤。

［常用药物］　白芍、当归、白术、熟地黄、甘草、麦冬、通草、柴胡、远志。

［加减］　若胁肋胀痛，可酌情加川楝子、延胡索；若哺乳时乳头疼痛，

则加蒲公英，若乳房胀痛明显，可酌加丝瓜络、鸡血藤等。

3. 痰浊阻滞证

[证候] 产后乳汁甚少，乳房胀痛，脘腹饱胀，形体肥胖，胸闷不舒，纳谷不香，厌油腻厚味，嗜卧倦怠，头晕头重。舌胖，苔白腻，脉滑。

[治法] 健脾利湿，化痰通乳。

[用方] 二陈汤加减。

[常用药物] 法半夏、陈皮、茯苓、瓜蒌、当归、厚朴、漏芦、王不留行、桔梗、生薏苡仁。

[加减] 若脘腹饱胀明显，则加白术、茯苓、木香、砂仁等顺气健脾；若哺乳时疼痛明显，则加川楝子、延胡索等；若胸闷不舒，可加藿香、佩兰等。

4. 瘀血阻滞

[证候] 乳房无涨奶感，饮食可，微恶寒，口微渴，神疲乏力，睡眠尚可，恶露排出正常，大便干，小便正常。舌质暗，苔白腻，脉细。产程有出血的情况。

[治法] 活血化瘀、通经下乳。

[用方] 生化汤加减。

[常用药物] 川木通、川芎、桃仁、生甘草、炮姜、王不留行、建曲。

[加减] 若气虚明显，加人参、生黄芪、当归；若神疲乏力，苔白腻明显，则加藿香、佩兰、厚朴、陈皮之类。

刘丽芳认为，在治疗过程中要首辨虚实，虚则补之，实则通之。虚虚实实则兼顾而行之。另外结合产后"虚、瘀、郁"三者互相胶结的状态，要知痰之病，知痰致瘀，当先和营，也要见虚治病，知虚致瘀，见郁之病，知郁致虚、瘀等，因此在治疗过程中要兼顾疾病病机转归特点，将疏肝解郁、化痰活血、补气活血相结合，方能通经而下乳。

(二) 外治法

1. 耳穴压豆 选穴：胸、乳、内分泌、皮质下、肝、脾，探查耳穴敏感点，确定贴压部位。酒精消毒后将王不留行耳穴贴敷于相应穴位，用食指和拇指的指腹轻轻挤压，至出现热、麻、胀、痛等感觉。指导患者按压，每次哺乳前每穴按压 30 次，每天不少于 3 次。

2. 刮痧加艾灸 肩胛环、膻中刮、乳根、少泽，方法备好刮痧板和刮痧油，嘱患者取俯卧位，暴露项、背部，在下列经穴区涂上刮痧油便可依次进行刮治。在刮治时手法要柔和，肩胛环可用稍重手法刮之，膻中刮行平补平泻手法，余穴根据患者体质差异分别用泻法（重刮），补法（轻刮）及平补平泻手法。以患者自觉被刮处有灼热感，并能忍受为度。以上各经穴区呈现出红色点状、朵状或紫色斑块即可停刮，但不强求出痧。刮完后点按各穴。完毕后，用无烟艾灸温灸膻中穴、乳根穴，行雀啄灸法。

3. 推拿　穴位按摩催乳法治疗，先挤出少量乳汁涂抹整个乳房，使按摩更柔顺，再用四指指腹或掌跟顺输乳管的生长方向从乳根至乳晕轻轻按揉，然后五指相撮以指腹轻轻按揉乳房，最后以拇指和食指轻捏乳晕和乳头。以一手食指指腹从锁骨下缘自上而下作从左到右的梳理按摩约 2 分钟，重点是胸骨正中的天突到膻中穴。按摩力量要由轻到重，滑动手指时要指腹用力按摩。两掌重叠，放在膻中穴，沿顺时针和逆时针方向各按揉 2 分钟。单掌放于腹部，以掌部着力，沿顺时针和逆时针方向环形按揉各 2 分钟，以健运脾胃畅旺气血，调畅气机。然后用拇指轻轻按揉水分穴 2 分钟左右。按摩者用一只手握住被按摩者的手腕，另一只手的拇指揉、按其劳宫穴 2 分钟左右。

4. 针灸治疗　主穴膻中、乳根。配穴气血不足型加足三里、膈俞、脾俞、胃俞；肝气郁结型加太冲、期门。手法：气血不足型用补法，肝气郁结用泻法，留针 20 分钟。

5. 穴位敷贴　穴位敷贴药物成分：益母草、川牛膝、枳壳各 30 g，王不留行、当归、红花、厚朴、乌药各 15 g，川芎、木香各 10 g，桃仁 9 g，小茴香、吴茱萸各 6 g。混合后充分研磨以适量益母草膏调至糊状，涂于药贴中心，直径 3 cm；选穴：乳根穴、膻中穴、期门穴、少泽穴、气海穴、关元穴、足三里穴，将药贴敷于上述穴位，每天更换 1 次。持续治疗 5 天。

（三）其他疗法

1. 药膳食疗法

（1）乌鸡通草方：乌骨鸡 1 只，大小 500～750 g。当归 10 g，炮穿山甲 25 g，通草 6 g，陈皮 5 g，胡椒 6 g，草果 4 只。

制作方法：乌骨鸡洗净切块备用，中药装纱布袋中扎紧先将乌骨鸡块放入砂锅中加水旺火烧沸后取出，另加水将鸡块及中药同放入锅中，水量宜没原料为宜，文火烧约 1.5 小时，去掉药袋加少许盐调味即可。

服用方法：患者每天 1 剂，连服 3 天为 1 个疗程。每剂药膳宜温热服，于 1 天内分次饮汤完毕，乌骨鸡肉则根据食欲，可作正餐亦可作佐餐随意服用。连服 3 天后，如乳汁仍不足以哺乳，宜间隔 3 天后再服第 2 个疗程。

（2）鲫鱼通草汤：鲜鲫鱼 1 条（或 2 条）、通草 3 g、黑豆芽 30 g（可选）、生姜 4 片。

制作方法：将煎好的鲫鱼放入砂锅中，加入适量的清水（水量要没过鱼身），放入姜片，用大火烧开后转小火慢炖。炖煮约 15 分钟后，将通草（可以提前用清水浸泡 20～30 分钟）和黑豆芽一起放入锅中，继续炖煮约 20 分钟。通草和黑豆芽的加入有助于增强汤的通乳效果。

服用方法：每天 1 剂，连服 3 天为 1 个疗程。每剂药膳应温热服，于 1 天内分次饮汤完毕。若 1 个疗程结束后仍然乳汁不足，应间隔 3 天后再服第 2 个疗程。

刘丽芳认为，药膳处方不一定要拘泥，可选用排骨、鲫鱼、鲤鱼、公鸡之类均可，但是要注意以清汤为主，尽量少吃油腻之品，防止油荤碍脾胃，引发脾胃运化不及，气血化生乏源。

2. 药膳粥

（1）红参粥：红参 10 g，大枣 5 枚，大米 100 g，白砂糖适量。将红参研细，大枣去核，同大米煮为稀粥服食，每天 1 剂。可益气养血通乳。

（2）黄芪柴胡粥：黄芪 10 g，柴胡 5 g，大米 100 g，白砂糖适量。将诸药水煎取汁，加大米煮粥，待熟时调入白砂糖，再煮一二沸即成。每天 1 剂。可健脾益气，疏肝通络。

（3）王不留行粥：王不留行 10 g，大米 100 g，白砂糖适量。将诸药水煎取汁，加大米煮粥，待熟时调入白砂糖，再煮一二沸即成。每天 1 剂。可通络下乳。

（4）五红粥：大枣、枸杞子、红豆、花生仁各 30 g，红糖适量，煮至米烂后加红糖，可养血补血。

【诊疗思路】

在产后缺乳的病因病机上，刘丽芳认为，产后的特殊阶段是虚、瘀、郁三者相互兼夹相互影响的过程，首先产后的生理状态就是气血亏虚，由于分娩时过度用力、大汗淋漓、胎儿娩出时的创伤、出血，以及现代剖宫产术的损伤，必然导致产后津液流失、阴血亏虚，甚至暴亡。正如《傅青主女科·

产后气血两虚乳汁不下》所述："妇人产后绝无点滴之乳，人以为乳管之闭也，谁知是气与血之两涸乎。夫乳乃气血所化生也。"乳汁为气血所生，气血亏虚，生化乏源必致产后缺乳。

其次就是瘀血，导致产后瘀血之原因有三：①分娩创伤，脉络受损，脉中之血溢出脉外，离经之血积而为瘀；②包衣、胎盘残留不下，阻滞不通而为瘀血；③产后气血亏虚，血虚脉道不充、气虚推动无力，血行不畅，留滞为瘀，或产后荣气大虚，无力摄血归经，血溢脉外，亦可为瘀。今瘀血内阻，必新血不生，正如《三因极一病证方论》所云："产妇有三种乳脉不行……有血气盛而壅闭不行者。"

最后就是气郁，《傅青主女科·产后郁结乳汁不通》云："少壮之妇，于生产之后，或闻丈夫之嫌，或听翁姑之诨，遂至两乳疼痛，乳汁不通。人以为阳明之火热也，谁知是肝气之郁结乎。"产后生活矛盾，情志不遂，或素多抑郁，皆可致产后肝郁气滞。肝体阴而用阳，产后气血亏虚，肝血不足，势必阻碍其疏泄、条达之性，亦易生抑郁。肝郁气滞何以致产后缺乳：一者，肝失条达，肝气郁结，气机不畅，阻滞乳脉，乳汁运行不畅，可致缺乳；二者肝郁气滞，肝木乘脾土，脾胃受累，气血生化不及，亦可致缺乳。

此外《儒门事亲》尚提及"妇人有本生无乳者不治"，因此也要注重先天发育不良引发的缺乳。或者既往乳腺手术引发的输乳管的阻塞或者乳腺组织的缺失，因此在辨证产后缺乳的过程中要综合考虑，不要一概而论。

在治疗上，刘丽芳认为，由于产后缺乳的病机涉及虚、瘀、郁，但是在辨治的时候首先要辨清虚实，虚则补之，实则通之，虚虚实实则兼顾而行之。但是不能一味补或者通，要补中有通，通中有补。因此刘丽芳擅用下乳天浆散，下乳天浆散出自《外科正宗》卷三，具有通乳养血之功效。方中川芎、当归、白芍、熟地黄为君，此四药为四物汤的组成部分，具有补气养血、化生乳汁的能力；王不留行、漏芦、穿山甲、通草为臣，功擅通经下乳。茯苓、天花粉、麦冬为佐药，茯苓健脾渗湿，促进气血生化；天花粉清热生津，麦冬能养阴生津，对于乳母因哺乳而耗伤津液的情况有所补益；甘草能调和诸药。

其次辨清瘀之轻重，产后缺乳多发生于产后 2~10 天内，这个阶段也是恶血不去的阶段，因此要辨清瘀的轻重，对于瘀血明显的，血不行则气不行，血不行则气不生，因此在论治时也可考虑生化汤之类的活血化瘀药物的使用。

再次辨痛，中医学认为不通则痛，不荣则痛，产后缺乳必然会导致宝宝吮吸乳汁时引发乳房或者乳头的疼痛，因此通乳之品和滋养之法使用得当自然可以使疼痛得以缓解，但是也不要忽略乳腺导管痉挛引发的疼痛，对于这类疼痛刘丽芳常采用蒲公英之类的清热通乳之药缓解。

最后在论治过程中也要兼顾阴血亏虚之状态，在临床辨治时也要考虑养阴清热可酌加知母、牡丹皮、地骨皮之类。

外治法是中医外科的特色，外治法使用得当也解产后缺乳的燃眉之急。目前临床上常用的外治法包括针刺、推拿、刮痧、耳穴压豆等法，刘丽芳认为，很多产后缺乳可能并不是真的缺乳，与婴儿含乳方式、吮吸方式不对有关，因此指导正确母乳喂养是重中之重，其次可以通过乳房按摩的方式改善缺乳，先进行穴位刺激，手指按压刺激产妇膻中、神封、天池、乳根、曲池、合谷、少泽、期门、太冲等穴位，力度适宜，以达到产生酸麻胀感为宜，每个穴位按压刺激 1 分钟左右。其次通过按摩乳房，轻轻刺激乳晕处，促进乳汁外排，其次用轻柔手法促进腋窝淋巴结和锁骨上下窝淋巴结的淋巴回流改善局部的淋巴水肿。

【跟师心得】

在跟诊刘丽芳治疗产后缺乳病例的过程中，发现刘丽芳在辨治产后缺乳的治疗上，疗效甚佳。能解患者及家属之燃眉之急，让宝宝吃上最珍贵的口粮。而在辨治产后缺乳的过程中，刘丽芳注重首先虚实，对于产后缺乳，不外乎虚实两端，虚则与产后气血亏虚有关，实则与产后瘀血、气郁、痰浊等有关，但是亦有虚实夹杂之证，如肝郁、气郁、痰浊日久必定耗损阴血，导致阴血不足。因此在论治上，刘丽芳注重虚则补之，实则泻之，虚虚实实则兼顾而行之。在面对产后气血两虚型患者上，则善用八珍汤之类，双补气血，但是也注重通经下乳，因此往往会加用漏芦、王不留行、穿山甲、丝瓜络之通乳药物，而如果患者脾虚为主，则兼顾健脾，乃"乳汁为气血所化生"，而脾胃又为气血生化之源，因此党参、白术之辈应该适当加大剂量来强脾胃。而在面对实证为主，则考虑气郁、痰凝，抑或血瘀之差别，若患者由于产后抑郁导致乳汁不下，在治疗过程中，刘丽芳不仅用药治之，亦重视情志治疗、语言治疗，会耐心倾听患者心中之不愉悦，尽力排解内心之负担，因此能达到事半功倍之效，刘丽芳在繁忙的临床工作中，能耐心倾听患者的诉求，也是吾辈之楷模，让学生敬之佩之，也是言传身教的典型。面对肝郁之产后缺乳患者，刘丽芳善于运用疏肝解郁之药，如柴胡、香附、郁金之类，但是也注重养肝血如白芍、当归、川芎、赤芍之品。另外痰瘀阻滞也是产后缺乳的原因，剖宫产的影响、胞衣不下之瘀血都可能引起本就亏虚之气血产生瘀血阻滞，饮食的过于肥甘之品，也会加重脾胃的负担，导致痰浊内生，因此要注重丹参、川芎、赤芍、桃仁、红花等药的活血化瘀，也重视陈皮、半夏、香附、苍术等化痰之品的使用，同时也兼顾脾胃的调理。

另外肾为先天之本，适当重视肾精之调养，也是治疗产后缺乳要重视的，因此在治疗过程中刘丽芳也会适当加入熟地黄、桑寄生、杜仲之药，因此临床使用疗效甚好。

在预防调摄方面，刘丽芳认为，一定要保证患者充足的休息，摄入充足的营养和水分；正确哺乳，不要过频也不要拒绝哺乳，适当吮吸能促进乳汁的排出；温水清洗乳头，防止输乳孔的堵塞，积极纠正乳头内陷。

【病案举隅】

余某，女，34 岁。2022 年 2 月 15 日初诊。

[主诉] 产后母乳不足 5 天。

[现病史] 患者 5 天前在外院顺产一女婴，但是由于母乳不足，采用奶粉和母乳混合喂养，曾予以手法按摩、穴位敷贴、耳穴压豆等外治法，无明显改善，故来门诊就诊。刻下症见：乳汁不足，乳房无明显胀感，进食正常，无明显发热，头晕，神疲乏力，失眠，恶露排出正常，大便排出不爽，质干，小便正常，舌质紫暗，苔白腻，脉细涩。既往体健。

[中医诊断] 乳汁不下。

[中医辨证] 气血亏虚，瘀血内阻。

[西医诊断] 产后缺乳。

[治法] 活血化瘀，补益气血，通经下乳。

[处方] 生化汤合通乳丹加减×3 剂。

[药物组成]

党参 10 g	生黄芪 30 g	当归 15 g	麦冬 15 g
桔梗 10 g	小通草 6 g	川芎 12 g	桃仁 10 g
生甘草 6 g	炮姜 10 g	王不留行 15 g	藿香 10 g
滑石 10 g			

水煎服，一天1剂，分3次温服，每次150～200 ml。药后未复诊，1周后回访得知，上方3剂后母乳明显增多，自叹"终于可以实现母乳自由喂养"，产后便秘也明显改善。随访3个月，纯母乳喂养，乳汁充足。

按：本案中患者产后5天，饮食尚可，进食量亦足够，但乳汁量仍不能满足婴儿需求，自述分娩时出血约700 ml，说明气血损伤较重，神疲乏力、微恶寒、口微渴、脉细为气血亏虚之征，大便干为津血不足、肠道失于濡润之故，舌质暗为瘀血内阻之象。故辨证为气血亏虚、瘀血内阻，方用生化汤合通乳丹加减以活血化瘀、补气生血、通经下乳。舌苔白腻为夹湿之象，盖因产后进食过于滋补，而又气血亏虚，脾胃运化不及、胃肠湿滞所致，故加藿香芳香化湿、醒脾和中；大便难解而又湿滞于胃肠，故加滑石利水去湿、利六腑之涩结，又主乳汁不下，《神农本草经》云："滑石，味甘，寒。主身热……女子乳难，癃闭，利小便，荡胃中积聚寒热，益精气。"《本草经解》云："滑石气寒、味甘……甘寒有益脾土，脾湿行则脾血化乳也。"又云"滑石入膀胱利小便，则湿去脾健，而胃中积聚皆行矣。"故此症用之，甚合病机。

第六节　乳腺癌

【概述】

乳腺癌是指来源于乳腺上皮细胞的恶性肿瘤，是全球发病率最高的癌症，多见于女性，男性乳腺癌仅占乳腺癌的1%左右。临床常见症状为乳房肿块质地坚硬，凹凸不平，边界不清，推之不移，按之不痛，或乳头溢血。晚期还可见皮肤溃烂凸如泛莲或菜花，或乳房皮肤出现酒窝征、橘皮征等改变。

【病因病机】

（一）病因

1. 情志不畅　中医学中极其重视情志对疾病的影响。《素问·举痛论》

中云"百病皆生于气",情绪皆可影响气机运行，如喜则气缓，悲则气消，怒则气上，思则气结，恐则气下。情绪的过度变化则影响到气血运行失常，脏腑功能失调，最终导致经络阻塞，气滞痰凝血瘀积聚而成肿块。正如《济阴纲目·乳岩》中云："妇人不得于夫，不得于舅姑，忧怒郁遏，时日积累，脾气消沮，肝气横逆，遂成隐核，如鳖棋子，不痛不痒，十数年后，方为疮陷，名曰乳岩。"

刘丽芳认为乳腺为情绪的靶器官，情志失调必会影响到乳络气血津液的变化。过喜、过怒、过恐、过思、过悲都会导致乳腺癌的发生发展。其中刘丽芳认为过思对乳腺癌的影响最大。思则气结，气血凝滞不畅，津停为痰，血停为瘀，痰瘀互结形成乳房肿块。

2. 禀赋异常　乳腺癌发病具有遗传性。《医学汇编》云："正气不足则岩"。乳腺癌的发生与正气不足密切相关。而先天禀赋是建造人体正气的第一块基石，人体正气强弱在很大程度上取决于先天。若先天禀赋不足，则正气不足，易受邪侵，发为乳岩。

刘丽芳认为先天禀赋不足，肝肾必虚，且冲任二脉充盛与否在于肝肾，肝肾亏虚，则冲任失调，气血难以上荣于乳，下荣于经，气血津液因虚而滞，停而为岩。尤其七七天癸竭时，冲任二脉更衰，最易发为乳岩。

3. 饮食失调　《金匮要略》所云："凡饮食滋味以养于生，食之有妨，反能有害……若得宜则益体，害则成疾，以此致危。"如果饮食失宜，可成为内伤病因，影响人体的生理功能，导致脏腑功能失调或正气损伤而发生疾病。

刘丽芳认为若长期饮食不节，过饥或过饱，或存在饮食偏嗜，则损伤脾胃，导致运化失职，痰浊凝滞，阻塞经络，发为乳岩。

（二）病机

乳腺癌病机以先天禀赋不足，正气亏虚为本，后天失养，冲任失调，脏腑亏虚，导致气滞、痰凝、瘀血、热毒互结乳络而发病，本病位在乳房，与肝、脾、肾相关，病性属虚实夹杂。

1. 肝郁脾虚，痰瘀互结　朱震亨在《格致余论》中总结前人经验提出"乳房阳明所经，乳头厥阴所属"，乳腺癌发病与肝脾密切相关。平素或因情志失调，或因饮食不节，致肝木气机失调，中焦脾胃受损。肝郁则气血瘀滞，脾虚则生湿聚痰，痰瘀互结聚于乳络发为乳岩，可见嗳气、胸胁胀满，乳房刺痛等症状。

刘丽芳认为乳为肝之所系，乳房与肝共同受情绪影响颇大，肝有所郁，肝木犯脾，脾失运化，肝失疏泄，气血津液运行输布失调，导致气滞、血瘀、痰阻、邪毒郁积于内而成块，积之渐大，发为乳岩。

2. 脾肾两虚，气血不足 《景岳全书》云："凡脾肾不足及虚弱失调之人，多有积聚之病"。先天肾精之本亏虚，后天脾胃不充，气血失其生化之源，气虚而滞，血虚失荣，乳络失于濡养，邪毒乘虚而入发为乳岩，可见神疲乏力、脘痞纳差、大便溏泄、少气懒言等症状。

刘丽芳认为乳腺癌术后患者正气虚衰，或服用内分泌药物直接影响到女子生理轴的正常运行，从而导致肾虚。女子乳房属胃，脾与胃互为表里。乳腺癌患者后期经过术中金属利刃、放射性治疗（简称放疗）中火热之邪，使得乳络受损，气血耗伤，导致脾主运化的功能失衡；中医认为，化疗药物及靶向药物多属寒凉，在脏中尤伤脾。

3. 肝肾亏虚，冲任失调 《外科医案汇编》云："乳中结核，虽云肝病其本在肾。"乳岩发病与肝息息相关，其根本责之于肾。冲任二脉起于胞宫隶属于肾，冲任上荣于乳，下行为经。肾气盛则冲任通利，肾精亏虚，冲任失调。肝主藏血，冲为血海，肝血失荣，冲任失养。或因先天禀赋不足，或因年老正气亏虚，致肝肾亏虚，冲任失调以致邪毒聚于乳络发为乳岩，故见头晕耳鸣、腰膝酸软、四肢水肿、闭经等症状。

刘丽芳认为乳腺癌根本病机是肝肾亏虚、冲任失调。脾胃为后天之本，肾为先天之本，肾之先天精气、脾胃水谷精气决定乳房的生长发育。冲脉为十二经脉之海、血海，调节一身之气；任为阴脉之海，统筹一身之血，肝肾亏虚、冲任失调，乳房失荣，邪毒乘虚侵袭，发为此病。

【临床表现】

乳腺癌有着高发病率、高治愈率、生存期长的特点，其早期症状确有隐匿性，乳腺癌能在早期确诊的占比不足20%。早期乳腺癌多表现为乳房无痛性肿块，触之质地较硬，边缘不规则，活动度较差，或伴有患侧的乳头溢液，尤其是血性溢液。患者乳房皮肤出现"酒窝征"或"橘皮样改变"，也可见乳头回缩内陷、患侧淋巴结肿大等伴随症状。随着病情的进展，肿块逐渐变大、逐渐出现疼痛，乳房外形改变，乳房皮肤症状愈加明显，直至出现肿块溃烂流脓的症状，此时进展为乳腺癌局部晚期。晚期远处转移患者：骨转移患者出现局部骨痛，甚至发生病理性骨折；肺转移患者出现胸痛、咳嗽咳痰、痰中带血；脑转移患者出现头痛、视物模糊、认知障碍、失语等。

【辨证论治】

（一）内治法

1. 围手术期　是指患者术前、术中、术后 3 个阶段，中医干预主要体现在术前以及术后这两个阶段。

（1）术前：刘丽芳认为此阶段主要是以提高患者体质、改善患者生活质量，解决会影响手术的相关因素为主，让患者可耐受手术，使手术过程及术后恢复顺利。治疗上刘丽芳认为手术治疗是祛邪攻瘤的主要手段，对于体质不虚者无须再使用中药抗癌祛邪，而手术有耗伤气血之弊，故此期当以扶正为主，不可滥用攻伐。临证时，需重点关注患者的既往病史、辨别患者体质，以针对性选方用药。

气血亏虚：

［证候］　神疲懒言，倦怠乏力，语声低微，气短，活动后诸证加重，面色无华或萎黄，口唇、眼睑、爪甲色淡白，或乳房局部溃烂，如翻花状。舌淡，苔薄白，脉细弱无力。

［治法］　补气养血。

［用方］　八珍汤加减。

［常用药物］

当归 15 g	川芎 10 g	熟地黄 15 g	白芍 10 g
党参 15 g	白术 10 g	炙甘草 10 g	枸杞子 10 g
益母草 10 g	鸡血藤 10 g	茯苓 10 g	

中成药常用扶正口服液（院内制剂），用法：每次 50 ml，口服，每天 2 次。若见白细胞、红细胞减少则用抗瘤升白片（院内制剂），用法：每次 8 片，口服，每天 3 次。

（2）术后：刘丽芳认为此阶段主要是缓解手术带来的不适，改善生活质量，避免手术并发症的出现，促进患者康复。尤其注重顾护脾胃。

1）气血两虚证：参照围手术期术前治疗。

2）脾胃不和证：

［证候］　脘腹痞满，不思饮食，恶心欲呕或呕吐，常伴倦怠乏力，大便溏薄或排便无力。舌淡白或淡胖，苔薄白，或边有齿痕。

［治法］　健脾和胃，降逆止呕。

［用方］　香砂六君子汤加减。

［常用药物］

木香 6 g	砂仁 6 g	党参 15 g	茯苓 10 g
白术 15 g	法半夏 10 g	陈皮 10 g	枳壳 10 g
旋覆花 10 g	厚朴 10 g		

3）热邪入侵证：

［证候］　手术伤口红肿疼痛，伴有渗液，或伴有发热不适。舌淡红，苔薄白，脉浮数。

［治法］　清热解毒。

［用方］　五味消毒饮加减。

［常用药物］

金银花 10 g	连翘 10 g	野菊花 10 g	紫花地丁 10 g
蒲公英 15 g	天葵子 10 g	当归 15	黄芪 15 g
白术 10 g	丹参 10 g	甘草 6 g	

4）瘀水互结证：

［证候］　上肢肿胀，不能抬举、握拳无力，或伴有麻木僵硬等异常感觉。舌淡红，苔薄白，脉涩或细弱。

［治法］　活血化瘀、益气行水。

［用方］　防己黄芪汤加减。

［常用药物］

防己 10 g	黄芪 15 g	白术 15 g	党参 15 g
陈皮 10 g	薏苡仁 30 g	桑枝 15 g	鸡血藤 15 g

2.围化疗期　指在化疗开始前 1 周到化疗结束后 1 周的这一段时间。

（1）气血两虚证：参照围手术期术前治疗。

（2）脾胃失和证：

［证候］　脘腹痞满，不思饮食，恶心欲呕或呕吐，常伴倦怠乏力，大便

溏薄或排便无力。舌淡白或淡胖，苔薄白，或边有齿痕。

[治法]　健脾和胃，降逆止呕。

[用方]　六君子汤加减。

[常用药物]

黄芪 30 g	白术 15 g	茯苓 15 g	陈皮 10 g
竹茹 10 g	法半夏 10 g	薏苡仁 15 g	黄芩 10 g
党参 15 g	枳壳 10 g	百合 10 g	旋覆花 10 g
六神曲 10 g	山药 15 g	甘草 6 g	

若患者肝功能异常，加用中成药疏肝理脾片，用法：每次 6 片，口服，每天 3 次。

（3）寒热错杂证：

[证候]　心下痞满，但满而不痛，或伴有呕吐、肠鸣下利等症状。舌苔腻而微黄。

[治法]　寒热平调，消痞散结。

[用方]　半夏泻心汤加减。

[常用药物]

| 半夏 12 g | 黄芩 10 g | 干姜 10 g | 人参 10 g |
| 黄连 3 g | 大枣 4 枚 | 炙甘草 6 g | |

3. 围放疗期　是指从放疗开始到放疗结束后 1 周这一段时间。刘丽芳认为，放疗具有火热毒邪之性，通过局部作用传导至肺，影响肺脏相关的生理功能。治疗上以养阴清热为主，若火毒炽盛，则以清热解毒为先。

（1）阴津耗伤证：

[证候]　放射区域皮肤干燥、瘙痒，口干舌燥，喜饮，或伴有咽喉疼痛。舌红，少苔，脉细数。

[治法]　养阴生津。

[用方]　沙参麦冬汤合银花甘草汤加减。

[常用药物]

北沙参 15 g	麦冬 10 g	玉竹 10 g	桑叶 10 g
天花粉 15 g	生地黄 15 g	百合 10 g	金银花 15 g
玄参 15 g	浙贝母 15 g	甘草 10 g	

（2）阴虚火毒证：

[证候] 放射区域皮肤潮红，疼痛，甚至皲裂、溃疡，口干舌燥，咽喉疼痛，小便短赤，大便秘结。舌红少苔，脉细数。

[治法] 清热解毒，养阴生津。

[用方] 五味消毒饮合百合固金汤加减。

[常用药物]

金银花 10 g	连翘 10 g	野菊花 10 g	紫花地丁 10 g
蒲公英 15 g	生地黄 15 g	麦冬 10 g	百合 10 g
玄参 10 g	当归 10 g	浙贝母 15 g	白芍 10 g
甘草 10 g	桔梗 10 g		

4. 巩固期 是指乳腺癌手术和（或）化疗和（或）放疗结束以后的 5 年或更长时间。刘丽芳认为此期的中医治疗主要是为了防止乳腺癌转移以及减少内分泌药物的不良反应，提高患者生活质量为主。在防治乳腺癌转移方面，刘丽芳认为患者经过手术、放疗、化疗等手段后，机体正气已虚，但仍存有癌毒，当扶正祛邪；而服用内分泌药物的患者多表现为冲任失调之象，法当调补冲任。

（1）气血两虚证：参照围手术期治疗。

（2）正虚邪恋证：

[证候] 常伴有疲乏无力，语声低微等疲乏状态，或有胸闷不舒、喜叹息等情志抑郁状态，抑或无明显症状者。

[治法] 扶正抗癌。

[用方] 黄芪解毒汤加减。

[常用药物]

黄芪 30 g	党参 15 g	茯苓 10 g	白术 15 g
女贞子 15	白花蛇舌草 15 g	半枝莲 15 g	山慈菇 10 g
薏苡仁 30 g	龙葵 15 g	浙贝母 10 g	甘草 6 g

（3）冲任失调证：

[证候] 头晕耳鸣，五心烦热，潮热，盗汗，腰膝酸软，耳鸣目眩。舌红，苔薄白，脉沉细。

[治法] 调摄冲任，抗癌解毒。

［用方］ 二仙汤加减。

［常用药物］

仙茅 12 g	淫羊藿 12 g	黄柏 10 g	知母 10 g
熟地黄 10 g	黄芪 10 g	浙贝母 10 g	薏苡仁 30 g
半枝莲 15 g	白花蛇舌草 15 g	夏枯草 15 g	鳖甲 15 g

5. 转移期　此期辨证范围包含了现代医学中的Ⅳ期乳腺癌以及局部晚期乳腺癌。刘丽芳认为此期的病机特点主要为邪盛正衰。治疗主要以提高患者生活质量和延长患者生存为主要目的。根据患者的临床表现及转移部位，灵活施治。

（1）正虚邪盛证：

［证候］ 面色少华，倦怠乏力，失眠纳差，转移部位或有疼痛不适，或出现癌肿溃烂，呈翻花样，血水外渗，创面恶臭，溃难收口，消瘦乏力。舌淡，苔白，脉弱。

［治法］ 扶正抗癌。

［用方］ 黄芪解毒汤合化岩汤加减。

［常用药物］

黄芪 30 g	白参 15 g	白术 15 g	白花蛇舌草 15 g
半枝莲 15 g	山慈菇 10 g	薏苡仁 30 g	龙葵 15 g
当归 30 g	忍冬藤 15 g	茜草 10 g	白芥子 10 g
浙贝母 10 g	蛇六谷 30 g	蛇莓 10 g	甘草 10 g

（2）正衰毒盛证：

［证候］ 形体消瘦，甚则呈"恶病质"状态，转移部位疼痛剧烈，面色苍白，少气懒言，语声低微，甚则不能行走。舌淡，苔白，脉微细。

［治法］ 扶正抗癌。

［用方］ 十全大补汤加减或人参养荣汤加减。

［常用药物］

黄芪 30 g	熟地黄 15 g	白参 10 g	山茱萸 15 g
川芎 10 g	茯苓 10 g	白术 15 g	当归 10 g
白芍 10 g	肉桂 6 g	甘草 10 g	

（3）脾胃虚弱证：

［证候］ 纳差，食后腹胀，肢体水肿，大便溏泻，体倦无力，气短懒言，面色萎黄。舌质淡，苔白，脉细弱。

［治法］ 益气健脾。

［用方］ 参苓白术散或肝胃百合汤加减

［常用药物］

白参 10 g	白扁豆 10 g	白术 15 g	茯苓 10 g
甘草 5 g	桔梗 10 g	莲子 10 g	砂仁 6 g
山药 10 g	薏苡仁 30 g	柴胡 10 g	百合 15 g
乌药 10 g	川楝子 6 g	黄芩 10 g	

（二）外治法

1. 灸法 《灵枢·官能》强调："针所不为，灸之所宜。"《本草纲目》："艾叶生则微苦太辛，熟则微辛太苦，生温熟热，纯阳也。可以取太阳真火，可以回垂绝元阳。服之则走三阴，而逐一切寒湿，转肃杀之气为融合。"艾叶气味芳香，易燃，《名医别录》记载："艾味苦，微温，无毒，主灸百病。"提示艾灸具有温经散寒、活血通络、消肿祛湿、回阳救逆及防病保健的作用。艾灸疗法因其有较好的安全性和有效性，越来越受到临床医生和科研工作者的重视。刘丽芳在临床中主要在以下几个方面应用灸法：

（1）防治化疗呕吐：在中医内治的基础上，刘丽芳常在化疗当天联合应用灸法防治呕吐，通过温热的刺激作用于特定穴位，可以调和脾胃，导正气机，达到防治止呕的效果。常选穴为足三里、内关、中脘、神阙。足三里被认为是调节脾胃、增强人体正气的重要穴位。脾主运化，是后天之本，脾气旺盛则五脏六腑之气机运行顺畅。使用灸法作用于足三里，可以强脾健胃，促进气血运行，从而有效防治因脾胃功能失调引起的呕吐。内关是心包经的重要穴位，作用内关穴位，对胸腹疾病有显著疗效，有"胸腹若有疾，速与内关谋"之说，为止呕必用之穴，尤其对于欲呕不呕，欲吐不吐之患者有较好疗效。中脘属于任脉的腧穴，为胃之募穴，具有消食导滞、和胃降逆之功效。神阙穴为元神之门户，有调理脾胃，调理冲任，温补元气，通利三焦之功。四穴同灸，和胃止呕效力更佳。

（2）防治化疗骨髓抑制：骨髓抑制也是乳腺癌化疗常见的不良反应之一，临床症见舌淡唇白、疲乏、神疲脉弱，中医学称之为"虚劳""血虚"。

艾灸具有益气生血之功效，刘丽芳常选取足三里、大椎、膈俞和肾俞四穴。大椎为督脉与阳经经气交会处，艾灸此处，有化生气血功效；足三里位于外膝眼下三寸，据《素问·针解》记载，有促行气血、调和脾胃功效；膈俞主血疾，是八会穴的血会，有生血理气功效；肾俞能固本培元，补血生髓。

2. 熏洗疗法　中药熏洗疗法作为中医特色外治疗法的重要治疗手段之一，历史悠久，最早见于《五十二病方》中的记载；《普济方》云："疗腰膝疼，用久年陈艾一斤，浓煎，将小深桶满盛，将脚搁其上，以衣服覆之，令其汗出。"中药熏洗体现了内证外治的治疗理念，通过药液及温度的热效应，开放玄府，令药力由玄府而入，通过经络的作用使药力直达病所。

刘丽芳应用熏洗疗法在乳腺癌疾病中主要使用于化疗相关手足综合征，以及巩固期失眠等方面。乳腺癌患者在接受化疗的过程中可出现麻木、感觉迟钝、感觉异常、麻刺感、无痛感或疼痛感等症状，甚至出现皮肤肿胀或红斑、脱屑、皲裂、硬结样水疱或严重的疼痛等，此为化疗相关手足综合征的表现。

治疗巩固期失眠时，刘丽芳常嘱患者，晚上临睡前可将内服药物将药渣加用热水泡脚，取"外治之理即内治之理，外治之药即内治之药"之意。另外此法无须额外加用药物，一药两用，减轻患者经济负担。

3. 贴敷疗法　穴位敷贴作为中医经典外治手段，通过药物透皮吸收、经络作用将药力送达病所，具有便捷性、高效性、低廉性，已成为临床上治疗各种疾病的中药辅助手段。刘丽芳常将贴敷疗法应用于乳腺癌化疗呕吐中。药物常用吴茱萸、生姜、法半夏、丁香，粉碎调和为膏状均匀置于穴位贴敷贴上。常用穴位为神阙、内关、足三里、中脘，与灸法所选穴位相同，四穴为治疗乳腺癌化疗呕吐之要穴，无论是灸法还是穴位贴敷均可用此四穴。

【诊疗思路】

刘丽芳治疗乳腺癌以肝、脾、肾为中心，扶正与祛邪相结合，衷中参西，分期诊疗。围手术期补益气血，固护胃气，为手术增补正气，助手术去癌消瘤。术后依据指南系统进行化疗、放疗、靶向治疗或内分泌治疗，中医治以扶正减毒，降低放化疗毒副作用，帮助患者完成治疗周期。经系统治疗后，巩固期患者正气已虚，毒邪残留，或维持长时间内分泌治疗，刘丽芳治以扶正祛邪，抑制癌毒复发转移。转移期患者邪盛正衰，刘丽芳以延长患生存时间，提高患者生存质量为目的，治以扶正抗癌。

【跟师心得】

刘丽芳认为西医的各种治疗手段都有助于祛除癌毒，但每种治疗方式都带有一定弊端，如手术为去癌消瘤的有利手段，但易耗伤人之气血；化疗也为剔除癌毒的重要手段，但化疗药物性质多辛散走窜，易耗伤人体气血，且具有火毒之性，易扰乱人体气机，伤及人体阴津之弊端；放疗射线为"火热毒邪"，通过照射直接作用于肌肤，热毒过盛，热蕴肌腠，耗伤阴津。

针对化疗过程中出现食欲下降、不思饮食、食后不消化，还可有嗳气、泛酸、胃脘胀闷不适、腹胀，甚则恶心、呕吐等一派脾胃失于健运，气机失调，胃气上逆之症，刘丽芳治疗时重调气机。而调脾胃气机，须知脾气升清有赖于胃气得降，胃之降浊有赖于脾之升清，如调动枢纽之机。胃气得降，则呕吐之症得解，脾气得升，则泄泻之症得消。临床常用六君子汤加减，常用药为：黄芪 30 g，白术 15 g，茯苓 15 g，陈皮 10 g，竹茹 10 g，法半夏 10 g，薏苡仁 15 g，黄芩 10 g，党参 15 g，枳壳 10 g，百合 10 g，旋覆花 10 g，六神曲 10 g，山药 15 g，甘草 6 g。此外，若化疗后口腔溃疡久久不愈，进食疼痛，刘丽芳认为其病机为胃肾之阴津亏虚，虚火上炎，治宜滋阴降火，常用玉女煎合益胃汤。常用药为：熟地黄 15 g，石膏 15 g，麦冬 10 g，知母 10 g，牛膝 10 g，北沙参 15 g，麦冬 10 g，生地黄 10 g，玉竹 10 g。

患者化疗后骨髓抑制据其临床表现为倦怠乏力、纳差、面色萎黄或苍白、唇舌爪甲色淡、心悸气短等，可归纳为中医虚劳病。化疗药物性质多辛散走窜，既可攻瘤抗癌，又可作为邪毒直接侵害机体各个部位，导致脏腑功能紊乱，尤以肾精受损、脾胃功能失调最为严重。刘丽芳认为化疗药毒是骨髓抑制发生的外在条件，而脾肾虚弱是骨髓抑制发生内在基础，故化疗前后都需注重补脾气，益肾精。故治疗遵循"虚则补之""损者益之"之旨，以健脾生血，补养肾精为先。临床常用八珍汤加减，常用药为：当归 15 g，川芎 10 g，熟地黄 15 g，白芍 10 g，党参 15 g，白术 10 g，炙甘草 10 g，枸杞子 10 g，益母草 10 g，鸡血藤 10 g，女贞子 15 g，山茱萸 10 g。

刘丽芳认为放疗射线为"火热毒邪"，射线直接作用于皮毛肌腠。轻者，放射邪毒耗伤津液，可见皮肤干燥瘙痒。重者热蕴肌腠，见局部红热疼痛，甚则皮损肉腐，发为放射性皮炎。更甚者肺外合皮毛，通过经络作用传达至肺，肺热叶焦，失于清肃，气逆于上，故见干咳少痰等燥咳之象，故见干咳、胸痛，发为放射性肺炎。刘丽芳认为，对于围放疗期的论治，着重于肺肾二脏。肺为娇脏，外合皮毛主一身之气，主治节，且主行水，放射线所产生的火热毒邪持续作用于上焦，必然损伤肺之阴津。而肺为水之上源，肾为水之下源，肺主通调水道，肾为水脏，主津液。且金水相生，肺之津液受损，则肾脏必然也会被耗损。且乳腺癌放疗多在化疗之后，化疗也多为火热之性，本就耗伤人体阴津。故治疗上，以补肺肾之阴为要。刘丽芳临证时常用百合固金汤加减，常用药为：生地黄 15 g，熟地黄 15 g，麦冬 10 g，百合10 g，玄参 10 g，当归 10 g，浙贝母 15 g，白芍 10 g，甘草 10 g，款冬花10 g，紫菀 10 g。

刘丽芳强调，临证时辨癌毒、体质强弱用时极短，但收效颇佳，不可不辨。刘丽芳认为，癌毒有强弱之分，人之体质也有盛壮之别。刘丽芳认为在辨别乳腺癌癌毒强弱之时，可衷中参西。根据患者原始肿瘤大小、淋巴结状态、分子分型以及其他因素如 Ki67、抑癌基因 p53、瘤周血管肿瘤侵犯等。总体来说，分子分型可作为一个重要参考因素，若为三阴性乳腺癌，则癌毒之力最强，HER2 受体阳性者次之，激素受体型乳腺癌癌毒之力最弱。刘丽芳临证之时治疗乳腺癌巩固期常用黄芪解毒汤加减，但面对于不同分子分型之时，攻伐癌毒之药加减用量稍有不同，三阴者攻伐癌毒之药物往往药量、药味稍多，而 HER2 受体阳性者、激素受体阳性者依次递减，如三阴者，黄芪解毒汤中半枝莲、白花蛇舌草常用至 30 g，并常加蛇莓 10 g，若正气尚可还常用蛇六谷 30 g 以攻伐癌毒。激素受体型则攻伐癌毒药物用量较少。

此外，刘丽芳临证之时常将辨体质运用到临床中。刘丽芳认为辨体质，首辨强弱，体质强弱为临证时最直观之象。体质强壮者，身形盛壮、肌肉丰满、年纪轻者，则攻伐药物用之无防。若体质弱者，身形瘦小、语声低微、高龄者，则使用攻伐药物时酌情减少用量和药味。其次，再辨国医大师王琦创立的 9 种体质。刘丽芳认为，乳腺癌患者多气郁质、痰湿质。临床乳腺癌气郁质多见忧郁面貌，神情烦闷不乐，胸胁胀满，多伴善太息等，临证时候多使用疏肝开郁之药，如柴胡、青皮、佛手等；临床乳腺癌痰湿质多见体形肥胖，腹部肥满松软。胸闷，痰多，舌体胖大，舌苔白腻。尤其在湖南地区多见此体质，临证时可加用化痰祛湿之品，如陈皮、半夏、土贝母等。

刘丽芳认为，对于晚期乳腺癌，不仅在解救治疗时可以配合中医药治疗，还可以在患者不能耐受解救治疗时或患者及家属不愿进行解救治疗时，中医药在帮助患者带瘤生存、缓解临床症状、改善患者生活质量、延长患者生命方面有着不可替代的优势。刘丽芳认为，对于晚期乳腺癌，必须辨明证候虚实、邪盛正衰。注意气血阴阳之偏衰，治疗上以扶正为主，祛邪为辅，攻补兼施。

刘丽芳在临证面对晚期乳腺癌患者时，始终强调扶正药物的使用。调补人体气血阴阳以扶正祛邪，达"养正积自消""正足邪自去"的目的。还可改善患者体质，使不能耐受解救治疗转为可耐受解救治疗。刘丽芳在补养上，尤重补气，尤其重补脾胃之气。因脾胃乃运化之枢纽，脾胃健，则饮食、药力得运，饮食得运才可化生气血，药力得运才可药达病所，不重补脾胃之气，则药力、饮食难以运化，反致积聚之象。故有"有胃气则生，无胃气则死""得谷则昌，绝谷则亡"之说。刘丽芳临证之时，对于晚期乳腺癌患者常重用补气之品，常用黄芪 30 g、白术 15 g、党参 15 g、白参 10 g、山药 15 g。

刘丽芳在临证晚期乳腺癌时，也常使用攻瘤抗癌之法。刘丽芳认为攻毒抗癌运用适当则是补，若补益之法运用不当，则补益之药反成毒害之药。"大黄救人无功，人参害人无过"便是提醒临床医生工作者面对虚象不可一贯使用补法。须知"至虚有盛候，大实有羸状"。刘丽芳认为晚期乳腺癌患者若非正气极衰或无神之象，皆可使用攻瘤祛邪之法。刘丽芳临证时，寻常乳腺癌患者一般不用虫类药物，但转移患者常用虫类药物，取其搜络剔邪之性。其他常用药物还有蛇六谷、蛇莓、半枝莲、白花蛇舌草等。蛇六谷为临床不常用之药，但刘丽芳在对于转移性乳腺癌患者时，基本都会用上此药，此药辛温，有毒，用时需先煎 2 小时，其化痰行瘀散积效力较强，为抗癌攻毒之良药，对于癌痛效果尤佳。刘丽芳强调，抗癌攻毒药物不可大剂量使用，不可长期服用，以免伤及人体正气。

【病案举隅】

（一）晚期转移性乳腺癌验案

许某，女，51 岁。2023 年 12 月 25 日初诊。

［主诉］　双乳癌术后 2 年余，继发骨、肺、皮肤转移 1 年余。

［现病史］　患者 2021 年 8 月于中南大学湘雅二医院行双乳癌改良根治术，术后病检示：左乳浸润性导管癌Ⅱ～Ⅲ级，腋窝淋巴结转移（2/12）；右乳高级别导管内癌，腋窝淋巴结转移（0/20）。免疫组化：ER（0），PR（0），HER2（0），Ki67（60％，＋）。术后予以 25 周期放疗，8 周期化疗（卡铂＋环磷酰胺）。2023 年 3 月出现皮肤转移，续以 8 周期化疗（紫杉醇＋卡铂），疗效欠佳，继而出现骨转移、肺转移。刻下症见：体虚乏力，易汗出，手脚麻木，行走不便，双上肢不能上举，纳差，食欲不振，恶心呕吐，口干，大便干结，寐差，入睡困难。

［既往史］　无特殊病史，否认食物及药物过敏史。

［月经史］　已停经 2 年。

［家族史］　姐姐乳腺癌病史。

［查体］　双乳缺如，左侧胸壁大面积溃疡（22 cm×15 cm），累及部分右侧胸壁，右乳 3°处可见放射状瘢痕，右乳乳头可见，未扪及明显孤立性肿块。左上肢活动受限。舌淡，舌根部黄苔，脉弦细。

［中医诊断］　乳癌。

［中医辨证］　正虚邪恋证。

［西医诊断］　双乳恶性肿瘤术后（皮肤、骨、肺转移）。

［治法］　扶正益气，解毒养阴。

［处方药］　黄芪解毒汤加减×12 剂。

［药物组成］

黄芪 30 g	白参 10 g	白术 15 g	茯苓 10 g
半枝莲 15 g	白芍 10 g	酒女贞子 15 g	薏苡仁 15 g
石斛 10 g	火麻仁 15 g	浙贝母 10 g	甘草 5 g
蛇莓 10 g	苦杏仁 10 g	白花蛇舌草 15 g	

［外治］　胸壁溃疡创面予以甲硝唑＋银敷料外敷，定期换药。

2024 年 1 月 9 日二诊：病史同前，现症见患者精神状态较前好转，纳差，嗳气，食后欲呕，体虚易感冒，流清涕，咳嗽咳痰，痰色白质稠，气促，心慌，寐可，二便调。左侧胸壁溃疡面较前平整（20 cm×14 cm），基底部色鲜红，边缘可见脓性分泌物。舌淡胖，舌中、舌根部苔白厚，脉弦。继服上方加减×12 剂：

黄芪 30 g	白参 10 g	白术 15 g	茯苓 10 g
半枝莲 15 g	白花蛇舌草 15 g	酒女贞子 15 g	薏苡仁 15 g
石斛 10 g	火麻仁 15 g	浙贝母 10 g	甘草 5 g
枳壳 10 g	蛇莓 10 g	陈皮 10 g	竹茹 10 g
法半夏 10 g			

2024 年 2 月 20 日三诊：病史同前，现症见四肢活动可，患者乏力，腰部酸痛，纳差，恶心欲呕，寐可，二便调。查体：左侧溃疡创面较前明显缩小（14 cm×12 cm），舌淡，边有齿痕，舌根部苔白，脉弦细。继服上方加减×12 剂：

黄芪 30 g	白参 10 g	白术 15 g	茯苓 10 g
半枝莲 15 g	白花蛇舌草 15 g	酒女贞子 15 g	薏苡仁 15 g
石斛 10 g	黄芩 10 g	浙贝母 10 g	甘草 5 g
枳壳 10 g	瓦楞子 15 g	陈皮 10 g	竹茹 10 g
法半夏 10 g	百合 10 g		

按语：晚期乳腺癌患者，初诊时术后 2 年，继发骨转移、肺转移、皮肤转移 1 年。患者经过双乳手术、16 周期化疗、25 周期放疗后，正气已虚，毒邪侵袭，邪盛正衰，致脏腑功能俱损、气血津液俱虚。患者正气已虚，出现神疲乏力、汗出、食欲不振、恶心欲呕等正气亏虚表现，鼓其正气方能御邪于外，刘丽芳运用黄芪解毒汤加减，方中以黄芪为君，辅以人参、茯苓、白术、薏苡仁健脾益气。其中君药黄芪补气升阳、固表止汗；人参大补元气；茯苓、白术、薏苡仁健脾渗湿。患者口干、大便干结，津液阴血耗伤，佐助以女贞子滋肝肾之阴；石斛益胃生津；火麻仁、杏仁润肠通便。患者毒邪侵袭多个脏腑，滞留不去，方中半枝莲、白花蛇舌草、蛇莓相须为用，清热解毒、抑瘤抗癌，辅以浙贝母散结消肿，甘草调和诸药。全方共奏益气养阴，攻毒散结之功。患者服用上方 12 剂后，精神状态好转，胸壁溃疡呈收敛之势。患者服药期间感寒，出现流清涕，咳嗽咳痰，现无恶寒发热汗出等表症。方中加用陈皮、法半夏理气健脾、燥湿化痰；竹茹清热化痰、除烦止呕；枳壳化痰散痞，上方加减后继服 12 剂。三诊时患者四肢活动可，可自行缓慢行走，胸壁溃疡创面明显缩小，部分创面愈合，分泌物减少，仍感恶心欲呕，纳差，加用瓦楞子制酸止呕，百合清心安神。患者乳腺癌局部晚期

发生胸壁的溃烂，化疗、放疗后精神状态极差，生活质量欠佳。患者经服用中药汤剂，配合外科换药，疗效极佳，在扶正益气的基础上，祛邪外出，正盛邪退，诸症转安。

（二）三阴性乳腺癌术后验案

熊某，女，63岁。2023年10月11日初诊。

[主诉]　双乳癌术后7个月余。

[现病史]　患者2023年3月于中南大学湘雅二医院行双乳癌全切术＋左腋窝前哨淋巴结活检术＋右腋窝淋巴结清扫术，术后病检示：左乳导管内癌，右乳浸润性癌。免疫组化：ER（－），PR（－），HER2（－），Ki67（40%）。术后行8周期AC化疗方案，现口服卡培他滨化疗。刻下症见：右侧腋下麻木，右上肢活动不利，未见明显水肿。双下肢沉重乏力，平素潮热，汗出，易感冒。寐欠安，入睡困难，纳可，二便调。

[月经史]　14岁初潮，48岁绝经。

[既往史]　子宫全切术后，骨质疏松，高血压3级，极高危。

[查体]　双乳缺如，双侧胸壁呈术后改变，可见术后瘢痕，未扪及明显孤立性肿块，无压痛，双腋下未扪及肿大淋巴结。右上肢活动受限。舌淡紫，苔白，脉沉细。

[中医诊断]　乳癌。

[中医辨证]　正虚邪恋。

[西医诊断]　双乳恶性肿瘤术后。

[治法]　扶正益气，解毒养阴。

[处方]　黄芪解毒汤加减×14剂。

[药物组成]

黄芪15 g	党参15 g	玄参15 g	白术10 g
茯苓10 g	半枝莲15 g	白花蛇舌草15 g	女贞子15 g
墨旱莲15 g	龙葵15 g	薏苡仁15 g	天冬10 g
法半夏10 g	土贝母10 g	莪术10 g	甘草5 g

2023年10月31日二诊：病史同前，患者现诉潮热较前好转，神疲乏力，右上肢麻木不适，寐欠佳，难入眠，纳可，二便调。查体情况大致同前。继服上方加减×18剂：

黄芪 15 g	玄参 15 g	白术 10 g	茯苓 10 g
女贞子 15 g	薏苡仁 15 g	天冬 10 g	土贝母 10 g
太子参 15 g	半枝莲 15 g	甘草 5 g	酒黄精 10 g
当归 10 g	丹参 15 g	忍冬藤 15 g	桂枝 5 g
白花蛇舌草 15 g			

2023 年 11 月 21 日三诊：病史同前，患者现诉右上肢活动明显好转，视物模糊，无头晕，耳鸣，纳寐可，大便干结，2 天一行。查体情况大致同前。继服上方加减×18 剂：

黄芪 15 g	玄参 15 g	白术 10 g	茯苓 10 g
女贞子 15 g	薏苡仁 15 g	天冬 10 g	太子参 15 g
半枝莲 15 g	白花蛇舌草 15 g	酒黄精 10 g	当归 10 g
丹参 15 g	石斛 10 g	桂枝 5 g	赤芍 10 g
甘草 5 g			

按语：三阴性乳腺癌患者，术后 7 个月余赴门诊就诊，已完善术后 8 周期化疗，口服卡培他滨维持化疗。西医对于三阴性乳腺癌患者手术后的后续治疗缺乏治疗手段，中医药干预三阴性乳腺癌能有效抑制后续复发转移。该患者术后体虚易感，正气虚衰，潮热汗出，阴虚发热，气阴两虚，以扶正为要。刘丽芳予以经验方黄芪解毒汤加减：方中以黄芪为君药，配以党参补脾肺之气，益卫固表；茯苓淡则渗湿，宁心安神，白术健脾益气，燥湿利水之功，苓术合用彰显其益气健脾除湿之功效；玄参、女贞子养阴清热；半枝莲、白花蛇舌草清热解毒、抑瘤抗癌；龙葵清热解毒；薏苡仁舒筋络，除痹痛；天冬养阴生津；法半夏、土贝母燥湿化痰，解毒消肿；莪术行气活血止痛；甘草调和诸药，全方奏益气养阴，扶正祛邪之功效。患者服用 14 剂，症状好转，右上肢仍麻木不适，活动不利，二诊继原方基础上加减：加以太子参益气养阴，酒黄精健脾润肺，滋阴益肾；当归养血活血，配以丹参活血化瘀；忍冬藤疏风通络，桂枝温通筋脉直达病所。三诊患者右上肢活动明显好转，前方疗效佳，续以 18 剂，去之土贝母、忍冬藤，加以赤芍清热凉血，化瘀止痛。患者术后服以中药，明显改善卡培他滨毒副作用，术后遗留并发症如右上肢活动不利等症状得以减轻，生活质量提升，疗效益彰。

第七节　乳腺良性肿瘤

【概述】

乳腺良性肿瘤在临床上主要包括乳腺纤维腺瘤、乳腺导管内乳头状瘤、乳腺错构瘤、乳房脂肪瘤、乳房血管瘤、乳房神经纤维瘤、乳房汗腺瘤、乳房平滑肌瘤、乳房淋巴管瘤等。其中乳腺纤维腺瘤为乳房部最常见的良性肿瘤，故本节以乳腺纤维腺瘤为例，好发于 20~25 岁青年妇女，本病的发生与内分泌激素失调有关，临床上以无痛性乳房肿块为主要表现，常呈圆形或椭圆形，边界清楚，质韧，表面光滑，活动度良好。中医学将本病归属为"乳癖""乳痞""乳中结核"范畴。

【病因病机】

目前西医学认为乳腺纤维腺瘤产生的原因主要有 3 个方面：一是雌激素水平过高，当机体卵巢功能旺盛导致雌激素水平过高，或乳房局部组织对雌激素敏感性增强时；二是由于先天性因素，纤维细胞所含的雌激素受体的数量较多，导致乳腺小叶内纤维细胞对雌激素敏感性异常增高；三是饮食及身体因素，高脂、高能量饮食、肥胖、肝功能障碍等使体内雌激素增多，进而刺激乳腺导管上皮及间质纤维组织增生；这些因素都容易导致本病发生，但具体病因病机不详。

《疡科心得集》云："乳房属足阳明胃经，乳头属足厥阴肝经。有乳中结核，形如丸卵，不疼痛，不发寒热，皮色不变，其核随喜怒为消长，良由肝气不舒郁积而成。"中医学认为本病多因平素忧思过甚，致肝气不舒，气痰滞结于乳络，聚生为核，多见于冲任不调，久未生育，或者成年未婚的女性；或因房事不节，肝肾虚怯，精气不能濡养肝木，致使肝虚血燥，加之脾土失运，气郁痰滞，结为乳中结核，多见于中、老年的男女患者；或因情志易怒，气郁痰湿凝滞，日久不解，聚积不散，发为乳核，多见于情绪容易激动的患者。

刘丽芳认为乳腺纤维腺瘤的形成与肝、脾、肾三脏密切相关。随着经济的不断发展、现代生活水平的不断提高，不良的生活方式和饮食习惯愈加常见，恣食生冷、肥甘厚味均易损伤脾胃，导致脾胃运化功能失调，痰湿内生；加之长期处于高度压力状态，负面情绪难以缓解致心情抑郁、急躁，肝失疏泄，气机郁结，且肝木乘脾土，进一步导致脾失健运，肝脾两伤，气机痰浊瘀血阻滞于局部，发为乳核。

【临床表现】

乳腺纤维腺瘤是青年女性最常见的一种良性肿瘤，好发于20～25岁的女性。肿瘤可能为单个或多个，好发部位为单侧或双侧的乳房，多为压痛。一般如指头大小、卵圆形、表面光滑、质硬韧、边界清楚、在乳腺内容易被推动。除可触到肿块外，患者多无其他感觉，肿块一般生长缓慢，可以多年无变化。

【辨证论治】

（一）内治法

现代医学针对乳腺良性肿瘤多采用手术将病灶切除进行治疗，但对于多发性纤维腺瘤中医药治疗获益较大，能控制肿瘤生长使其处于相对静止状态，故临床上刘丽芳针对多发性乳房纤维腺瘤、年轻未婚女性，常予以中药口服以达到减少手术次数的目的，对于纤维腺瘤采取手术的患者，同样予以中药口服来降低术后复发率。

1. 肝郁气滞证　乳房肿块，界限清楚，推之可移，多伴急躁易怒、善太息，或有胁肋部胀痛、月经不调。舌淡红，苔薄白，脉弦。

［治法］　疏肝解郁，化痰散结。

［用方］　逍遥蒌贝散加减。

［常用药物］　柴胡、当归、白芍、白术、茯苓、瓜蒌皮、浙贝母、法半夏、陈皮、生牡蛎、山慈菇、夏枯草等。

［加减］　若情志抑郁、肝气不舒明显者，可加郁金、盐橘核、荔枝核，肿块坚硬者，可加土贝母、鳖甲增强软坚散结化痰之功。

2. 血瘀痰凝证　乳房肿块，质地坚实，偶感刺痛，多伴月经不调，痛经，有血块。舌暗红，苔白，脉弦细。

[治法]　活血祛瘀，化痰散结。

　　[用方]　逍遥散合桃红四物汤加减。

　　[常用药物]　柴胡、白芍、当归、白术、茯苓、瓜蒌皮、浙贝母、法半夏、陈皮、桃仁、红花、川芎、夏枯草等。

　　[加减]　若月经不调明显者，可加益母草、香附；肿块坚硬者，加玄参、牡蛎、土贝母、鳖甲等。

【诊疗思路】

　　中青年女性，发为乳房肿块，边界清楚，活动度良好，质地中等，表面光滑，结合乳腺彩超检查即可大致诊断。刘丽芳总结多年临床经验，认为乳腺纤维腺瘤主要与肝、脾二脏相关，可涉及肾脏，肝气郁滞，横逆犯脾，或肾阳温煦功能下降，影响脾之运化，或脾胃受伤，脾失健运，气滞血瘀痰凝，发为乳核，故治疗上以"痰""瘀"为要。运用疏肝解郁，化痰散结，活血祛瘀，健脾益肾的方法，尽量减少患者手术次数，缓解患者长期焦虑紧张情绪，临床获益颇多。

【跟师心得】

　　乳腺纤维腺瘤治病多责之于肝脾，气郁痰凝血瘀，故临床上刘丽芳治疗该病常予以逍遥蒌贝散加减，药用柴胡、白芍、瓜蒌皮、浙贝母、法半夏、陈皮、盐橘核、郁金、莪术、鹿角霜、海藻、昆布、夏枯草等。《外科大成》中云："乳房结核，初如梅子……初起宜隔蒜灸之，绀珠膏贴之，蒌贝散消之。"蒌贝散载于《医宗金鉴》，由瓜蒌、贝母、天南星、连翘、甘草组成，具有化痰散结之功；而逍遥散本意乐逍遥，始载于《太平惠民和剂局方》，服之具有疏肝理脾、养血和营之功，刘丽芳根据多年临床经验，选用两方进行加减，对于肝气郁结、痰湿凝滞之乳核极为效验，且其中增加了温肾、活血之品，同时增具了活血、温肾之功。

　　逍遥蒌贝散中刘丽芳善用柴胡、白芍药对，此药对出自于《伤寒论》四逆散，被后世誉为"解郁诸方之祖"。肝体阴而用阳，肝之清阳不生，阴中浊邪阻扰，故以柴胡升肝清阳，芍药泄浊阴，以和厥阴枢机。故针对乳核治疗，此药对必不可少，若气郁明显者，刘丽芳加郁金、盐橘核、荔枝核等，增加解郁之功。郁金为血中气药，能利胸胁、止气痛，散结滞，盐橘核与荔枝核为伍，有理气散结、散寒止痛之功。若肿块较大质坚硬者，可加牡蛎、浙贝母、土贝母增强软坚散结化痰之功。且研究表明，牡蛎作为中医临床处方中常见的抗肿瘤药物，具有良好的抗肿瘤活性，可通过提高机体免疫、杀伤肿瘤细胞及抑制肿瘤血管生成，"三管齐下"发挥抗肿瘤作用。此外，导师善用温阳补肾之品鹿角霜，因肾阳温煦功能下降，亦影响脾之运化，脾虚不运，水湿内蕴，久则聚之为痰，故临床上常加鹿角霜温补肾阳。

【病案举隅】

刘某，女，30岁。2023年10月10日初诊。

[主诉] 发现双乳结节1年余。

[现病史] 患者诉1年前于长沙某三甲医院体检行乳腺彩超示：双乳多发低回声结节，BI-RADS 3类，双乳腺小叶增生，暂未予以处理，定期复查彩超。今为求进一步诊疗于我院乳腺科门诊就诊。刻下症见双乳偶感疼痛，经前为主，平素情绪易急躁，月经不调，有血块，痛经，无恶寒发热、头晕头痛、胸闷等不适，纳可，寐欠安，大小便正常。舌淡红，苔薄白，脉弦。

[查体] 双乳外观（—），可扪及腺体层片块状增厚，质韧，左乳1点方向可扪及大小约1 cm×1 cm结节，边界清楚，质地中等，表面光滑，推之可移，右乳可扪及散在结节感，压痛（—），双腋下（—）。

[辅助检查] 2022年7月10日外院B超示：双乳多发低回声结节，BI-RADS 3类（左乳较大者1 cm×0.8 cm，右乳较大者0.5 cm×0.4 cm），双乳腺小叶增生。

[中医诊断] 乳核。

[中医辨证] 肝郁气滞。

[西医诊断] 乳腺纤维腺瘤。

[治法] 疏肝解郁，化痰散结。

[处方] 逍遥蒌贝散加减×15剂。

[药物组成]

醋柴胡10 g	白芍10 g	瓜蒌皮10 g	浙贝母10 g
法半夏10 g	陈皮10 g	盐橘核10 g	郁金10 g
莪术10 g	夏枯草15 g	鹿角霜10 g	牡蛎10 g
白术10 g	茯苓10 g	荔枝核10 g	益母草15 g

水煎服，每天 1 剂，早晚分服。

[二诊]　患者诉经前乳房疼痛明显好转，痛经缓解，无明显血块，稍口干，余未诉其他不适。舌淡红，苔薄黄，脉弦。初诊方去益母草，牡蛎改为15 g，加玄参 15 g。15 剂中药内服后，双乳已无明显疼痛，口干症状缓解。3 个月后复查乳腺彩超：双乳多发低回声结节，BI-RADS 3 类（左乳较大者0.6 cm×0.6 cm，右乳较大者 0.5 cm×0.3 cm），双乳腺小叶增生。

按语："乳房属胃，乳头属肝。"本病发病机制主要与肝脾相关，肝气郁滞，血瘀痰凝。患者平素情绪易急躁，月经不调，经前双乳疼痛，均系肝气郁滞所致，气郁则痰湿内停，发为乳核，故治疗上予以疏肝解郁，化痰散结，方予逍遥蒌贝散加减。方中柴胡、白芍药对升清阳，芍药泄浊阴，以和厥阴枢机；郁金、夏枯草、橘核、荔枝核增强疏离肝气之郁结；陈皮、法半夏相配长于理气健脾、燥湿化痰，加白术、茯苓增强健脾祛湿之功；患者月经不调、痛经有血块，故加以益母草，《本草汇言》中记载"益母草，行血养血，行血而不伤血，养血而不滞瘀血"，称为"血家之圣药"，故此处加益母草以活血调经；此外，佐以鹿角霜温肾健脾，助诸药祛湿化痰散结之功。15 剂后复诊，患者经前乳房疼痛明显好转，痛经缓解，无明显血块，稍口干，故去除原方益母草，加玄参，并增加牡蛎用量。患者已无经前乳房疼痛、痛经等症状，故可去除益母草等活血调经之品，增加化痰散结之功，故加重牡蛎用量，患者出现口干，予以玄参滋阴降火解渴。全方合用，共奏疏肝解郁，化痰散结之功。

第八节　男性乳房异常发育

【概述】

男性乳房异常发育是男性乳房组织的一种良性弥漫性或局灶性发育异常，它是男性乳房最常见的疾病，患病率为 32%～65%，归属于中医学"乳疬"范畴。该病可发生在任何年龄，常见于婴幼儿期、青春期和中老年期，可发生在单侧或双侧，肿块呈弥漫性或局限性，最常见的是双侧弥漫性。临床往往表现为单侧或双侧乳房无痛性、进行性增大或乳晕下区域出现触痛性肿块，其发病主要与生理性或病理性因素引起雌激素与雄激素比例失调有关，生理性的可以自然消退，病理性、药物性的去除诱因后部分可消退，但仍有部分成为不可逆病变。

【病因病机】

通常认为，该病由生理性、病理性或药物性等原因导致体内雌激素水平升高、雄激素水平降低，雌、雄激素比例失调，或乳腺组织对雌激素敏感性增高，从而促使乳腺结缔组织异常增生。

中医分析本病，或先天禀赋不足，冲任失调；或年老体虚，久病及肾；或情志不调，肝气不舒；或外邪伤肝，肝失疏泄，皆可导致经络失养或失和，气血津液不能正常运行，出现气滞痰凝血瘀而成乳病。病性本虚标实，以肝肾损伤为本，肝郁、阳虚、痰凝、血瘀、气滞为标。先天不足者多因先天肝肾精血亏虚，冲任脉气不通，脾运不健，气血生化乏源，冲任不充，下不能使精室充盈逸泻，上使痰瘀凝结乳络而成本病。年老体衰者，久病及肾，阴阳两虚，水不涵木，肝木失养，疏泄失职，则痰湿停聚，上结乳络，发为本病。情志不遂者，暴怒伤肝，肝火上炎，或肝气郁结，气滞血瘀，郁久化火，灼伤津液，炼液成痰，津不上承，脉络失和而成本病。外邪伤肝多因外感湿热疫邪，或长期服用伤肝损脾之品，导致肝血亏虚，肝失柔养，肝气郁结，同时脾气亏虚，脾运不健，痰湿内生，致气结痰凝，乳络瘀滞而成发病。

刘丽芳认为，该病的重要病机无非肝郁、肾虚、脾弱，本虚标实，虚实夹杂致病。《诸病源候论》有云"男子乳头属肝，乳房属肾"，说明男子乳腺疾病与肝肾两脏关系最为密切。情志不畅，肝气郁结，或肝肾亏虚，阴阳乖戾，致气滞痰凝血瘀，脉络不通，出现乳房肿大、胀痛，乳中结块。"脾为生痰之源"，若饮食失节，脾气受损，运化失职，痰浊内生，则乳络易由痰湿聚集，发为乳房肥大。刘丽芳指出，辨析本病时需从年龄着手，青少年患者多因饮食伤脾，体内湿气痰浊为患，脾虚使肾气失充，加之先天肾气不足，构成以痰凝为标，脾肾虚弱为本的本虚标实之证。中老年患者机体渐衰，肾精亏虚，肾气不足，若肾阴不足，水不涵木，阴不制阳，则肝失所养，虚火上炎，肝火炼津为痰，痰火结于乳络发病；若肾阳亏虚，命门之火温煦无力，阴寒内生，致脾失健运，寒痰结于乳络，气血不通而发病。故中老年男性多以本虚为主，夹杂痰、瘀等为标。

【临床表现】

本病可见于各年龄段的男性，以青春期和中老年期多见，临床表现为乳房稍大或肥大，乳晕下有扁圆形肿块，一般发生于一侧，也可见于双侧，质地中等或稍硬，边缘清楚，活动良好，无皮肤粘连，局部常伴有胀痛、刺痛、跳痛、压痛或触痛，无痛者少见。少数患者乳头有白色乳汁样分泌物，部分男性患者伴有女性化征象，如发声较高，面部无须，臀部宽阔，阴毛按女性分布等特征。老年人或可有睾丸萎缩、前列腺肿瘤或肝硬化等。有些患者有长期使用雌激素类药物史。青春期的原发性患者多有自愈倾向，一般在6个月内恢复正常。而继发性或由药物引起者，在去除原发病或停药后，大部分可自行恢复。

刘丽芳指出，老年患者需判断肿块有无与皮肤及周围组织粘连固定，有无乳头内缩或破溃、乳头溢血等，必要时做组织病理检查以明确诊断，以防与男性乳腺癌混淆漏诊。

【辨证论治】

（一）内治法

1. 肝郁痰凝证

[证候] 乳房肿块疼痛，触痛明显，性情急躁，遇事易怒，胸胁牵痛。舌红，苔白，脉弦。

[治法] 疏肝解郁散结。

[用方] 逍遥蒌贝散加减。

[常用药物] 柴胡、当归、瓜蒌皮、浙贝母、白芍、茯苓、白术、法半夏、生牡蛎等。

[加减] 胁痛较甚者，加郁金、延胡索；心烦不安，夜寐不眠者，加合欢皮、酸枣仁；血虚者，加丹参、制何首乌；阴虚者，加天冬、玄参；肾气虚者，加仙茅、淫羊藿。

2. 肾气亏虚证

[证候] 多见于中老年。轻者多无全身症状。重者，偏于肾阳虚者，面

色淡白，腰腿酸软，神疲倦怠。舌淡，苔白，脉沉弱；偏于肾阴虚者，头目眩晕，五心烦热，眠少梦多。舌红，苔少，脉弦细。

［治法］　补益肾气。

［用方］　偏于肾阳虚者，方用右归丸加小金丹；偏于肾阴虚者，方用左归丸加小金丹。

［常用药物］　熟地黄、肉桂、山药、山茱萸、鹿角胶、枸杞子、当归、牛膝、菟丝子等。

［加减］　气虚者，加黄芪、党参；血虚者，加白芍、川芎。

3. 肾虚痰凝证

［证候］　多见于久病或年老体虚者。起病较慢，病程长，乳房肥大，疼痛不甚，乳中结核较大，但质地不甚硬，多伴有腰酸神疲。舌胖嫩或瘦薄，苔薄腻，脉弦细无力。

［治法］　温补肾阳，化痰活血。

［用方］　二仙汤加减。

［常用药物］　仙茅、淫羊藿、肉苁蓉、当归、白芍、香附、浙贝母、玄参、牡蛎、柴胡、莪术等。

［加减］　兼肾阴虚者，加熟地黄、枸杞子；兼肝郁者，加郁金、八月札等。

（二）外治法

用乳增宁贴膏外敷患处（具体操作方法见"乳腺增生症"一节）

（三）其他治法

若内服汤剂治疗意愿小，常予以中成药联合雌激素受体拮抗剂治疗。如老年患者肾阳不足、气滞血瘀者，予以岩鹿乳康片每次 4 片，口服，每天 3 次；肝气郁结，乳房肿块疼痛明显者，予以乳痛软坚片（院内制剂）每次 8 片，口服，每天 3 次。联合枸橼酸托瑞米芬片每次 40 mg，口服，每天 1 次。

若男性患者乳房明显肥大影响美观者，可考虑手术治疗。

【诊疗思路】

顾伯华《外科经验选》："乳疬成因，因体质虚弱，血亏肝旺，气郁痰凝而成。"本病的治疗当以肝肾为首，解肝之郁结，补肾之虚劳。对于以肝郁为主者，应以疏肝理气，化痰散结为重，不可过度滋补伤及脾胃，加重体内痰湿；对于以肾虚为主者，应重在补益肝肾，调摄冲任，并根据兼证具体施以活血化瘀、理气化痰、散结消肿等法。

【跟师心得】

《素问·上古天真论》有云："五八，肾气衰，发堕齿槁。六八，阳气衰竭于上，面焦，发鬓颁白。七八，肝气衰，筋不能动，天癸竭，精少，肾藏衰，形体皆极。八八，则齿发去。"肾为五脏之根，男子生命之本，故补肾填精成为治疗男性疾病之大法。刘丽芳在治疗男性乳房异常发育时，好用淫羊藿、肉苁蓉、菟丝子、巴戟天、补骨脂等补肾助阳药，因阳气足则痰凝可化。又孤阴不生，独阳不长，阴阳互根，刘丽芳佐用枸杞子、山茱萸、熟地黄、玄参、当归、白芍等滋阴之品，阴中求阳，以达阴阳平衡。陈实功《外科正宗·乳痛第二十六论》指出："男子乳节与妇人微异，女损肝胃，男损肝肾，盖怒火房欲过度，以此肝虚血燥，肾虚精怯，血脉不得上行，肝经无法荣养，遂结肿痛。"刘丽芳认为，男性气盛易动怒火，郁怒耗伤肝中藏血，又因房劳伤肾，肾精亏虚，精血无以荣养肝经循行之所，不荣则痛，故男子乳病需补虚扶正，精血通行经脉则肿痛自消。治宜滋补肝肾，化痰散结，可用杞菊地黄汤加减，常用药物有：枸杞子、菊花、生地黄、当归、沙参、麦冬、川楝子、牡蛎、浙贝母、玄参等。肝郁者加郁金、延胡索、香附、柴胡、八月札等以疏肝理气；血虚者加鸡血藤、当归等以填补精血；失眠多梦者加制远志、首乌藤、酸枣仁以养心安神；肿块坚硬者加莪术、三棱等以活血化瘀；胃纳不佳者加焦山楂、麦芽、鸡内金等健脾开胃。刘丽芳认为，青少年男性乳房异常发育者，多为肝郁气滞型，其病机与女子乳腺增生症有相似之处，故在治法上宜疏肝养肝柔肝，可用柴芍乳癖汤加减。柴胡、郁金、青皮疏肝解郁，白芍柔肝止痛，当归补养肝血，茯苓、白术健脾化痰消块，瓜蒌皮、浙贝母、盐橘核、夏枯草等清热消肿散结，因男子肝火易旺，亦可加牡丹皮、栀子等清热泻火除烦。

对于内治疗效不佳者，或有急切改善外观需求的患者，可考虑手术治疗。平素应注意调节情绪，保持心情愉快，避免恼怒忧思，保持劳逸结合。戒烟戒酒，饮食不宜过食油腻辛辣之品。注意乳房局部的清洁卫生，防止乳头及表皮破损，以防合并感染。同时，避免服用对肝脏有损害的药物，有肝病者适当进行保肝治疗有助于本病的康复。

【病案举隅】

李某，男，56 岁。2020 年 05 月 18 日初诊。

[主诉]　双乳增大伴疼痛 3 个月余。

[病史]　患者 3 个月余前无明显诱因出现双乳增大伴疼痛，近 1 周乳房疼痛加重，伴腰膝酸软，口干口苦，纳食可，失眠多梦，二便尚可。舌暗红，苔白腻，脉沉。查体：双侧乳晕部可扪及片状增厚，质韧，边界清楚，表面光滑，压痛（＋＋＋），乳头未见分泌物。

[辅助检查]　完善乳腺彩超提示：双侧乳腺腺体增大，乳腺 BI-RADS 1 类。

[中医诊断]　乳疬。

[中医辨证]　肝肾不足。

[西医诊断]　男性乳房异常发育。

[治法]　滋补肝肾，化痰祛瘀。

[处方]　二仙汤加减×7 剂。

[药物组成]

仙茅 10 g	淫羊藿 10 g	菟丝子 15 g	巴戟天 10 g
熟地黄 15 g	莪术 10 g	鸡血藤 15 g	酸枣仁 30 g
首乌藤 15 g	合欢花 15 g	黄芩 10 g	瓜蒌皮 10 g
蒲公英 15 g	夏枯草 10 g	甘草 6 g	

[外治]　乳增宁贴膏（院内制剂）外敷疼痛处。

[二诊]　2020 年 05 月 27 日。患者诉双乳较前变小变软，仍有腰酸，口干口苦，睡眠较前改善。舌暗红，苔白，脉沉。查体：双侧乳房乳晕部增厚，质韧，压痛（＋）。

[处方]　上方去熟地黄，加杜仲 15 g，玄参、玉竹各 10 g。继服 7 剂。

[外治]　同前。

[三诊]　2020 年 06 月 05 日。患者诉双乳触痛基本消失，腰痛较前好转，纳寐可。舌红，苔薄白，脉沉。查体：双侧乳房较前变小变薄，质地稍软，边界清楚，压痛（－）。

[处方]　二诊方去莪术、酸枣仁、首乌藤、黄芩、玄参、玉竹，加茯苓 15 g、白术 10 g。继服 7 剂。

按语：患者，男，56岁。主诉"双乳增大伴疼痛3个月余"，结合乳腺彩超检查，西医诊断为男性乳房异常发育，中医诊断为乳病，结合患者年龄、舌脉等病史，辨证为肝肾亏虚，以肾阳不足为主，治以滋补肝肾，化痰祛瘀。方中仙茅、淫羊藿为君药，调补冲任以填肾精；菟丝子、巴戟天、熟地黄为臣药，共奏滋补肾阳之功；佐以莪术、鸡血藤活血祛瘀止痛；酸枣仁、首乌藤、合欢花以安神解郁，改善睡眠；黄芩清上焦之热，缓解口干口苦；瓜蒌皮、蒲公英、夏枯草加强消肿散结之效；甘草调和诸药。二诊时患者自觉乳房症状减轻，但仍感腰痛、口干口苦，疑熟地黄过于滋腻，影响脾胃运化，故去除；加杜仲补肝肾，强筋骨，缓腰痛；加玄参、玉竹与黄芩共同缓解口干口苦。三诊时患者乳房明显变小，诸症减轻，舌质变红，故去莪术、酸枣仁、首乌藤、黄芩、玄参、玉竹，加茯苓、白术以顾护脾胃，脾得健运则痰湿可除，脾为后天之本，脾气充实则运化水谷有力，肾气得以充养。

第九节　乳房皮肤病

乳房部湿疹

【概述】

乳房部湿疹是一种发病部位在乳房的皮肤科和乳腺科常见疾病，其临床表现为乳房皮肤瘙痒、红斑、丘疹、皲裂、糜烂、渗液、苔藓样病变等。该病是一种非特异性变态反应性疾病，病理进程可分为3个时期：急性期、亚急性期和慢性期。3个时期症状不同，当发展为急性时，皮肤表现为渗出或糜烂；亚急性期主要表现为鳞屑、丘疹，渗出减少；慢性期又以斑丘疹和苔藓样为主。乳房湿疹在男女均有发病，以哺乳期妇女患者最为常见。中医学将本病归于"乳房湿疮"范畴。

【病因病机】

西医学认为，本病属于过敏性疾病，发病机制复杂，主要涉及母胎环境、生活环境、遗传学、表观遗传学和人体免疫状态等多种因素。

中医学认为，乳房湿疮总由禀赋不耐，风湿热之邪客于肌肤而成；或因脾胃虚弱，加之饮食失节，或过食辛辣刺激荤腥动风之物，运化失调，湿热内生；或因精神紧张、过度劳累、情志变化，使肝经郁热，不得疏泄所致。急性者，以湿热为主，常夹外风。慢性者，因血虚风燥，湿热蕴阻。

本病的病因，主要为风、湿、热，但有内、外之分。外风、湿、热属于六淫邪气；内风、湿、热属脏腑功能失调所生。前者属外因，为致病的条件，为标；后者属内因，为发病的基础，为本。外因方面以外湿为主，内因方面以脾、心、肝等脏腑功能失调所产生的内湿、内热、内风为主。

刘丽芳认为，本病病因以脾湿为主，脾为湿困，湿热蕴积，湿热停久耗伤阴血，阴血不足，可致风邪内生，湿、热、风三邪相搏，壅滞乳络，循经而发，见于肌肤；又因哺乳期妇女产后多情志失调，情志抑郁，加之产后气血亏虚，气滞血阻，瘀停乳房；乳头为足厥阴肝经所属，乳房系足阳明胃经所属，故本病在脾湿的基础上可兼肝郁，在健脾化湿、祛风止痒的同时应兼顾调畅肝气。另外，除了常见的湿邪侵袭外，还需关注到其他乳腺疾病对疾病发展的影响。这些病症往往因外部治疗不当而诱发湿疹。由于乳房部位的皮肤较为娇嫩，使用外治法治疗时，需注意药物的剂型和应用时间，防止外部损伤等因素引发乳房部湿疹。

【临床表现】

1. 急性乳房湿疹　皮损局限于乳头、乳晕或其周围皮肤，常两侧对称发生，皮损为多形性，表现为红斑基础上的针头至粟米大小丘疹、丘疱疹或水疱，常因搔抓而水疱破裂，形成糜烂、渗出、结痂。自觉剧烈瘙痒，易于复发，倾向慢性。继发感染时，可出现脓疱、脓痂、腋下淋巴结肿大。

2. 亚急性乳房湿疹　由急性乳房湿疹炎症减轻或治疗不当迁延而来。表现为红肿、水疱及渗出减轻，但仍有丘疹及少量丘疱疹，皮损呈暗红色，可有轻度糜烂、渗液、鳞屑。自觉有剧烈瘙痒。

3. 慢性乳房湿疹　由急性湿疹及亚急性湿疹迁延而来，亦可一开始即呈现慢性炎症。多为对称发病，皮损境界清楚，为暗红色或棕红色斑或斑丘疹，色素沉着，表面粗糙，覆以少量糠秕样鳞屑；或伴皲裂、疼痛，或因抓破而结痂，或有不同程度的苔藓样变。仍自觉瘙痒，呈阵发性。

刘丽芳指出，本病临床表现与乳腺 Paget's 病相似，需仔细辨别。乳腺 Paget's 病特征性的临床表现为乳头乳晕皮肤瘙痒、糜烂、破溃、渗液、结痂、脱屑、伴疼痛等湿疹样改变，故又称乳腺湿疹样癌，可伴有或不伴有乳腺内肿块。绝大多数为单侧发病，双侧发病者罕见。病理检测可见乳头表皮内 Paget's 细胞。

【辨证论治】

（一）内治法

《诸病源候论·疮病诸候》："夫内热外虚，为风湿所乘……湿热相搏，故头面身体皆生疮。"湿邪郁久化热，湿热之邪交搏在肌肤，导致皮损红肿流滋、瘙痒难耐。刘丽芳指出，在引发该病的众多因素中，"湿"最为关键，因此，对该病以健脾化湿、祛风止痒为治疗总则。

1. 湿热蕴肤证

[证候]　病发迅速，病程较短，乳房部皮损潮红，有丘疱疹，灼热瘙痒，抓破渗液流水；伴心烦口渴，身热不扬，大便干，小便短赤。舌质红，苔薄黄或黄腻，脉滑或数。

[治法]　清热利湿止痒。

[用方]　龙胆泻肝汤加减。

[常用药物]　龙胆、栀子、泽泻、木通、车前子、黄芩、柴胡、萆薢、泽泻、生薏苡仁等。

[加减]　瘙痒剧烈伴渗出者，加白鲜皮、地肤子；水疱多，破后流滋多者，加土茯苓、鱼腥草；心烦少寐，情志抑郁者，加柴胡、合欢皮。

2. 脾虚湿蕴证

[证候]　起病缓，病程较长，乳房部皮损潮红，搔抓后可见渗出，伴见纳呆，腹胀便溏。舌淡胖，苔白腻，脉濡缓。

[治法]　健脾利湿止痒。

[用方]　除湿胃苓汤或参苓白术散加减。

[常用药物]　防风、苍术、白术、赤茯苓、陈皮、厚朴、猪苓、栀子、

木通、泽泻、滑石、西洋参等。

〔加减〕 皮损渗液严重者，加蒲公英、紫草；便溏者，加山药、砂仁；瘙痒甚者，加苦参；纳呆腹胀者，加山楂、麦芽。

3. 血虚风燥证

〔证候〕 病程较长，皮肤干燥、脱屑或粗糙肥厚，瘙痒明显，秋冬季节加重。伴面色萎黄，纳差。舌淡，苔白，脉细。

〔治法〕 养血润肤，祛风止痒。

〔用方〕 当归饮子加减。

〔常用药物〕 当归、川芎、白芍、熟地黄、荆芥、防风、黄芪、白蒺藜、何首乌。

〔加减〕 皮肤干燥甚者，加玄参、麦冬；血虚甚者，加党参、黄芪；瘙痒不能入眠者，加珍珠母（先煎）、首乌藤、酸枣仁。

（二）外治法

1. 急性乳房湿疹 皮损初起仅有潮红、丘疹，或少数水疱而无渗液时，外治宜清热安抚，避免刺激，可选用清热止痒的中药苦参、黄柏、地肤子、荆芥等煎汤湿敷，或用三黄洗剂。若水疱糜烂、渗出明显时，外治宜收敛、消炎，促进表皮恢复，可选用三石止痒洗剂（院内制剂）或黄柏、生地榆、马齿苋、野菊花等煎汤。急性湿疮后期滋水减少时，外治宜保护皮损，避免刺激，促进角质新生，清除残余炎症，可选青黛膏外搽。

2. 亚急性乳房湿疹 外治原则为消炎、止痒、燥湿、收敛，可选用矾冰液或矾冰纳米乳外搽。

3. 慢性乳房湿疹 可选用各种软膏剂、乳剂，根据瘙痒及皮肤肥厚程度加入不同浓度的止痒剂、保湿、润肤剂，如止痒润肤乳（院内制剂）、四黄止痒乳等。

【诊疗思路】

《医宗金鉴·外科心法要诀》记载："浸淫疮……此证初生如疥，搔痒无时，蔓延不止，抓津黄水，浸淫成片，由心火、脾湿受风而成。"对于此病以湿为重者，治宜首重健脾化湿，以脾为后天之本，脾胃为湿热之源，健脾能助运化，化湿为用。其次，祛风止痒为辅，风为百病之长，风邪易引发皮肤病变，湿疹亦因风而动，因湿而蕴，治以清风解表，止痒化湿可取良效。

故乳房湿疹之治，当从健脾化湿入手，辅以祛风止痒，针对不同病因病机，灵活运用内治与外治相结合之法，调整饮食生活，综合调理，以期达到标本兼治之效。

【跟师心得】

刘丽芳在乳房湿疹诊治过程中，强调以"湿"为主，湿邪贯穿本病的始终。茯苓为治湿之根本，其性甘、淡，入心、脾、肾经，具有利水渗湿、健脾安神之功。在治疗乳房部湿疹中，茯苓的应用主要基于其渗湿利水与健脾作用。乳房湿疹，多由脾胃虚弱，湿热内生，或肝郁化火，湿热蕴结于肌肤所致。脾为后天之本，主运化水湿，脾虚则运化失职，湿邪内停，湿热蕴积，易于肌肤而发为湿疹。茯苓之选，正是基于其健脾运湿，以及通过利水渗湿，从而达到祛湿清热，减轻或消除湿疹症状的目的。另外，茯苓可加强脾胃之运化功能，减少湿热之生成，从而达到治疗乳房湿疹的效果。同时，茯苓具有安神的功效，对因情志不畅引起的肝郁的患者，茯苓之用可辅助改善由情绪波动引起的乳房湿疹病情。因此，茯苓在治疗乳房部湿疹中，既是直接利用其渗湿利水的特性，也是借助其健脾安神的功效，从多方面综合调治，可达到标本兼治的治疗效果。

刘丽芳指出，本病在健脾化湿、祛风止痒的基础上应兼顾调畅肝气。常以柴胡调达少阳之木气，木能疏土，结聚之饮食自消化也。柴胡疏泄肝气有助于脾胃正常运化，气血生化有源，有助于濡养肌肤，促进正气恢复，祛邪外出，同时水液代谢正常，可避免湿邪产生，是治疗乳房湿疹肝郁脾虚型的良药。

刘丽芳指出，对于乳房部湿疹瘙痒甚者，以荆芥、防风伍用可取良效。《本草求真》云："荆芥不似防风气不轻扬，驱风之必入人骨肉也，是以宣散风邪，用以防风之必兼用荆芥者，以其能入肌肤宣散故耳。"炒芥穗入血分，清散血分郁热，引邪外透；防风走气分，为祛风之圣药，散风以止痒。刘丽芳指出，有过敏病史及指征者，此药对与过敏煎伍用，其效更彰。

此外，对于乳房湿疹的预防和治疗，需综合考虑患者的具体病理情况，并选择适当的治疗策略。例如，在选用外用药物时，应优先考虑刺激性较低、渗透性适中的制剂，以保护乳房皮肤的自然屏障。同时，治疗过程中应密切监控药物的使用效果和皮肤反应，一旦出现红肿、疼痛等不良反应，应立即调整或停止使用相关外用药物。

刘丽芳认为本病属过敏性疾病，常易复发，在治疗的基础上应注意预防调摄，减少食用鱼、虾、蟹和豆制品、牛羊肉、竹笋等腥膻发物，清淡饮食，保持大便通畅；忌饮酒、辣椒、咖啡等辛辣兴奋助热之品；哺乳期妇女要养成良好的哺乳习惯，注意哺乳方法，保持婴儿的口腔卫生，穿着棉织品内衣并勤洗勤换，以减少对乳头的物理性刺激；放松精神，保持情绪稳定，心情舒畅，正确对待疾病，积极治疗，尽量避免紧张、疲劳，减少搔抓。

【病案举隅】

蒋某，女，43 岁。2020 年 7 月 17 日初诊。

[主诉]　双乳皮肤起红斑、丘疹、渗出伴瘙痒 1 个月。

[病史]　患者诉 1 个月前无明显诱因双乳部皮肤出现红斑、丘疹、渗出，伴剧烈瘙痒，灼热疼痛感明显，自行外用皮肤修复液等药物后未见明显好转，故来我院。刻下症见：双乳部皮肤红肿，伴渗出，皮肤瘙痒，灼热疼痛，眼干眼痒，纳可，夜寐差，二便正常。舌淡红，苔黄腻，脉弦滑。

[专科检查]　双乳部皮肤可见弥漫性红斑，色鲜红，境界不清，部分融合成片，上可见大量丘疹、水疱，部分破溃，渗出明显，皮温稍高，皮损呈对称分布。

[中医诊断]　湿疮。

[中医辨证]　湿热蕴结。

[西医诊断]　湿疹。

[治法]　清热利湿止痒。

[处方]　龙胆泻肝汤加减×7 剂。

[药物组成]

龙胆 5 g	栀子 10 g	黄芩 10 g	柴胡 6 g
生地黄 10 g	当归 10 g	牡丹皮 10 g	萆薢 10 g
薏苡仁 15 g	地肤子 10 g	泽泻 10 g	茯苓 10 g
车前子 10 g	蒺藜 10 g	甘草 5 g	

水煎服，每天 1 剂，早晚分服。

[外治]　矾冰液（院内制剂）外敷。

[二诊]　2020 年 7 月 25 日。患者诉瘙痒较前稍缓解，渗出减少，仍有少量新发丘疹、水疱，夜寐差。舌淡红，苔黄腻，脉弦滑。查体：双乳部皮

肤弥漫性红斑颜色较前变淡，上可见少量新发丘疹、水疱，渗出减少，皮温稍高。

[处方]　上方加酸枣仁5g、柏子仁10g，继服7剂。

[外治]　继续予以矾冰液（院内制剂）外敷。

[三诊]　2020年8月3日。患者无新发丘疹、水疱，无明显渗出，偶感瘙痒，夜寐可。舌淡红，苔薄黄，脉弦滑。查体：双乳部皮肤皮疹消退，疹色变淡，未见明显渗出，皮温正常。

[处方]　消风散加减×14剂。

[药物组成]

当归10g	生地黄10g	防风10g	蝉蜕3g
知母10g	川芎10g	荆芥10g	苍术10g
牛蒡子10g	地肤子10g	薏苡仁15g	茯苓10g
甘草5g			

服上方14剂后，瘙痒减轻，皮肤润泽，未见新发皮损，达临床治愈。

按语：本案患者所患疾病为急性乳房湿疹，属"浸淫疮"范畴，多因风湿热之邪客于肌肤而成。湿邪为阴邪，重浊下注，易与热邪相结，蕴结肌肤，阻塞气血运行，故见皮肤红肿、丘疹泛发。辨证为湿热蕴结证，治以清热利湿止痒，内服药物使用龙胆泻肝汤加减，取其清利湿热之效。外治方面遵循皮肤病"以湿治湿"的治疗原则，使用矾冰液，其中，白矾解毒杀虫，燥湿止痒，冰片消肿止痛，共助皮疹消退。二诊患者诉瘙痒较前稍缓解，渗出减少，但仍有少量新发丘疹、水疱，考虑湿邪未净，继以前方清热利湿。患者因瘙痒难以入眠，故增加酸枣仁，柏子仁养心安神助眠。三诊时已无新发丘疹、水疱，无明显渗出，仅感瘙痒，考虑祛风止痒兼清余热。止痒必先疏风，故以荆芥、防风、牛蒡子、蝉蜕之辛散透达，疏风散邪，使风去则痒止，共为君药。伍以地肤子渗利湿热止痒，知母清热泻火，以上俱为臣药。然风热内郁，易耗伤阴血；湿热浸淫，易瘀阻血脉，故以当归、生地黄、川芎养血活血，并寓"治风先治血，血行风自灭"之意为佐。因患者进服大量苦寒之品，恐伤及脾胃，故予以茯苓、薏苡仁，在清利湿热的同时，辅助保护脾胃，防止苦寒药物对脾胃的过度损伤。甘草清热解毒，和中调药，为佐使。综上所述，本案例以清热利湿为重，结合内服与外敷的治疗策略，有效地控制了疾病进展。

乳房部带状疱疹

【概述】

带状疱疹是由水痘-带状疱病毒引起的急性疱疹性皮肤病，本病常突然发生，表现为成群的密集性小水疱，沿一侧周围神经作带状分布，常伴有神经痛和局部淋巴结肿痛，愈后很少复发。因状如蛇行，故又名蛇串疮。汉代马王堆帛书之中的《五十二病方》最早记载该病。其皮疹以肋间神经区为多见，常累及妇女乳房皮肤，即乳房带状疱疹。

【病因病机】

西医认为本病由水痘-带状疱疹病毒引发，人类是此病毒的唯一自然宿主，初次暴露于该病毒时，可表现为水痘或无症状感染，随后病毒驻留在脊髓后根神经节的神经元内。在受到特定诱发因素如创伤、疲劳、恶性肿瘤等免疫功能低下状态，或使用免疫抑制剂治疗的影响下，这些潜伏的病毒会重新活化，进行复制，并引发所在神经节的炎症与坏死，导致神经痛。该活化病毒沿神经纤维扩散至皮肤，形成典型的带状疱疹，表现为局限性的节段性水疱疹。

《医宗金鉴》云："缠腰火丹蛇串名，干湿红黄似珠形，肝心脾肺风热湿，缠腰已遍不能生。"《证治准绳·疡医·卷之四·腰部》云："绕腰生疮，累累如珠何如？曰：是名火带疮，亦名缠腰火丹。由心肾不交，肝火内炽，流入膀胱，缠于带脉，故如束带。"中医学认为蛇串疮病因是由于情志内伤、饮食失调、肝胆不和，气滞湿郁，化热化火，湿热火毒郁阻经络，外攻皮肤所致。本病病机初起多为湿热困阻，中期多为湿毒火盛，后期多为火热伤阴、气滞血瘀或脾虚湿阻，余毒不清。

刘丽芳指出乳房带状疱疹发病多责之于肝脾二脏。气机畅通依赖于肝气条达，肝失疏泄，气血瘀滞，久而化火，肝经火毒，外溢肌肤而发；脾为后天之本，饮食不节，脾失健运湿邪内生，蕴湿化热，湿热内蕴，外溢肌肤而生；年老体虚者，湿热毒盛气血瘀滞，以致疼痛剧烈，病程迁延。

【临床表现】

按病程发展可分为 3 期：前驱期、疱疹期、后遗神经痛期。

1. 前驱期　起病突然，持续 3～5 天，除疲乏、低热等全身不适外，多诉乳房、胸胁疼痛，而偶有诉烧灼感和感觉异常。

2. 疱疹期　疱疹期出现数片成群但不融合的粟粒至绿豆大的丘疹、丘疱疹，迅即变为水疱，疱液澄清，疱壁紧张、发亮，周围有红晕。皮损多发生在一侧乳房，一般不越过中线而至对侧乳房。在正常情况下，病程约在 2 周，一般不超过 1 个月。

3. 后遗神经痛期　带状疱疹后遗神经痛是指急性带状疱疹患者疱疹消退后疼痛持续 3 个月以上者。

刘丽芳认为，本病在前驱期时尚无特征性皮损改变，仅表现为疼痛、灼热等不适，需与急性乳腺炎、乳房囊肿、结节等乳房疾病引起的疼痛鉴别，通过触诊或彩超等辅助检查可以发现囊肿或结节的存在，血常规可排除细菌感染性乳腺炎，且其他乳房疾病但通常无乳房带状疱疹沿神经分布的特征性疼痛，且分布范围更广，不局限于一侧。

【辨证论治】

（一）内治法

1. 肝经郁热证

[证候]　皮损鲜红，灼热刺痛，疱壁紧张，伴口苦咽干，心烦易怒，大便干燥，小便黄。舌质红，苔黄，脉弦滑数。

[治法]　清泄肝火，解毒止痛。

[用方]　龙胆泻肝汤或柴胡清肝汤加减。

[常用药物]　龙胆、栀子、黄芩、柴胡、生地黄、泽泻、当归、车前子、木通、甘草等。

[加减]　见血疱者，加水牛角粉、牡丹皮；疼痛明显者，加制乳香、制没药；大便干结者，加生大黄。

2. 脾虚湿蕴证

[证候]　皮损色淡，疼痛不显，疱壁松弛，口不渴，食少腹胀，大便时溏。舌淡，苔白或白腻，脉沉缓或滑。

[治法]　健脾利湿，解毒止痛。

[用方]　除湿胃苓汤加减。

[常用药物]　苍术、厚朴、陈皮、猪苓、泽泻、赤茯苓、白术、滑石、

防风、栀子、木通等。

[加减] 糜烂渗液者，加六一散、生地榆；纳差者，加神曲、炒麦芽；腹胀者，加大腹皮、炒枳壳；皮疹消退，疼痛不止者，加柴胡、郁金、延胡索。

(二) 外治法

1. 前驱期 宜清热解毒，敛湿止痛，可采用外洗法进行治疗。可用紫草30 g，野菊花30 g，蒲公英20 g，地榆30 g，苦参30 g，大黄30 g，每天1剂，煎水待冷后洗浴患处；或玉露膏外敷；或鲜马齿苋、玉簪叶捣烂外敷。

2. 疱疹期 水疱未溃破可用三黄洗剂外搽。若水疱不破，可用三棱针或消毒针头挑破，使疱液流出，以减轻胀痛；水疱已溃破，渗液少，可在湿敷的间歇期外搽青黛膏；水疱干燥结痂仍感疼痛者矾冰液外涂。

3. 后遗症期 遗留神经痛者，可应用针刺疗法如火针疗法、围刺疗法、刺络拔罐法等可明显减轻疼痛，缩短病程。

【诊疗思路】

刘丽芳指出，乳房带状疱疹发病部位为肝经循行之处，故带状疱疹可从肝辨治。肝为刚脏，肝主疏泄，主调畅气机，若疏泄不及，则肝气升发受限，易致肝气郁结，久则化热或阻滞气血，郁热发于肌表则见红斑水疱，阻滞经络则见疼痛不适；肝主藏血，肝血不足，肝脏失于濡养，表现于外则见肌表麻木疼痛。治宜清肝泻火，解毒止痛。《金匮要略》云："夫治未病者，见肝之病，知肝传脾。"肝为五脏之贼，善恃强凌弱，故肝病则五脏六腑皆可受累。肝木易克脾土，易形成肝脾不调之证，脾运化失职，湿邪内生，进一步转化为湿热，也会外溢至肌肤造成损害，治宜健脾利湿，解毒止痛。故乳房带状疱疹的诊治需综合考虑肝脾二脏的调理，同时考虑患者体质差异，采取个体化治疗策略，既清热利湿又扶正祛邪，以期达到最佳治疗效果。

【跟师心得】

刘丽芳认为乳房带状疱疹多属肝经郁热。肝胆不和，气滞湿郁，化热化火，湿热火毒郁阻经络，攻于皮肤可致疱疹外发，常用龙胆泻肝汤加减。龙胆既泻肝胆实火，又泻肝胆湿热，同时能引药入肝，因其为大苦大寒之品，用量不宜过多，刘丽芳多以5 g为宜，苦寒败胃，同时应注意顾护胃气，多用薏苡仁、白术等和之；黄芩清少阳于上，栀子泻三焦于下，二味苦寒清热，共助主药以泻肝胆经实火；车前子、木通、泽泻导热下行，使邪有出路，湿邪无留，以防湿热壅滞于下焦；肝经郁热化火伤阴，当归、生地养血益阴柔肝，使邪去不伤阴血；柴胡作为使药，疏泄肝胆之气；甘草之甘以缓肝急，并调和本方苦寒之气。疼痛甚者，加延胡索 15 g。延胡索擅活血行气止痛，可理一身内外上下诸痛，为活血利气之要品，针对带状疱疹疼痛之瘀滞肝经尤为合适。与大青叶相伍，大青叶清热解毒、凉血消斑，延胡索活血行气止痛，可收气血同治之功。水疱较多，糜烂渗液者，加板蓝根 15 g。湿热困阻，湿郁化热，损伤经络，不通则痛，可见红斑、水疱。板蓝根可清热解毒，缓解局部的红肿、疼痛等症状，配伍连翘等清热之品，可加强清热解毒，凉血消疮之功。刘丽芳亦指出，乳房部带状疱疹常以老年人为主，多见皮损色淡，疼痛不显，此时多以黄芪 15 g 益气托毒外出，促进瘀血活化之功效，对于乳房部带状疱疹所导致的局部气血不畅、免疫力低下有显著的改善作用。配合三棱、莪术等活血通络，使气血流畅，血随气行，开塞通瘀而止痛；更可加白术、茯苓、山药等以资生化之源。此外，黄芪的利水消肿作用亦能辅助减轻因疱疹引起的局部肿胀感，加速病损恢复。因此，在治疗乳房部带状疱疹中，黄芪通过补中益气，强化机体的自身恢复能力和抵抗外邪的能力，展现出良好的临床疗效，其药性平和，对于老年带状疱疹或后遗神经痛气虚体质的患者可长期使用。

生活起居方面，刘丽芳指出应注意饮食、生活及精神方面的调摄，饮食应以清淡为主，不宜食用辛辣、鱼腥等刺激性的食物，多吃水果等富含维生素的食物；增强体质，提高机体免疫功能；患处要防止摩擦，局部保持清洁干燥，以防止继发感染；避免精神刺激，培养宽阔胸怀，保持开朗的心态、乐观的情绪，也是预防带状疱疹的一项重要内容。

【病案举隅】

李某，女，66 岁。2019 年 12 月 9 日初诊。

[主诉] 右侧胸胁部红斑、水疱伴疼痛 5 天。

[病史] 患者诉 5 天前无明显诱因右侧胸胁部皮肤出现红斑、水疱，约黄豆大小，簇状分布，伴针刺样疼痛，夜晚加重，影响睡眠，遂来我院就诊。刻下症见：右胸胁部红斑、水疱，伴针刺样疼痛，无发热，纳可寐差，

二便正常。舌红，苔黄腻，脉弦数。

　　[查体]　右侧胸胁部皮肤可见簇集性红斑、水疱，疱壁紧张，疱液清亮，约米粒至黄豆大小，皮温略高，触痛明显，皮损沿单侧神经分布区呈片带状分布，不超过人体前后正中线。

　　[中医诊断]　蛇串疮

　　[中医辨证]　肝经郁热。

　　[西医诊断]　乳房部带状疱疹

　　[治法]　清泄肝火，解毒止痛。

　　[处方]　龙胆泻肝汤加减×7剂。

　　[药物组成]

龙胆 5 g	黄芩 10 g	栀子 10 g	车前子 10 g
泽泻 10 g	木通 10 g	当归 10 g	生地黄 10 g
醋柴胡 10 g	板蓝根 15 g	大青叶 10 g	丝瓜络 10 g
延胡索 10 g	牡丹皮 10 g	薏苡仁 15 g	甘草 5 g

水煎服，每天1剂，早晚分服。

　　[外治]　无菌针头挑破水疱，矾冰液湿敷；疱疹净（院内制剂）外擦。

　　[二诊]　2019年12月16日。患者无新发皮损，水疱破裂，部分结痂，疼痛较前加重，余同前。

　　[处方]　上方去车前子，加乳香10 g，没药10 g，7剂。煎服法同上。

　　[外治]　继续予疱疹净（院内制剂）外擦。

　　[三诊]　2019年12月23日。原皮损消退结痂，仍感绷紧、疼痛，寐差，余同前。

　　[处方]　桃红四物汤加减×7剂。

　　[药物组成]

熟地黄 10 g	当归 10 g	赤芍 10 g	川芎 10 g
桃仁 10 g	红花 10 g	制香附 10 g	延胡索 15 g
黄芪 15 g	党参 15 g	茯神 10 g	合欢皮 15 g

煎服法同上。

　　[外治]　止痒润肤乳外涂。

　　[四诊]　疼痛较前明显减轻，夜寐转安，继以上方7剂，煎服法同前。

上方继服 7 剂后，疼痛减半，夜寐转安，临床治愈。

按语：患者老年女性，以右侧胸胁部红斑、水疱伴疼痛 5 天为主诉，经诊断为乳房部带状疱疹，中医称为蛇串疮，属于肝经郁热证。肝失疏泄，火毒蕴结于肝经，沿经络外溢至皮肤，表现为局部红斑、水疱，并伴有针刺样剧痛。肝经行走于乳房，故病变局限于胸胁部，不超过体正中线。初诊时治以清泄肝火、解毒止痛，方用龙胆泻肝汤加减，其中龙胆、黄芩清泄肝胆火毒；栀子、生地黄凉血解毒，车前子、泽泻利湿清热。由于带状疱疹所致剧痛显著，加入延胡索止痛。外治使用疱疹净，助于局部病损疼痛缓解。矾冰液外用有清热解毒、镇痛收敛之效。二诊患者水疱破裂部分结痂，疼痛加剧，去除车前子，加入乳香、没药增强活血化瘀，缓解疼痛。《医学衷中参西录》云："乳香、没药同为疮家之要药，可治一切疮疡肿疼，或其疮硬不疼。"乳香性微温，味辛、苦，善行气止痛兼以活血，没药性平，味辛、苦，能化瘀以理血，二者相须为用，气血同治，使活血止痛之效倍增。至第三诊，皮损消退结痂，但疼痛仍存，考虑因血虚肝旺，湿热毒蕴，导致气血凝滞，经络阻塞不通，以致疼痛剧烈，方案调整为桃红四物汤加减，以熟地黄、当归养血活血，配合桃仁、红花破血行瘀，延胡索继续用以强化止痛作用，黄芪、党参益气而能托毒外出，茯神凝心安神。外治方面，调整为止痒润肤乳有滋润舒缓镇痛效果。四诊疼痛减轻，夜寐转安，为正气渐充之象，故续以前方巩固疗效。纵观整个治疗过程，采用内外合治的方法，及时根据病情变化做出调整，彰显了中医治疗的辨证施治和因时制宜，通过清泄肝火，清热解毒，活血化瘀之法，取得良效。

第四章

验方解析

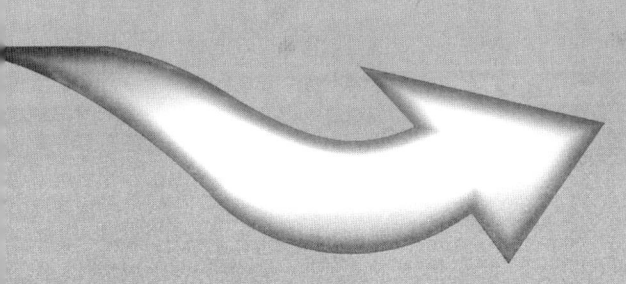

第一节 柴芍乳癖汤组方思路及临床应用

【药物组成】

柴胡 10 g	当归 10 g	瓜蒌皮 10 g	党参 10 g
茯苓 10 g	白术 10 g	甘草 5 g	夏枯草 10 g
橘核 10 g	青皮 10 g	山慈菇 10 g	浙贝母 10 g
蒲公英 15 g	三七 3～5 g		

【功用】

疏肝行气、化痰散结。

【主治病症】

乳腺增生之肝郁气滞证或肝郁痰凝证。

【组方思路】

乳腺增生症在中医学中属于"乳癖"范畴。刘丽芳认为乳腺增生必有肝郁之因，无郁不成乳癖。《丹溪心法·六郁》云"气血冲和，万病不生，一有怫郁，诸病生焉，故人身诸病，多生于郁"。而人的情志活动全赖肝之条达，肝气宜条达、升发。若肝失疏泄，则气机郁结。气机郁结则乳络不通，不通则痛。故临床常见乳房疼痛，胸闷不舒之症。此外，《疡科心得集·辨乳癖乳痰乳岩论》还提到"乳中结核，何不责阴阳而责肝，以阳明胃土，最畏肝木，肝气有所不舒，胃见木之郁，唯恐来克，伏而不阳，肝气不舒，而肿硬之形成"。肝郁日久会困遏脾土，脾胃运化失职，水液停聚成湿为痰。且"气为血之帅""气行则血行"，肝郁气滞进一步引起血液运行不畅，停而为瘀。肝失疏泄，则气滞、痰凝、瘀血相兼为患，结于乳络，故临床常见结节、肿块，常伴有疼痛等症状。故刘丽芳认为疏肝理气，健脾化痰为治疗乳腺增生的基本治法。

柴芍乳癖汤方中既有柴胡、白芍疏肝柔肝，一舒一敛，使肝气不滞，阴血又能固守，相互为用，疏肝而不伤阴血，敛肝而不瘀滞气机。青皮、瓜蒌皮、橘核疏肝行气活血，当归、白芍、三七可活血养血。党参、白术、茯苓以益气健脾化痰，山慈菇、夏枯草、蒲公英化痰散结，共奏疏肝理气，健脾化痰之功。

【用药加减】

临床若见痛经者，则加五灵脂、蒲黄。口苦心烦者，加栀子、佛手。乳房痛甚者，加延胡索、丹参。若乳癖患者术后则还可加用三七粉增强止血效力。

【病案举例】

彭某，女，23岁。2023年3月1日初诊。

[主诉] 双乳疼痛半年。

[现病史] 患者于半年前因工作后反复出现双乳胀痛不适，情绪变化时疼痛明显，经前胀痛尤为明显。刻下症见：胸闷不舒，夜寐难以入睡，饮食欠佳，二便调。痛经，月经周期正常，月经量少，偶有血块。舌淡红，苔薄白，脉弦。

专科检查：双乳形态对称，外观无畸形，可扪及腺体呈片块状增厚，双乳散在结节感，压痛明显。

[辅助检查] 乳腺彩超示：双侧乳腺小叶增生。

[中医诊断] 乳癖。

[中医辨证] 肝郁气滞。

[西医诊断] 乳腺增生症。

[中医治法] 疏肝行气，活血止痛。

[处方] 柴芍乳癖汤加减×21剂。

[药物组成]

柴胡 10 g	白芍 15 g	当归 10 g	麸炒青皮 6 g
党参 10 g	浙贝母 10 g	瓜蒌皮 10 g	合欢皮 10 g
茯苓 10 g	白术 10 g	延胡索 15 g	川楝子 6 g

每天 1 剂，水煎服，早晚温服。经期停服。

［外治］　予乳增宁贴膏（院内制剂）贴敷乳房痛处。嘱患者平素适度运动、多与人交谈以舒缓心情。

2023 年 3 月 21 日二诊：患者诉服中药后疼痛明显减轻，仍入睡困难，食欲转佳，行经第 1 天稍有疼痛，无血块，余症同前。予初诊方中去延胡索、川楝子，加酸枣仁、柏子仁各 15 g。共 21 剂，煎服法及外治同前。

2023 年 4 月 12 日三诊：患者诉服上方后已无明显不适。予以柴胡疏肝散加酸枣仁、瓜蒌皮 15 g。煎服法同前，不用外治。半年后随访患者诉已无乳房疼痛，乳腺彩超未见明显异常。

按语：本案患者青年女性，双乳胀痛且情绪变化时加重，必是肝气郁滞之象。患者饮食欠佳，肝之病最易犯脾，木郁克土所致；此外肝气郁结，津液血液运行也将滞缓，瘀血、痰凝由之而生，故行经时可见血块，触诊时有散在结节感。脉弦进一步提示肝气郁滞之病机。综上辨为肝郁气滞证，方予以柴芍乳癖汤加减以疏肝行气，化痰散结。《外证医案汇编·乳胁腋肋部》云："治乳症，不出一气字定之矣。"患者主要因肝气郁滞所致，故以疏肝行气化滞为先，且疼痛尤为明显，故加用延胡索、川楝子以疏肝行气止痛；患者情绪抑郁，以合欢皮行气解郁，并予情志疗法以开解郁结之气。外治乳增宁贴膏也具有活血行气之效果，利用外治之药力直达病所以行气止痛。二诊时疼痛缓解，但未消除，说明仍有郁滞之机，但久用过用行气活血之品，恐有伤阴化燥之弊，且疼痛缓解，故去延胡索、川楝子。入睡困难予以酸枣仁、柏子仁补养心神兼养肝血。三诊时，症状虽无，但恐其复发，予以行气之力稍缓之柴胡疏肝散以巩固疗效。本案治疗从疏肝解郁出发，紧扣肝郁气滞，气机运行失常的病机特点，据症选方，根据病情变化灵活加减用药，共奏疏肝理气，行气散结之效，使肝气畅达，诸证自消。

第二节　消痈乳康系列方组方思路及临床应用

一、消痈乳康汤 1 号方

【药物组成】

瓜蒌皮 10 g	牛蒡子 10 g	金银花 10 g	蒲公英 10 g
柴胡 10 g	王不留行 10 g	浙贝母 10 g	陈皮 10 g
天花粉 10 g	赤芍 15 g	当归 10 g	炒麦芽 30 g
鳖甲 10 g	皂角刺 10 g	甘草 6 g	连翘 10 g

【功用】

清热消肿，通络散结。

【主治病症】

非哺乳期乳腺炎之阳证。

【组方思路】

消痈乳康汤 1 号方为治疗急性乳痈名方瓜蒌牛蒡汤化裁而来，方中瓜蒌皮具有清热化痰，宽胸散结之功，为行胸中之气之要药。《药品化义》云："牛蒡子能升能降，力解热毒，味苦能清火，带辛能疏风，主治上部风痰……诸毒热壅，马刀瘰疬，颈项痰核。"二者合用能散解乳中壅塞之气，清解乳中郁遏之火。金银花、连翘、蒲公英、天花粉为清热解毒，消热毒痈疽之要药，故增此四药以增清热解毒之力。《灵枢·痈疽》云："营卫稽留于经脉之中，则血泣而不行，不行则卫气从之而不通，壅遏而不得行，故热。大热不止，热盛则肉腐，肉腐则为脓……故命曰痈。"营卫不和，乃为痈疽发病的重要病机。《本草经疏》云："牛蒡子辛能散结，苦能泄热，热结散则脏气清明……卫气必壅，壅则发热，辛凉解散则表气和。"此方中以牛蒡子可疏通卫气，金银花、连翘、柴胡也具有疏散卫气之功，使卫气运行通顺，布达于外。并取赤芍、当归清热凉血、活血化瘀之功，以使营血运行通畅，解血热壅塞之机。营卫通达，则痈疽自消。此外，以皂角刺消肿托毒排脓，祛邪外出。鳖甲为软坚散结之要药，促进结块消散，其滋阴之性还可防辛散药物耗阴动血之弊。乳中痈疽，必有乳络壅塞之机，故以理气之剂陈皮和大剂量麦芽疏通乳络。甘草调和诸药，使药力协调。

【用药加减】

若疼痛较甚者，加半枝莲 10 g、重楼 10 g 以清热止痛；若皮温、体温较高者加生石膏 20 g、知母 10 g；若口渴者，加芦根 10 g。

【病案举例】

廖某，女，32 岁。2023 年 3 月 18 日初诊。

［主诉］　发现右乳肿块 5 天。

［现病史］　患者诉 5 天前因食用海鲜后突然出现右乳肿块，伴有红肿疼痛不适，于外院行右乳肿块穿刺活检术，术后病检示：（右乳）肉芽肿性小叶性乳腺炎。经人介绍来我院门诊就诊。刻下症见：右乳肿块，患处皮肤红，伴有轻微疼痛不适。饮食可，夜寐欠佳，大小便正常。舌淡红，边有齿痕，苔黄腻，脉弦。

［专科检查］　右乳可见穿刺口，无液体渗出，右乳 11 点距离乳头 5 cm 处可扪及一大小约 2.5 cm×2.5 cm 肿块，质硬，轻压痛。

［辅助检查］　乳腺彩超示：右乳低回声区，考虑乳腺炎性改变，BI-RADS 3 类。

［中医诊断］　粉刺性乳痈。

［中医辨证］　肝郁化热。

［西医诊断］　肉芽肿性小叶性乳腺炎。

［治法］　疏肝泻火，消肿散结。

［处方］　消痈乳康汤 1 号方加减×14 剂。

瓜蒌皮 10 g	牛蒡子 10 g	金银花 10 g	蒲公英 15 g
柴胡 10 g	王不留行 10 g	浙贝母 10 g	陈皮 10 g

天花粉 10 g	赤芍 10 g	当归 10 g	炒麦芽 30 g
鳖甲 15 g	甘草 6 g	皂角刺 10 g	连翘 10 g
合欢皮 15 g			

水煎服，每天 1 剂，1 天 2 次。

[外治]　外用矾冰液（院内制剂，由明矾、冰片组成）调敷如意金黄散外敷肿块。

2023 年 4 月 1 日二诊：服用上方后，肿块较前明显变小，皮肤已无红肿，已无疼痛，但仍夜寐难以入睡。予以前方去皂角刺、天花粉，加用酸枣仁 20 g，其余药物不变，继服 14 剂，外治同前。

2023 年 4 月 15 日三诊：诉服用上方后，已自行触及不到肿块，夜寐可。予以前方去金银花、连翘，加用佛手 10 g、枳实 10 g，继服 14 剂以巩固疗效。不予以外治。

随诊至 2024 年 4 月未复发。

按语：外科辨证首辨阴阳，本案患者肿块突发，且患处红肿疼痛，当属阳证。刘丽芳喜用消痈乳康汤 1 号方治疗肉芽肿性小叶性乳腺炎阳证，其具有疏肝清热，通络散结之功，正中肉芽肿性小叶性乳腺炎阳证之肝经蕴热，邪阻乳络之机，可使热毒得清，滞气得顺，乳络得通。二诊由于肿块缩小，清消之法疗效显著，故去具有托毒排脓之皂角刺、天花粉，另睡眠不佳，故重用酸枣仁。三诊时肿块已消，肉芽肿性小叶性乳腺炎为一较易复发之病，此时邪热已除，故去金银花、连翘。恐邪恋乳络，故继续予以疏肝行气通络之法巩固疗效，防止复发。

二、消痈乳康汤 2 号方

【药物组成】

鹿角霜 10 g	淫羊藿 10 g	熟地黄 10 g	炒芥子 10 g
柴胡 10 g	金银花 10 g	蒲公英 30 g	薏苡仁 30 g
炒麦芽 30 g	浙贝母 10 g	法半夏 10 g	香附 10 g
王不留行 10 g	三棱 10 g	莪术 10 g	甘草 5 g

【功用】

温阳解毒，疏肝清热。

【主治病症】

非哺乳期乳腺炎之半阴半阳证。

【组方思路】

消痈乳康汤 2 号方中鹿角霜可"补肝肾，又能发痘消肿毒"，而淫羊藿性味辛甘，可补肾助阳，《冯氏锦囊秘录》云其可"治痘绝阳不起。"二者不仅具有助阳化气之功，使痰凝、瘀血等阴寒病理产物由有形变无形，还有发散邪气，托毒外出之力，使深伏于体表之邪透达而出。阳得阴助，方能生化无穷，故加熟地黄取"阴中求阳"之意。金银花、蒲公英、薏苡仁为清热解毒，消痈散结之要药，尤其是蒲公英有"乳痈圣药"之称，而薏苡仁以消肺痈、肠痈闻名，刘丽芳认为其消乳痈之力也较强，故将二者大剂量使用以增消痈之力，而轻用银花为恐寒凉过度，具有敛邪之弊。乳房结块，必有乳络不通之病机，故以大剂量麦芽配以行气之三棱、莪术、王不留行以通畅乳络。此外，刘丽芳认为半阴半阳证必有痰毒为患，因有痰邪故肿块胶着难化，故方中还以法半夏、浙贝母、炒芥子以消皮里膜外之痰。方中柴胡一是取其引经之意；二是取其疏散肝火之用。诸药合用，以令痰饮、毒邪消散，正气旺盛，恢复机体阴阳平衡。

【用药加减】

肿块成脓者，加黄芪、皂角刺、当归托毒透脓；切开排脓后创口难愈合者，加当归、黄芪、白芍等补气养血之品，寓补托之意；日久不成脓、肿块不红、质韧硬者，可加仙茅温肾助阳。

【病案举例】

沈某，女，29 岁。2022 年 5 月 10 日初诊。

[主诉]　发现右乳肿块 2 周。

[现病史]　患者自诉于 2 周前因受外力撞击后右乳突然出现肿块，无

恶寒发热等不适。随后于长沙某三甲医院行病理穿刺提示：（右乳）肉芽肿性小叶性乳腺炎。并予以左氧氟沙星治疗 1 周，无明显好转，经人介绍来我院门诊就诊。刻下症见：右乳肿块，无恶寒发热不适，平素易感疲劳，一般情况可。舌淡红，边有齿痕，苔薄白，脉弦。

［专科检查］ 右乳头凹陷，右乳 8 点可扪及一大小约 4 cm×3 cm 肿块，皮色稍红，质地坚硬，边界不清，轻压痛。

［中医诊断］ 粉刺性乳痈。

［中医辨证］ 半阴半阳。

［西医诊断］ 肉芽肿性小叶性乳腺炎。

［治法］ 温阳解毒，疏肝清热。

［处方］ 消痈乳康汤 2 号方加减×14 剂。

［药物组成］

鹿角霜 10 g	淫羊藿 10 g	熟地黄 10 g	炒芥子 10 g
柴胡 10 g	金银花 10 g	蒲公英 30 g	薏苡仁 30 g
炒麦芽 30 g	浙贝母 10 g	法半夏 10 g	香附 10 g
王不留行 10 g	三棱 10 g	莪术 10 g	甘草 5 g

水煎服，每天 1 剂，1 天 2 次。

［外治］ 嘱患者外敷药渣。

2022 年 5 月 23 日二诊：服用上方后，患者诉偶有刺痛，余况同前。于上方中去法半夏、浙贝母，并加用肉桂 6 g、石见穿 10 g。继服 14 剂。继续外用药渣敷患处。

2022 年 6 月 1 日三诊：患者诉 3 天前疼痛开始加重，肿块较前增大。专科查体见患处皮肤明显变软，皮色鲜红，皮温高，有波动感。予以门诊行右乳切开排脓术，并嘱患者继续将上方服用完后改用下方：

黄芪 30 g	党参 10 g	当归 15 g	白术 15 g
赤芍 10 g	川芎 10 g	天花粉 10 g	皂角刺 10 g
薏苡仁 15 g	蒲公英 15 g	甘草 5 g	

14 剂。嘱患者定期换药。

2022 年 6 月 20 日四诊：引流口已闭合，右乳仍有肿块，大小约 1.5 cm×1.5 cm，舌脉同前。予以消痈乳康汤 2 号方原方 21 剂。外用药渣敷患处。

2022 年 7 月 10 日五诊：患者诉 3 天前发现已触及不到肿块。予以乳腺彩超复查未见明显占位性病变。予以八珍汤加减 14 剂以巩固疗效，药用：

党参 15 g	白术 15 g	茯苓 15 g	当归 10 g
熟地黄 10 g	川芎 10 g	白芍 10 g	枳实 6 g
陈皮 10 g	甘草 5 g		

按语：本案患者病初肿块稍红而又不痛不肿，当属半阴半阳证。故初诊时治以温阳解毒，疏肝清热，使用消痈乳康汤 2 号方加减。刘丽芳认为治疗外科疾病时，应顺势而为，若肿块有化脓迹象时，应促使肿块尽快化脓，缩短病程，而肿块无化脓迹象时则应使用内消之法。二诊时肿块未有变化，偶有刺痛应为肿块化脓表现。故加用温阳之药促使肿块化脓，而不去清热解毒之药则因本例患者病机仍有邪热为患，恐温阳太过助邪气增长；还可防止温阳药物带来的口腔溃疡、烦躁等热象表现。三诊时肿块已溃，故用托法促脓外泄。四诊时患者仅有肿块症状，但肿块仍呈半阴半阳之状，故予以消痈乳康汤 2 号方。五诊时肿块已消，但患者正气本虚，恐邪毒再犯，故予以八珍汤加减以巩固疗效。

三、消痈乳康汤 3 号方

【药物组成】

附片 10 g	猫爪草 10 g	炒芥子 10 g	熟地黄 10 g
柴胡 10 g	三棱 10 g	莪术 10 g	王不留行 10 g
炒麦芽 30 g	麻黄 5 g	海藻 10 g	薏苡仁 30 g
香附 10 g	蒲公英 15 g	炮姜 5～10 g	

【功用】

温阳补虚，行气化痰。

【主治病症】

非哺乳期乳腺炎之阴证。

【组方思路】

消痈乳康汤 3 号方为阳和汤化裁而来，方中取附片、炮姜温阳散寒之性，使停于乳络之阴寒、痰凝、瘀血等病理产物得以温化而散。阴阳互根，加用熟地黄滋补精血，以增阳气化生之源。麻黄《本草新编》云其"轻清而浮……理春间温病，消黑斑赤痛，祛荣寒"。用于此方可发散深伏于乳络之阴寒之邪，且可助附片、炮姜温阳之性由里透达于皮腠。《外科医案汇编·乳胁腋肋部》强调"治乳症，不出一气字定之矣"。阴寒结聚，其气必因寒而凝涩不通，故以破气消积之三棱、莪术，理气行血之香附破除壅塞之气。此外，刘丽芳认为外科阴证必有痰邪为患，痰邪不去，则有形积聚难除，故以炒芥子、猫爪草、海藻、薏苡仁化痰散结。此外结块之处，乳络必定不通，故还以炒麦芽、王不留行、蒲公英通畅乳络。

【用药加减】

若皮肤紫暗者，加桃仁 10 g、郁金 10 g；肿块久不化脓者，加皂角刺 10 g、淫羊藿 10 g、仙茅 10 g。

【病案举例】

王某，女，43 岁。2020 年 9 月 21 日初诊。

[主诉] 发现左乳肿块 3 天。

[现病史] 患者诉 3 天前无明显诱因突然出现左乳肿块，偶有刺痛，皮肤不红，皮温不高。外院彩超示"左乳混合回声改变，考虑乳房炎性病变，BI-RADS 4a 类"，已行 2 天抗感染等对症处理，疼痛较前缓解，肿块未见明显缩小。刻下症见：左乳肿块，皮色不红，皮温不高，易疲劳，纳寐欠佳，二便调，无恶寒发热及关节疼痛等症状。舌淡，苔薄白。脉细。

[专科检查] 于左乳 1 点方向距离乳头 6 cm 处可扪及一大小约 5.5 cm×3 cm 肿块，质地坚硬，边界欠清，活动度欠佳。

[中医诊断] 粉刺性乳痈。

[中医辨证] 阳虚痰凝。

[西医诊断] 非哺乳期乳腺炎。

[治法] 温阳补虚，行气化痰。

[处方]　消痈乳康汤 3 号方加减×21 剂。

[药物组成]

附片 10 g	炮姜 10 g	仙茅 10 g	炒芥子 10 g
熟地黄 15 g	柴胡 10 g	三棱 10 g	莪术 10 g
王不留行 10 g	炒麦芽 30 g	麻黄 5 g	薏苡仁 30 g
猫爪草 10 g	蒲公英 15 g		

水煎服，每天 1 剂，1 天 2 次。

[外治]　外用阳和膏外贴，每天 1 次。

2020 年 10 月 12 日二诊：服用上方后，出现口腔溃疡，肿块较前无明显变化，刺痛较前频繁。予以前方去仙茅 10 g，加党参 15 g、金银花 10 g、皂角刺 10 g、石见穿 10 g。继服 21 剂，外治同前。

2020 年 10 月 30 日三诊：患者诉 1 周前肿块开始变软，昨天肿块突然破溃，流脓血，量较少，质稀。脉搏较前有力。予以左乳肿块切开排脓术，内治予以托里消毒散合神功内托散加减：

黄芪 30 g	党参 15 g	白术 15 g	当归 10 g
茯苓 10 g	陈皮 10 g	木香 10 g	川芎 10 g
木香 6 g	皂角刺 10 g	桔梗 10 g	附片 10 g

14 剂，用法同前，嘱患者定期换药。

2020 年 11 月 12 日四诊：患者引流口未闭合，仍有少量脓液，脓液稠厚，予以上方去附片，加薏苡仁 15 g、天花粉 10 g。继服 14 剂。

2020 年 11 月 26 日五诊：患者引流口已闭合，已触及不到肿块，予以彩超检查示：左乳低无回声区，考虑治疗后改变。达到临床治愈标准，后续继予以消痈乳康汤 3 号方加减治疗 3 个月以防复发。

按语：本案患者病初时肿块漫肿不红，局部辨证当为阴证。故予以温阳补虚，行气化痰之消痈乳康汤 3 号方加减治疗。二诊之时患者服药后出现口腔溃疡，恐方中温阳之品较盛，故去仙茅，加用金银花清热。刘丽芳认为脓乃邪毒内化外出的一种方式，而温阳之法犹如"火烤冰块"，使坚硬阴寒之肿块尽快化脓成为液体排出体外。久不化脓，恐气之"鼓动之力"较弱，托毒之力不及，故加用党参补气，皂角刺、石见穿托毒外出。脓肿溃破后，脓液清稀，恐阴寒之僵块难以成脓，故予以神功内托散合托里消毒散以大补气血，行滞托毒。四诊时脓液稠厚，乃气血充盛之象，故予以去附片，加用薏苡仁、天花粉消痈排脓。五诊时，肿块已触及不到，彩超提示治疗后改变，刘丽芳认为此时已达到临床治愈水平，恐邪气来复，故继续予以消痈乳康汤3号方加减治疗3个月以防复发。

四、消痈乳康汤4号方

【药物组成】

金银花 10 g	黄芩 10 g	白术 10 g	浙贝母 10 g
连翘 10 g	玄参 10 g	牡蛎 10 g	茯苓 10 g
蒲公英 15 g	黄芪 10 g	紫花地丁 10 g	甘草 5 g

【功用】

清热解毒，消肿散结。

【主治病症】

妊娠期肉芽肿性小叶性乳腺炎之热毒壅盛证。

【组方思路】

刘丽芳认为妊娠期肉芽肿性小叶性乳腺炎常表现为突然出现乳房肿块，但在未发病之时便有正虚之因，痰湿瘀血伏于体内，且妇女妊娠，精血皆养其胎，当痰湿瘀血逐渐积聚或因饮食情志内伤之时，正气不能遏制体内积聚之邪，从而发病，并且表现出千里决堤不可遏止之态，常表现为突然出现巨大乳房肿块，邪气阻于乳络不得开泻，乳络阻塞不通，故而还可出现肿块区域红肿疼痛不适。此时当清解热毒，恐热毒炽盛损伤胎元，万不可使用补益之药助长邪气，毋犯"人参杀人无过"之误。消痈乳康汤4号方方中使用金银花、连翘、黄芩清解热毒，以防热毒炽盛由气到营，且黄芩具有安胎之性。热邪伤阴，故予以玄参养阴生津。肉芽肿性小叶性乳腺炎必有痰邪为患，痰热胶着，痰邪不去，则热邪难清，故予以浙贝母、茯苓化痰散结。白术为健脾安胎之药，用于此处也可健脾化痰。痈疽之病必用消痈散结之品，故予以蒲公英、紫花地丁消痈散结，再予以牡蛎软坚散结消散肿块。黄芪可托毒外出，促邪消散，但在妊娠期中不可重用，恐有助热之弊。全方集清热、化痰、散结、安胎之力，共奏清热解毒，消肿散结，十分适合妊娠期肉芽肿性小叶性乳腺炎热毒炽盛之证。

【用药加减】

若皮色较红，发热者，可加用石膏 10 g、芦根 10 g；若肿块化脓者，可加用天花粉 10 g 消肿排脓。

【病案举例】

周某，女，32 岁。妊娠 32 周。2021 年 3 月 16 日初诊。

[主诉]　发现左乳肿块伴疼痛 1 周。

[现病史]　患者于 1 周前无明显诱因出现左乳肿块，随后患处出现红肿疼痛。3 天前突然出现发热，于长沙市某医院行抗感染治疗，疗效不佳，故来我院寻求中医治疗。刻下症见：左乳肿块，伴有疼痛不适，夜寐欠安，纳差。舌淡红，苔薄黄，脉弦。

[查体]　体温：37.8 ℃，专科检查见左乳房明显增大，呈妊娠期改变，左乳外上象限皮色较红，于左乳 2 点距离乳头 6 cm 处可扪及一大小约 5 cm×3 cm 肿块，边界欠清，质地坚硬，压痛明显。

[中医诊断]　粉刺性乳痈。

[中医辨证]　肝经蕴热。

[西医诊断]　妊娠期肉芽肿性小叶性乳腺炎。

[处方]　消痈乳康汤 4 号方加减×14 剂。

[药物组成]

金银花 10 g	黄芩 10 g	白术 10 g	山药 10 g
浙贝母 10 g	连翘 10 g	玄参 10 g	牡蛎 10 g
蒲公英 10 g	茯苓 10 g	甘草 5 g	酸枣仁 10 g
紫花地丁 10 g			

水煎服，1 天 2 次，早晚温服。

[外治]　予以矾冰液联合如意金黄散调敷患处。

2021 年 4 月 2 日二诊：诉服上方后乳房疼痛较前明显好转，纳寐较前好转，舌脉同前。予以上方去酸枣仁，加丝瓜络 10 g、蒲公英加量至 15 g。续服 14 剂。外治同前。

2021 年 4 月 15 日三诊：患者自行已触及不到肿块，但刺痛较前明显，彩超提示肿块大小约 1.5 cm×1.0 cm，伴有脓肿形成，予以在彩超下行针刺抽脓术，内治予以上方加黄芪 15 g。继服 14 剂。

2021 年 4 月 29 日四诊：患者诉无特殊不适，外院彩超示：左乳低无回声区，考虑乳腺炎治疗后改变。患者已达到临床治愈水平，考虑患者即将生产，不予以中药巩固治疗，嘱患者忌发奶食物。

按语：刘丽芳在临证治疗孕期妊娠期肉芽肿性小叶性乳腺炎时，谨遵王维德"以消为贵，以托为畏"的思想，忌用刀针，提倡内治。妊娠期乳腺炎患者的治疗既要考虑到孕妇特殊生理状态，也要尽量避免对胎儿的影响。此案患者初期表现为左乳肿块伴疼痛、红肿及发热等一派阳证之象，故以消痈乳康汤 4 号方清消热邪。外用矾冰液和如意金黄散以辅助治疗，增强疗效，减轻局部症状。当有少量脓液形成时，及时使用损伤较小的彩超引导下的针刺抽脓术，促进脓液排出，避免切开排脓等损伤较大的操作。刘丽芳治疗妊娠期肉芽肿性小叶性乳腺炎治疗着重内治和非有创的外治，不可滥用刀针，损伤胎元。

第三节　柴胡消痈汤组方思路及临床应用

【药物组成】

醋柴胡 10 g	黄芩 10 g	当归 10 g	赤芍 10 g
生地黄 10 g	川芎 10 g	栀子 10 g	天花粉 10 g
连翘 10 g	牛蒡子 10 g	炒麦芽 30 g	甘草 5 g
鳖甲 10 g	薏苡仁 10 g	王不留行 15 g	

【功用】

清热活血，通络散结。

【主治病症】

非哺乳期乳腺炎肿块初期，不论阴证阳证均可用之。

【组方思路】

柴胡消痈汤为柴胡清肝汤去防风，加炒麦芽、王不留行、鳖甲，薏苡仁而成。方中柴胡、黄芩清肝疏肝，当归、赤芍、生地黄、川芎活血行血，化瘀消肿，栀子、天花粉、连翘、牛蒡子、薏苡仁清热解毒，消肿排脓。王不留行、炒麦芽通络散结，鳖甲软坚散结。全方共奏清热活血，通络散结之功。

【用药加减】

若肿块皮色较红，则加金银花 10 g、蒲公英 10 g。若肿块紫暗，则加猫爪草 10 g、鹿角霜 10 g。

【病案举例】

赵某，女，36 岁。2022 年 4 月 23 日初诊。

［主诉］ 发现左乳肿块 2 天。

［现病史］ 患者诉 2 天前晚上无明显诱因出现左乳肿块，伴有肿痛不适，一般情况可。刻下症见：左乳肿块，肿痛不适，夜寐欠安，纳差。舌淡红，边有齿痕，苔白腻，脉弦。

［专科检查］ 双乳外观（－），于左乳 1 点方向可扪及一大小约 3 cm×2.5 cm 肿块，质硬，压痛（＋），双腋下（－）。

［辅助检查］ 本院乳腺彩超示：左乳低回声区，考虑乳腺炎性改变，BI-RADS 3 类。

［中医诊断］ 粉刺性乳痈。

［中医辨证］ 肝经蕴热。

［西医诊断］ 非哺乳期乳腺炎。

［治法］ 清热活血，通络散结。

［处方］ 柴胡消痈汤加减×14 剂。

［药物组成］

醋柴胡 10 g	当归 10 g	赤芍 10 g	生地黄 10 g
黄芩 10 g	川芎 10 g	天花粉 10 g	连翘 10 g
浙贝母 10 g	炒麦芽 30 g	甘草 5 g	鳖甲 10 g
薏苡仁 15 g	王不留行 15 g		

水煎服，每天1剂，1天2次。

[外治] 外用药渣温敷患处。

2022年5月7日二诊：患者诉肿块较前明显变小，偶有刺痛。予以前方去连翘，加皂角刺10 g、丝瓜络10 g，继服21剂，外治同前。

2023年5月27日三诊：诉服用上方后，已自行触及不到肿块。予以乳腺彩超示乳腺增生症。予以前方去生地黄、皂角刺，继服21剂以巩固疗效。

此患者随诊至2024年2月未复发。

按语：非哺乳期乳腺炎初起，伏藏之邪气逢外泄之际，此时应顺势而为，以疏肝活血通络促进邪气外出，久郁化热，还需予以清肝泻火，故初诊之时予以柴胡消痈汤清肝活血，通络散结；二诊时患者肿块明显缩小，刺痛恐有脓成，去除清热之连翘，加皂角刺托毒排脓，加用丝瓜络以增通络之力。三诊时患者已痊愈，此病速愈恐邪气再犯，故嘱患者继续服用中药以防复发。刘丽芳认为若初起之时非哺乳期乳腺炎能得干预，其后续病势较小，病情较轻，用柴胡消痈汤治之，百治多效。

第四节　黄芪解毒汤组方思路及临床应用

【药物组成】

黄芪 30 g	党参 15 g	茯苓 10 g	白术 15 g
半枝莲 15 g	甘草 5 g	山慈菇 10 g	薏苡仁 30 g
龙葵 15 g	浙贝母 10 g	白花蛇舌草 15 g	女贞子 15 g
麦冬 10 g	玄参 15 g		

【功用】

益气养阴，化痰散结。

【主治病症】

乳腺癌巩固期之气阴不足、正虚邪恋证。

【组方思路】

乳腺癌巩固期患者已经过手术、放化疗等攻邪抗癌治疗手段，正气已虚，但仍有少量癌毒残留于经络之中。故乳腺癌巩固期病机特点为正气虚弱，癌毒留恋不去。黄芪解毒汤紧扣乳腺癌巩固期正虚邪恋之病机，方中重用黄芪、党参为君。《本草新编·黄芪》云黄芪"气薄而味厚，可升可降，阳中之阳也，无毒。专补气"。与健脾补肺之党参相须为用，以补虚损之气。麦冬、玄参养阴生津，女贞子擅补肝肾之阴，与参芪合用共奏益气养阴之效。而刘丽芳认为，诸多邪毒之中，唯痰邪最难速消，因痰邪为患，胶着难解，又可随经络流行于全身脉络之间。故刘丽芳在乳腺癌巩固期尤为重视痰湿之邪的祛除。故方中予以白术、茯苓健脾渗湿祛痰，予以龙葵、浙贝母、山慈菇、薏苡仁、龙葵消痰散结。半枝莲、白花蛇舌草刘丽芳认为此药对不仅可通过利尿通淋祛除痰邪，还具有直接对抗癌毒之功用，大概癌毒所化不离痰邪，且此药对集清热解毒、凉血散瘀、利尿通淋之功于一身，故其祛除癌毒之力较强。全方攻补兼施，共奏益气养阴，清热解毒，健脾利湿，化痰散结之功。

【用药加减】

若乏力、气短等气虚症状较甚者，可加山药 10 g、黄精 10 g。若出现潮热、盗汗等阴虚之症，可将党参改为太子参，加用鳖甲 10 g、墨旱莲 15 g。若出现转移，可在此方上加用蛇六谷 10 g、蜈蚣 1 条、全蝎 3 g 等以增攻毒抗癌之力。

【病案举例】

赵某，女，51 岁。2019 年 9 月 16 日初诊。

[主诉] 左乳浸润性导管癌术后8个月。

[现病史] 患者2019年1月于外院确诊为左乳浸润性导管癌并行改良根治术，术后病理提示：左乳浸润性导管癌，低分化，组织学分级Ⅲ级，肿块大小1.5 cm×1.6 cm；ER（—），PR（—），HER2（—），Ki67（＋35％），淋巴结（3/16）。术后行TAC方案化疗（紫杉醇脂质体＋吡柔比星＋环磷酰胺），放疗已完成，患者为寻求中药治疗来我院就诊。刻下症见：左乳癌术后，喉中痰多，乏力，夜间盗汗，纳可，夜寐欠佳。舌淡，苔白腻，脉细。

[专科检查] 左乳缺如，左侧胸壁呈改良根治术后改变，未扪及孤立性肿块，双腋下（—）。

[中医诊断] 乳岩。

[中医辨证] 正虚邪恋。

[西医诊断] 乳腺癌术后。

[治法] 益气抗癌，健脾化痰。

[处方] 黄芪解毒汤加减×21剂。

[药物组成]

黄芪30 g	党参15 g	茯苓10 g	白术15 g
半枝莲15 g	甘草5 g	薏苡仁30 g	陈皮6 g
浙贝母15 g	墨旱莲15 g	麦冬15 g	酸枣仁15 g
法半夏10 g	女贞子15 g	白花蛇舌草15 g	

水煎服，每天1剂，1天2次。

2019年10月8日二诊：患者诉乏力症状较前明显改善，夜寐较前好转。后患者于门诊连续服用黄芪解毒汤加减中药，隔天服用。随访至2024年3月12日未复发，且无不适症状。

按语：乳腺癌经过西医治疗后，大都正气亏虚，而现代治疗却不能将癌毒全部清除。因此刘丽芳认为乳腺癌术后放化疗后多属正虚邪恋。黄芪解毒汤方中攻补兼施，以补为主。在补法方面，尤重补气，刘丽芳认为气为人身根本，人之活动皆赖于一身之气，故方中重用黄芪、党参补气，而癌毒之邪，难以祛除，必有痰邪，故还以大批祛湿化痰之药祛除残留于经络之痰邪。刘丽芳认为乳腺癌西医治疗后，尤其是三阴性乳腺癌患者，正虚与邪毒共存，治当以益气祛邪为法，攻补兼施，方能收效满意。

第五节 通乳止痛汤组方思路及临床应用

【药物组成】

瓜蒌皮 10 g	炒牛蒡子 10 g	醋延胡索 10 g	天花粉 10 g
蒲公英 15 g	醋柴胡 5 g	金银花 10 g	当归 10 g
陈皮 10 g	浙贝母 10 g	炒王不留行 10 g	丝瓜络 10 g
薏苡仁 15 g	白芍 15 g	甘草 5 g	桂枝 5 g

【功用】

疏肝行气，通络止痛。

【主治病症】

哺乳后疼痛之肝气瘀滞证。

【组方思路】

哺乳后疼痛多因产后调护不当，产妇乳头畸形、皲裂，或哺乳方式不适，产后气血亏虚，饮食不当，多滋腻碍于运化，汁多饮少，郁而化热，阻滞乳络，或胃腑素有燥热；总之其病机不离肝气郁滞证。方中瓜蒌皮、牛蒡子宽胸行气，解郁热之毒为君。肝气郁滞之痛，必得理气之法方解，故予以延胡索行气止痛，陈皮理气止痛，白芍柔肝缓急止痛，当归活血以化因滞气所导致的血瘀。柴胡既可疏肝气，又可作为引经药使药力到达病所。再予以王不留行、丝瓜络疏通乳络。本病多有寒之病因，故予以桂枝温脉散寒。此外，刘丽芳认为本病肝气郁滞，乳络不通，若感受外邪，最易发为乳痈，或已有伏邪，待时而发。即见哺乳后疼痛之病，需防乳痈之变。故加蒲公英、金银花、薏苡仁既除伏邪，又防发生乳痈。诸药搭配，全方共奏疏肝理气，通络止痛之功。

【用药加减】

若疼痛明显，无热象，可加乌药 10 g、佛手 10 g、川楝子 6 g。若疼痛甚者，加丹参 10 g、鸡血藤 10 g。若畏寒，加附片 10 g、炮姜 5 g，去浙贝母。

【病案举例】

江某，女，32 岁。产后 2 个月，2022 年 6 月 3 日初诊。

[主诉] 哺乳疼痛伴左乳头皲裂 2 周。

[现病史] 患者自诉 2 周前哺乳后出现哺乳后疼痛，每次疼痛持续 2 小时，并伴有左乳头皲裂，于外院就诊予以聚维酮碘外涂，催乳师疏通乳房，疼痛仍无缓解，平素恶寒。经人介绍于我院云医院就诊。刻下症见：哺乳完 15 分钟后乳房开始出现剧烈疼痛，左乳头皲裂，对喂奶较有恐惧之心。

[中医诊断] 排乳后疼痛。

[中医辨证] 肝气郁滞。

[西医诊断] 乳头雷诺综合征。

[治法] 疏肝理气，通络止痛。

[处方] 通乳止痛汤加减×7 剂。

[药物组成]

瓜蒌皮 10 g	炒牛蒡子 10 g	醋延胡索 15 g	黄芪 10 g
蒲公英 15 g	醋柴胡 5 g	当归 10 g	陈皮 10 g
浙贝母 10 g	炒王不留行 10 g	丝瓜络 10 g	薏苡仁 15 g
白芍 15 g	甘草 5 g	桂枝 10 g	

每天 1 剂，水煎服，1 天 2 次。嘱患者以正确哺乳姿势喂养，避免寒冷环境喂奶，并予以蛋黄油外涂左乳头。

2022 年 6 月 11 日二诊：患者诉服上方后左乳头已无疼痛。继续予以上方 14 剂以防复发，嘱患者避风寒，慎食冷饮。

按语：患者素来恶寒，且产后气血太虚，肝血不足。刘丽芳认为乳头雷诺氏征必有感受寒邪之因，且女子乳头属肝，寒凝肝脉，致使局部络脉气血不通，故见痛极之症，治法必当疏肝通络止痛。而通乳止痛汤方中集疏肝止痛、补气养血、柔肝通络之功用于一方，正中肝气郁滞、乳络不通之机，故收效显著。

第六节　止痒润肤乳组方思路及临床应用

【药物组成】

生地黄 60 g	当归 60 g	何首乌 30 g	冰片 5 g
杏仁 30 g	桃仁 30 g	蚕砂 30 g	地肤子 30 g
瓜蒌霜 10 g	苦参 30 g	红花 30 g	薄荷 15 g
大枫子仁 30 g			

【制备方法】

将上药共为细末，按乳剂制备工艺加工。①将薄荷、当归以水蒸汽蒸馏法收集蒸馏液加入 TW-80 备用。②将除冰片外其余药物（包括上操作步骤所得蒸馏剩余药渣），以乙醇渗漉法收集渗漉液回收乙醇至稠膏状备用。③取硬脂酸、单硬脂酸甘油酯、白凡士林、液状石蜡、羟苯乙酯加热熔融，加入工序②制成的稠膏、冰片搅拌均匀。④另取 KOH、甘油将工序①得液体加热溶化⑤将工序③、④两相溶液，在同等温度（85 ℃）时合并，不断搅拌至冷凝成膏。⑥装置于包装盒，30 g/盒。

【功用】

祛风除湿，凉血活血。

【主治病症】

湿疹、特异性皮炎之血虚风燥证。

【组方思路】

湿疹或特异性皮炎之病，多因患者禀赋不耐，湿热内蕴，外感风邪，风、湿热相搏浸淫肌肤而发；迁延不愈，湿热伤阴化燥，邪阻经络，血不营肤或气血两虚或血虚风燥而致慢性。因此慢性湿疹患者，临床多见血虚风燥型，治疗宜以养血润肤为主，而"风、湿"之邪贯穿病变过程的始终，故"祛风除湿"之法贯穿治疗的始终。本方重用当归滋阴养血，配伍何首乌加强养血之功，二者共为君药。臣以桃仁、红花行气活血，蕴含"血行则风自灭"之意，活血又有利于养血，大风子仁、蚕砂、地肤子、苦参，祛风除湿止痒。君臣为伍以滋阴养血，祛风除湿止痒。湿疹病位在皮毛，肺主皮毛，故加佐以杏仁，瓜蒌霜以宣肺利气。薄荷清疏轻扬之性，引邪外出，加冰片清凉芳香同时也有较强的促渗作用，二者共为使药。乳剂剂型，利用乳剂易涂展，作用缓和，刺激性小，不阻碍皮肤的蒸发功能，有助于皮肤的清洁去脂，对皮肤有润泽作用。外涂局部有利于药物直达病所，提高药效。

【病案举例】

谭某，女，37 岁。2022 年 7 月 26 日就诊。

[主诉] 双乳房反复出现丘疹伴瘙痒 5 个月余，加重 3 天。

[现病史] 患者诉 5 个月前无明显诱因发现双乳房反复出现丘疹伴瘙痒，曾间断外搽糠酸莫米松乳膏、丁酸氢化可的松软膏等，但皮损反复，效果不佳。近 3 天无明显诱因出现瘙痒加剧。平素心情烦躁，一般情况可。

[专科查体] 乳晕部皮肤及周围有散在不规则红斑、色素沉着，边界欠清。舌淡红，苔薄腻。

[中医诊断] 乳房湿疮。

[中医辨证] 风湿蕴肤。

[西医诊断] 乳房部湿疹。

[中医治法] 祛风止痒，清利湿热。

[处方] 消风散加减×14 剂。

苍术 10 g	苦参 6 g	黄柏 10 g	薏苡仁 15 g
当归 10 g	生地黄 10 g	防风 6 g	荆芥 6 g
知母 10 g	车前子 10 g	地肤子 10 g	醋柴胡 5 g

每天 1 剂，水煎服，1 天 2 次。嘱患者慎食发物，保持心情舒畅。

[外治] 予以止痒润肤乳外涂患处，每天 1 次。

2022 年 8 月 11 日二诊：患者诉乳房已无瘙痒，无新发皮疹，但仍有少量斑疹，颜色较前变淡。舌脉同前。予以前方去知母，加千里光 10 g。继服 21 剂，外治继续予以止痒润肤乳外涂患处。

2022 年 9 月 2 日三诊：患者皮疹范围较前明显，遗留色素沉着，无新发皮疹，嘱患者继续外用止痒润肤乳外涂患处直至色素沉着消失。

按语：刘丽芳认为湿疹之病，从其病名便知，此病不离湿邪之因，而疹则说明病在皮腠，皮腠之邪则必用辛味之药祛除。"外治之理，即内治之理；外治之药，即内治之药。"而止痒润肤乳中有祛湿止痒之药，且药力辛散，并有活血之药，"血行风自灭"，促使腠理之邪气外出，配合内治内清湿热之邪，使邪气缓出腠理，逐渐得愈。

第七节 矾冰纳米乳组方思路及临床应用

【药物组成】

白矾、冰片。

【制备方法】

以油酸乙酯为油相及冰片的溶剂，OP-10 和甘油分别作为表面活性剂与助表面活性剂，设计若干配方进行考察。按照多比例配方，称取冰片 0.25 g，研细，加入油酸乙酯研匀，再加入预先混匀的混合表面活性剂充分研匀，然后边搅拌边缓缓加入蒸馏水约 40 g，再加入含 1.38 g 白矾、0.9 g NaCl 的水溶液 40 g，最后加蒸馏水至 100 g，按前述方法制备矾冰纳米乳，分装于 500 ml 玻璃瓶中，加塞压铝盖，置于 100 ℃灭菌 40 分钟，放冷，备用。

【功用】

清热止痛，收湿敛疮。

【主治病症】

疮疡病症之热毒壅盛者、烧伤之热毒炽盛者。

【组方思路】

矾冰纳米乳是以白矾、冰片两味中药为主要成分所制成的一种复方中药纳米制剂。冰片性辛凉，能清里热，透伏火，散蕴里之邪，正如《玉楸药解》云其"辛凉开散，能开窍散火"，且《雷公炮制药性解》云："冰片，主治诸症，俱是气闭生热，而冰片则辛散之极，开气如反掌。"可知冰片开郁闭散火热之力强，可使气机畅达、启门驱贼，正中烧伤致创面经络受阻、气血凝滞之要。白矾性味酸寒，酸能收敛创面之缺损，寒能凉火热邪毒，正如《天工开物》云："白矾治浸淫恶水，盖疮疡烧伤之病，多热盛肉腐，腐肉多成脓，脓水不收，则肌肉不敛，且白矾为西方之色，入肺，具肺生皮毛之力。"

白矾与冰片相合，二者性皆寒，均能散火毒邪热。而冰片与白矾一散一收，既能透达伏郁之热毒，开郁闭之气机，又敛创面之缺损，正遵温病之"凡邪皆以外透为顺，内陷为逆"之旨。且矾冰纳米乳为纳米制剂，纳米乳透过性强，具有增加亲脂亲水性药物溶解度、提高药物透皮速率等优点，故更易透入皮肤肌腠，载药行于皮肉肌腠经络之中，更好发挥白矾、冰片清热之效。

【外用配伍】

若皮肤无创面，而局部红肿疼痛甚者，可使用矾冰纳米乳调敷如意金黄散外敷患处。

【病案举例】

胡某，女，25岁，产后3个月余。2021年6月23日初诊。

[主诉] 左乳红肿疼痛3天。

[现病史] 患者诉3天前无明显诱因左乳突然出现硬块，随后出现皮肤红肿疼痛不适，患处皮肤红，伴有低热，自测体温37.8 ℃。夜寐欠安，余可。专科查体：双乳呈哺乳期改变，左乳内下象限红肿，于左乳5点可扪及一大小约2.5 cm×2 cm肿块，质硬，边界欠清，压痛明显，双腋下（一）。

[辅助检查] 血常规：WBC $11.41×10^9$/L，NEU% 79.60%。

[中医诊断] 乳痈。

［中医辨证］ 气滞热壅证。

［西医诊断］ 急性乳腺炎。

［治法］ 清热消痈，通乳止痛。

［方药］ 瓜蒌牛蒡汤加减×7剂。

［药物组成］

瓜蒌 10 g	牛蒡子 10 g	天花粉 10 g	黄芩 10 g
栀子 6 g	薏苡仁 15 g	金银花 10 g	连翘 10 g
陈皮 10 g	柴胡 10 g	生甘草 5 g	蒲公英 15 g
炒王不留行 10 g			

水煎服，每天1剂，1天2次。

［外治］ 嘱患者使用矾冰纳米乳或矾冰液湿敷患处。

2021年6月30日二诊：患者诉疼痛明显缓解，乳房皮肤已无红肿，但仍有硬块。于上方加穿山甲6 g。继服7剂。

2021年7月7日三诊：患者诉已无特殊不适，肿块已触及不到，复查乳腺彩超示哺乳期乳房，血常规正常。嘱患者清淡饮食，心情舒畅，按需喂奶。

按语：此案为临床常见之急性乳腺炎案例，刘丽芳在外治时若见红肿热痛疾病，必用矾冰纳米乳或矾冰液外敷，因红肿热痛之象，必有郁热在皮腠之间，冰片能清里热，透伏火，而白矾能凉火热邪毒，其清热止痛，收湿敛疮之力较强，用之定能止痛消肿。刘丽芳常用其治疗多种红肿热痛等炎症性疾病。如烧伤、丹毒、伤口感染等，收效显著。

第五章

典型医案

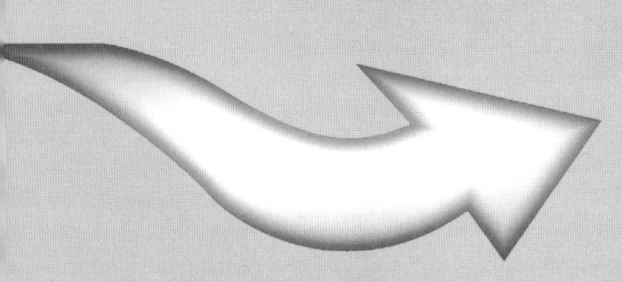

第一节 乳腺癌

【治疗思路】

（一）乳腺癌整体治疗思路

乳腺癌以阳气亏虚为本，痰瘀毒凝聚于乳络为标，"虚""痰""瘀""毒"相互夹杂。《医理真传》云："按人身立命，无非活一口真气，真气一足，万窍流通，一切阴邪，无从发起，真气一衰，寒湿痰邪顿生，阳虚为痰所扰……贵宜峻补元阳，元阳鼓动，阴邪痰湿立消。"因此，温阳法可辨证使用于乳腺癌病程的各个时期，温阳以扶正，温阳以抑阴，使"阴成形"功能太过所产生的痰瘀毒等阴冷之病理产物得到逐渐温化而消散于无形。同时，需审详标实之候，综合运用温阳行气解郁、温阳化痰散结、温阳活血化瘀、温阳清解癌毒、温阳调摄冲任等法，以期收到标本兼顾、温阳不留邪、祛邪即扶正的目的。

1. 温阳行气解郁 《明医指掌》云："若有不得于夫，不得于舅姑者，忧怒郁闷，朝夕累积，遂成隐核如棋子，不痛不痒，数十年后为陷空，名曰乳癌，其疮形凹嵌如岩穴，难治。"一方面，情志内伤、气机郁结会导致脏腑气机失调、心神不宁，难以适应和调节剧烈的情绪刺激，随神往来之魂首当其冲，肝失疏泄，气血受阻，脾失健运，湿聚久生痰，气滞、痰饮、瘀血等为乳腺癌的发生奠定了病理基础；另一方面，气机失调妨碍机体的气化过程，引起血、津液代谢失常，水聚而生痰饮，血行不畅而生血瘀，痰饮和瘀血反过来又可加重气机失常，气滞、痰饮、瘀血互结则可导致乳腺癌。临床观察到，一旦确诊为乳腺癌，患者大多有情绪消沉、精神不振、不思饮食等气郁表现，久之导致正气愈加虚损，病情日益加重或恶化，所以行气解郁，使气机恢复如常、气血通达是乳腺癌治疗的重要法则之一，冀望气行则血行，气化则湿亦化。如《证治汇补·郁证》云："郁病虽多，皆因气不周流，法当顺气为先。"可选用紫苏梗、佛手、玫瑰花等辛苦温而芳香之品，辛则行苦则泄，芳香则走窜，温则通行。

2. 温阳化痰散结 《疡科心得集》云:"瘿瘤者,非阴阳正气所结肿,乃五脏瘀血、浊气痰滞而成。"痰是乳腺癌发病以致复发转移的重要病因病机之一。痰为有形之邪,类水属阴,乃阳气功能低下,水谷精微不能正常输布与排泄,致水湿内停,酿饮成痰。所以温阳与化痰散结共用是治疗乳腺癌的治法之一,既可温化痰湿,使痰结得消、浊阴得散,又可邪却正复,气血和畅,水津四布,五精并行。故《金匮要略·痰饮咳嗽病脉证并治》云:"病痰饮者,当以温药和之。"作为治疗痰饮病的重要法则,临证可选白芥子、细辛、半夏、天南星等。关于白芥子,《得配本草》云其:"辛热,入手太阴与足阳明,温中散寒,豁痰利窍,止心腹痛,散痈肿瘀血。"细辛味辛性温,具有温中散寒化饮之效,法半夏、天南星燥湿化痰,《本经逢原》有"南星、半夏皆治痰药也"。同时应注意到,癌肿坚硬如石,推之不动,非普通痰瘀胶结,当属顽痰痼邪,若仅用一般化痰药常难以破其窠巢,根据"坚者削之""结者散之,留者攻之"原则,可配伍辛温味咸、软坚散结之品。辛可去壅滞,温可消痰凝,咸可攻坚积,药如生牡蛎、皂角刺等。

3. 温阳活血化瘀 《医林改错·膈下逐瘀汤所治之症》中云:"气无形不能结块,结块者,必有形之血也。血受寒则凝结成块,血受热则煎熬成块。"血液在脉道之中,循环不已,流布全身,主要依赖于阳气得推动与温煦作用。若阳气的推动与温煦作用减弱,血液凝涩而运行不畅形成瘀血。临床上乳腺癌肿块多质地坚硬,固定不移,舌质紫暗和舌下脉络曲张等体征都表明瘀血的存在。由此可见,阳虚血瘀不化是乳腺癌的重要病机,所以温阳与活血化瘀并施为乳腺癌治疗的重要法则之一,常用活血化瘀药有三棱、莪术、水蛭等。关于三棱、莪术,张锡纯在《医学衷中参西录》中认为"三棱气味俱淡,微有辛意;莪术味微苦,气微香,亦微有辛意,性皆微温,为化瘀血之要药",且"化血之力三棱优于莪术,理气之力莪术优于三棱",而"水蛭味咸专入血分,于气分丝毫无损,且服后不觉腹痛,并不觉开破,而瘀血默消于无形"。

4. 温阳清解癌毒 瘤与岩虽然存在相似的病因病机,但二者有良、恶性之本质不同,其根源在于是否存在毒。晚期乳腺癌患者常表现出热毒之证,如肿块增大、皮温升高、局部灼热、皮色暗红等,细究其候,多数是由于有形之病理产物郁久化毒或化热,属于"郁毒"或"郁热",治宜透邪解毒,以开通腠理,解毒开郁。温阳药中如干姜、细辛、桂枝之药属辛散之品,辛可开泄郁结之气，既能防止阳气郁遏，又有利于透邪外出，给邪以出路。酌以清热解毒之品以直折火毒，如蒲公英、重楼、石上柏等，同时需谨遵《外科证治全生集·痈疽总论》"世人但知一概清火而解毒，殊不知毒即是寒，寒解而毒自化，清火而毒愈凝。然毒之化必由脓，脓之来必由气血，气血之化必由温也，岂可凉乎"的明训，切勿寒凉太过，否则即使郁毒或郁热更加遏伏，又易致阳气受损，势必毒或热去寒生，气血凝滞愈甚。

5. 温阳调摄冲任　《外证医案汇编》云："冲任为气血之海，上行则为乳，下行则为经。"女子以血为本，冲为血海，任主胞胎，冲任二脉的气血运行对于乳房生理功能的发挥有着密切关系。若冲任失调则气血失和，月经不行，气郁血瘀，阻塞经络，结于乳中而成乳岩，但冲任为奇经，无本脏，隶属于肝肾。《医理真传》中云："天一生水，在人身为肾，一点真阳，含于二阴之中，居于至阴之地，乃人立命之根，真种子也。诸书称为真阳。"人体以肾为五脏阴阳之根本，更以阳气为功用。若肾阳不足，肝体失于温养而疏泄失常，气血运行不畅，气滞则血瘀；肾阳亏虚，不能温煦脾阳，脾失健运，生湿生痰，导致痰湿酿生。复因肾气亏虚，冲任失调，乳中之经脉失于气血濡养，必然招致有形之病理之邪乘虚蕴阻于乳络，日久而成乳腺癌，多选用巴戟天、仙茅、淫羊藿、鹿角片等药物以温补肾阳。

（二）乳腺癌巩固期治疗思路

刘丽芳认为乳腺癌巩固期患者虽已经历手术、化疗、靶向治疗等，但相当部分患者仍处于脾肾亏虚、瘀毒蕴结的病理生理状态，影响其生存质量，故提出补益脾肾、活血解毒作为这一时期核心治法，以期提高中医药干预乳腺癌巩固期临床疗效。

1. 补益脾肾　刘丽芳认为，其虚包括脾肾亏虚、气血不足。此时刘丽芳常重用黄芪、党参、太子参等药物补脾胃之虚，其中现代药理学证实黄芪具有抗癌、抑癌的作用。加用白术、茯苓、薏苡仁等健脾渗湿，补而不滞，使气血生化有源。配以女贞子、墨旱莲、枸杞子、肉苁蓉、菟丝子等滋补肾脏。脾肾同调，先后天共护，正气得固，祛邪外出，防治或减缓肿瘤的复发转移，自拟效验方，药用：黄芪、当归、熟地黄、白芍、肉桂等，取黄芪益气健脾，当归补血活血，熟地黄补肾填精，白芍养阴和营，肉桂温肾助阳，鼓舞气血。

2. 散解伏毒　《医宗金鉴》云："积之成也，正气不足，而后邪气居之。"

余毒、火毒、药毒入里，缠绵难消，凝聚成结，非攻不克。因此，此期重点在于清除体内余毒，刘丽芳常用白花蛇舌草、半枝莲、山慈菇、龙葵、重楼等药物攻其毒，解毒散结，其中白花蛇舌草、半枝莲、山慈菇具有抑制肿瘤细胞的增殖和侵袭转移的作用，龙葵、重楼清热抗癌。另外，由于癌毒所处的环境不同，癌毒易有热瘀之分，偏热者，常用蒲公英、金银花、紫花地丁等清解热毒；偏瘀者，常用石见穿、炮山甲等消瘀散结，祛瘀毒。

3. 化瘀通滞　乳腺癌作为一种慢性疾病，病程长久，毒瘀互结，刘丽芳认为此期患者或因虚致瘀，或因气滞致瘀，此时单用活血药物效果不佳，应根据患者的不同情况，辨证用药。《素问》云："人之所有者，血与气耳。"且"血气不和，百病乃生也"。因此，刘丽芳十分重视气血在疾病发生发展中的作用，在辨证论治的过程中注重调理气与血之间的关系，尤其善用补气活血法和行气活血法。气虚血瘀者，常用党参、太子参、黄芪等补气药物联合三七、丹参、赤芍、莪术、三棱等化瘀药，补气以行血、活血；气为血之帅，气行则血行，气滞则血瘀，气滞血瘀者，常用川芎、延胡索、郁金等理气活血兼备的药物，达到气血同调的目的。至于痰湿瘀滞气机成瘀者，多用法半夏、瓜蒌活血化瘀、豁痰散结。总之，刘丽芳常寻其本质，调畅气机，使气血得流，诸症皆去，以减少乳腺癌的复发转移。

（三）关于乳腺癌并发症的治疗经验

1. 从"火郁发之"论治乳腺癌化疗性口腔溃疡　刘丽芳认为乳腺癌化疗性口腔溃疡与伏气温病的本质大体相似，即郁热（火）在里，顺应火之趋上之性，治当"发之"，需透为主，透能"祛其壅塞，展布气机"，使郁闭之火热透达于外。不论新感、伏气、温疫、湿热等，还是卫气营血、三焦等传变阶段，最忌火热邪气郁闭。名老中医蒲辅周认为"温病最怕阻塞……治法总以透表宣膈、疏通里气而清小肠，不使热邪内陷或郁闷为要点"。"透"属祛邪方法，不能简单视为单一治法，透法不同于"八法"，又寓于"八法"之内。乳腺癌化疗性口腔溃疡的治疗，首先需合理使用药物，勿过用寒凉之剂，在遵循"热者寒之""温者清之"原则下，将透法与清热泻火、滋阴降火、补土伏火有机结合起来，给郁热（火）外出之路，以免过用寒凉之品冰伏气机致邪无出路，同时酌以辛温之品，以达轻清透邪之功，如何廉臣的银翘散加麻黄方。其次，化疗性口腔溃疡的发生与乳腺癌发病的内因正气不足密切相关，故祛邪时不忘扶正，扶正即祛邪。

吴瑭认为"热之所过，其阴必伤"，火旺者阴必亏，火盛消灼煎熬津液，耗伤阴气，津液亏少，无以制火，则火邪愈炽，故需时时顾护津液，护津液于未伤，养阴津于已耗，希冀津液充足，一则水能制火，二则有作汗之源，邪热得以汗为载体外透于肌表；同时，"壮火食气"，常需注意补气，冀气旺生津，气足行津；气旺能祛邪外出，有利于邪热的清泄透达；气旺能防止邪热深入营血，以免病情恶化。

2. 从"血不利则为水"论治乳腺癌术后相关淋巴水肿 乳腺癌术后相关淋巴水肿上，中医学认为本病属于"水肿"范畴。认为"血不利则为水"是乳腺癌术后上肢淋巴水肿的病因病机，本病因"血"而病"水"，瘀血与痰水属于阴寒之邪，然根源在于气，在于阳气亏虚。乳腺癌术后上肢淋巴水肿的中医证治应注重气分、血分、水分三者之间的关系。在临床实践中，当以益气温阳治其本，温阳抑阴，促阳化气，兼以行气活血、利水消肿治其标，"气""瘀""水"同治，以达"气化则血行，血利则水消"之功。郑钦安在《医理真传》中云："按人身立命，无非活一口真气，真气一足，万窍流通，一切阴邪，无从发起，真气一衰，寒湿痰邪顿生，阳虚为痰所扰……贵宜峻补元阳，元阳鼓动，阴邪痰湿立消。"

（1）补气活血，化气行水：乳腺癌患者术中由金刃造成血脉神经创伤，损伤脉络，导致瘀血阻塞脉络，加上术后气血亏虚，气为血之帅，血为气之母，气虚则血滞，脉络瘀阻，可见患肢皮肤色暗，伴有麻木刺痛感，水肿延久不退，肿势轻重不一，舌暗淡，苔薄白，脉沉细涩。《血证论·阴阳水火气血论》说道"瘀血化水亦发水肿，是血病而兼水也"，治以补气活血，化气行水，治宜补阳还五汤合五苓散加减，方中黄芪为君药，甘温大补元气，使气旺以促血行，瘀去络通；党参扶助正气，气血双补；当归尾活血通络而不伤血；赤芍、川芎、桃仁、红花助当归尾活血祛瘀；地龙通经活络，力专善走，并引诸药直达络中；泽泻、茯苓利水渗湿；白术补气健脾以运化水湿，合茯苓可共奏健脾制水之效，又可输津四布；少量桂枝既可温通经脉又可温阳化气利水；加入少量白花蛇舌草、半枝莲、山慈菇以抗癌毒，合而用之，则气旺、瘀消、络通、肿退，诸症可愈。

（2）健脾化湿，疏风解表：乳腺癌术后化疗后患者常由于机体癌毒侵袭，正气本虚，行化疗之后，药毒累积，伤脾胃之气，脾虚失运，水湿内停，复感风邪，风湿客于肌腠，流注关节，痹阻经脉，则发为水肿，可见患者恶风，神疲乏力，纳呆，患肢呈凹陷性水肿，病程较长，舌淡胖，苔白腻，脉浮缓。朱丹溪提出"补脾气以利水"，对于脾虚失运，外感风邪证型者，治宜健脾化湿，疏风解表，方用六君子汤合防己黄芪汤加减。六君子汤主要发挥益气健脾之功，防己黄芪汤方中防己祛风胜湿以止痛，黄芪益气补虚而固表，二药相使而用，祛风除湿而不伤正，益气固表而不恋邪，共为君药；白术补气健脾祛湿，既助防己祛湿行水之力，又增黄芪益气固表之功；生姜助防己祛风湿，大枣助芪、术补脾气；甘草益气和中，调和诸药；此时药毒已伤脾败胃，脾胃之气本就虚弱，不宜再使用抗肿瘤类的药物。

（3）滋阴解毒，清热利湿：乳腺癌患者术后继发感染或行区域放疗，如同外感湿热毒邪，热毒耗气伤阴，湿热浸淫经脉关节，则致筋骨疼痛，双上肢红肿胀痛不堪，烦热口渴，小便短赤，或大便干结，舌红，苔黄腻，脉数。方用滋阴解毒汤合四妙丸加减，方中黄芪益气补虚，太子参益气养阴生津，为君药；茯苓、白术、山药健脾益气；玄参、麦冬养阴以助太子参之力；白花蛇舌草、半枝莲、石见穿清热解毒抗癌；苍术健脾以治生湿之本，辛散苦燥以除湿阻之标；大剂量的薏苡仁健脾利水消肿，且能解毒散结消癌肿；减去四妙丸中的牛膝改用桑枝代替，祛风湿而善达四肢经络，通利关节；木通利血脉、通关节，与薏苡仁、桑枝同用，治疗湿热痹痛。

（4）温补脾肾，化气行水：脾阳虚则水湿难运，肾阳虚则气化不行，脾肾阳虚则水湿泛滥，溢于肌表，则四肢沉重疼痛，出现水肿，身肿日久，按之凹陷不起，面色㿠白，腰膝酸冷，纳减便溏，舌淡胖，苔白滑，脉沉细无力。《景岳全书》指出"水肿证以精血皆化为水，多属虚败，治宜温脾补肾"。治宜温补脾肾，化气行水，方用真武汤加减，方中附子温肾助阳，化气行水；茯苓、白术健脾利湿；生姜助附子温阳散寒，又合苓、术宣散水湿；白芍行水气，还可防止附子燥热伤阴；诸药合用，温脾肾以助阳气，利小便以祛水邪。

【验案举隅】

（一）典型病案一

王某，女，56岁。初诊日期：2022年4月28日，左乳浸润性导管癌Ⅲ级。

［主诉］　左乳癌术后，乏力、腰膝酸软1月余。

[现病史]　患者于 2019 年 10 月 8 日行左乳肿块 Endor 旋切术，术中病理检查回报：（左乳 9 点）考虑浸润性癌。（左乳 8 点）考虑高级别导管内癌。自 2019 年 10 月 9 日—2019 年 11 月 22 日行 AC 方案 4 周期，2019 年 12 月 12 日—2020 年 1 月 23 日行 TH 方案 4 周期。后于 2020 年 3 月 3 日行左乳癌改良根治术，术后病理报告提示：左乳乳癌，浸润性导管癌Ⅲ级，直径 1 cm，MP 分级 2～3 级，腋窝淋巴结（0/12），免疫组化结果提示：ER（90%中－强＋）、PR（20＋中－强＋）、HER2（＋＋＋）、Ki67（30%＋）。后予以单抗赫塞汀靶向治疗 1 年，现予以阿那曲唑内分泌治疗。复查时发现右乳乳房轻度乳腺增生，伴有 CA125 升高，89 μg/L。刻下症见：面色萎黄，神疲体倦，腰膝酸软无力，潮热盗汗，口干，纳少，夜寐不安，易醒，大便溏，小便可。舌质暗红，苔薄白，舌下脉络曲张，脉弦细。

[中医诊断]　乳癌。

[中医辨证]　脾肾两虚，瘀毒蕴结。

[西医诊断]　乳腺癌。

[治法]　补肾健脾，活血解毒。

[处方]　黄芪解毒汤加减×14 剂。

[药物组成]

炙黄芪 30 g	白术 30 g	重楼 10 g	浮小麦 20 g
女贞子 15 g	茯苓 10 g	炙甘草 5 g	半枝莲 15 g
薏苡仁 30 g	当归 10 g	陈皮 10 g	莪术 10 g
山药 15 g	白花蛇舌草 15 g		

水煎服，每天 1 剂，分 2 次温服。

2022 年 5 月 26 日二诊：诉服药后症状稍减轻，自行抓取 14 剂后复诊。患者诉神疲乏力、腰酸、盗汗、大便溏症状明显缓解，故去前方重楼、浮小麦，加首乌藤 15 g、枸杞子 15 g、茯神 15 g，20 剂，煎服法同前。

2022 年 6 月 27 日三诊：诉自服药 1 个月后睡眠较前好转，复查肿瘤标志物 CA125 正常（32 μg/L），且影像学检查结果稳定，未见明显进展，后续于门诊定期中药口服治疗。

按语：患者老年女性，先后经过 2 次手术后损伤正气，正虚则运化无权，后继续使用化疗、靶向治疗，寒凉药物损伤脾胃，脾主运化、升清功能受损，出现神疲乏力、纳少的临床症状。后继续长期使用内分泌药物治疗，导致肾精不足，腰为肾之府，故腰膝酸软无力。久病必虚，虚则影响机体气机运转，气为血之帅，气停则血停，导致瘀血，可见舌下脉络增粗曲张。因此刘丽芳临床辨证为脾肾两虚，瘀毒蕴结证。方药中炙黄芪、白术补气健脾，配伍女贞子、山药补益肝肾，浮小麦清热益气敛阴止汗，茯苓、薏苡仁健脾渗湿，配伍莪术、重楼、白花蛇舌草、半枝莲活血化瘀，解毒抗癌，当归活血行血，陈皮行气，炙甘草调和诸药。方中扶正祛邪，标本兼顾，使扶正而不留邪，二诊中加用枸杞子、首乌藤、茯神当兼以补肝肾，安神助眠。服药3个月后患者整体状况较前复查明显好转，未见明显复发之迹。

（四）典型病案二

代某，女，54岁。2018年10月11初诊

[主诉]　左乳癌术后2年余。

[现病史]　患者于2016年3月22日于长沙一家医院行左乳癌改良根治术，术后常规病理报告：非特殊类型浸润性乳腺癌（浸润性导管癌Ⅲ级），左侧腋窝淋巴结（1/15），免疫组化：ER（约40%＋）、PR（约20%＋）、HER2（－）、Ki67（约40%＋）。术后给予AC-T方案化疗8周期（具体化疗剂量不详），化疗后服来曲唑内分泌治疗。刻下症见：患者神清，面色㿠白，神疲乏力，腰酸畏冷，自汗出，口微渴，纳寐欠馨，大便干结，小便可，无胸闷咳嗽，无腹痛骨痛。舌质暗红，苔薄白，舌下脉络迂曲，脉细无力。

[中医诊断]　乳岩。

[中医辨证]　阳虚毒结。

[西医诊断]　左乳癌。

[治法]　温阳化气，化痰散结，活血化瘀，清解癌毒。

[处方]　四逆汤合阳和汤加味×14剂。

[药物组成]

黄芪 20 g	黑附片 15 g	干姜 10 g	熟地黄 15 g
甘草 6 g	鹿角霜 10 g	白芥子 10 g	炮姜 10 g
三棱 10 g	莪术 10 g	仙茅 10 g	淫羊藿 10 g
仙鹤草 30 g	佛手 10 g	皂角刺 10 g	石上柏 10 g
肉桂粉（冲服）6 g			

水煎服，每天1剂，分2次温服。

2018年10月27日二诊：服用上方后以上症状较前好转，舌脉同前。原方加枸杞子20 g续服14剂。

2018年11月15日三诊：服用上方后症状较前明显好转，唯夜寐欠谧，舌质暗红，苔薄白，舌下脉络迂曲，脉细，按之较前有力。考虑阳气已渐得启发，痰瘀毒仍在。去黑附片，加肉苁蓉15 g以微微生火，当归15 g、首乌藤15 g、鸡血藤15 g，14剂水煎服。

2018年12月1日四诊：无明显神疲乏力，无明显腰酸畏冷，纳寐馨，二便可。继续以温阳化气、化痰散结、活血化瘀、清解癌毒为法，随症加减以巩固疗效。

按语：基于《黄帝内经》"阳化气，阴成形"的思想，肿瘤发生的内在原因肯定存在"阳化气"功能失常、有形之物蓄积的过程，即"阴成形"的过程，乳腺癌的发生也不例外。本病的发生正是由于人体阳气亏虚、痰瘀毒邪积聚于乳络，致使乳络凝滞不通。本病既有面色㿠白、神疲乏力、腰酸畏冷、自汗出、脉细无力等虚证之象，又有舌质暗红、舌下脉络曲张等实证之候，当属本虚标实。四逆汤为四肢厥逆、恶寒蜷卧、脉微细之证而设，用之有回阳救逆之效。有是证用是方，俾阳旺则阴自消，如日烈而片云无；阳和汤为治疗鹤膝风、贴骨疽及一切阴疽之主方，具有温阳与补血并用、祛痰与通络相配，可使阳虚得补、营血得充、寒凝痰滞得除，两方合用标本兼顾。加三棱、莪术以增强活血化瘀之力；加仙茅、淫羊藿、仙鹤草，国医圣手干祖望称为"中药小激素"，用于扶正补虚、益气提神。二诊加枸杞子滋补肾阴，乃从阴以引阳之法。三诊诉夜寐欠安，加当归、鸡血藤、首乌藤以行气活血，通调血脉，调和阴阳。治久病必须有守有方，不可"朝令夕改"，此证之获效贵在持守。

（三）典型病案三

患者，女，51岁。2018年8月22日初诊。

[主诉] 化疗后口腔溃疡2个月余。

[现病史] 患者于2018年3月发现左乳肿物，6月14日行改良根治术，病理报告示"左乳浸润性导管癌Ⅲ级，腋窝淋巴结1/18，ER（30%＋）、PR（20%＋）、HER2（－）、Ki67（50%＋）"，6月28日予"AC序贯T方案"辅助化疗，3个周期化疗后突发口腔疼痛，难以忍受，自行口服降火药物未见好转。刻下症见：双下齿龈、舌体两侧、两颊多个溃疡，进食、进

水下咽疼痛加剧，口干，精神、纳寐欠佳，大便稍干、不通畅，小便稍黄。舌黯红，苔薄黄，脉弦数。查血常规正常。

[中医诊断] 口糜。

[中医辨证] 气阴两伤。

[西医诊断] 口腔溃疡。

[治法] 清透火郁、益气养阴。

[处方] 升降散合生脉散加减×3剂。

[药物组成]

太子参 15 g	麦冬 10 g	五味子 5 g	僵蚕 10 g
蝉蜕 10 g	姜黄 10 g	甘草 6 g	栀子 10 g
淡豆豉 10 g	连翘 15 g	藿香 10 g	薄荷 10 g
芦根 10 g	大黄（后下）10 g		

水煎，每天1剂，取汁200 ml，分2次温服。

2018年8月25日二诊：患者服药1剂后疼痛好转，3剂后疼痛消失，溃疡较前明显变小，饮水进食无明显疼痛，纳寐可，大便略稀。

按语：升降散源自《万病回春》内府仙方，由"大黄四两、僵蚕二两、蝉蜕二钱半、姜黄二钱半"组成，《伤寒瘟疫条辨》改名为"升降散"，并以升降散为治温总方。蒲辅周、赵绍琴等对升降散倍加推崇，加减灵活，应用极广。国医大师李士懋运用升降散，主张把握"郁热"这一关键，不拘于温病。方中僵蚕升阳中之阳，味辛能散，能祛外风、化痰结、解郁结，蝉蜕宣散透发、疏散风热，二药轻浮而升，升而不霸；姜黄味辛苦，大寒无毒，体现《黄帝内经》"以苦发之"的思想；大黄苦寒无毒，清热泻火，使里热下泄而解；加生脉散以益气养阴生津，体现《黄帝内经》"佐以甘苦，以酸收之"治则；加栀子豉汤宣通邪热，既清且透；加连翘、藿香、薄荷助升降散清透之力；加芦根以清透气分实热，又能生津。全方共奏升清降浊、透达郁热之效，"郁热"一透，诸症自解。

（四）典型病案四

患者，女，53岁。2017年9月5日初诊。

[主诉] 右乳癌术后2年余，右上肢肿胀1年。

[现病史] 2015年5月在长沙一家三甲医院行右乳癌改良根治术，术后予以化疗、内分泌、放疗等。1年前出现右手臂肿胀，进行性加重，伴有手

指麻木，不能活动，手指亦痿软乏力。外院行功能锻炼，血栓通静滴以活血化瘀，迈之灵口服以改善微循环，肿胀稍微好转。经人介绍来我科就诊，刻下症见：右手肿胀较甚，右上臂肘上 10 cm，周径较左上臂粗约 4 cm，皮色略紫，按之皮肤有紧绷感，无明显凹陷，同时伴有面色㿠白，神疲乏力，口不渴，食纳欠佳，小便可，大便干结，3～4 天/次。舌质暗，舌下脉络曲张，脉细涩，按之无力。

［中医诊断］ 水肿病。

［中医辨证］ 阳虚血瘀。

［西医诊断］ ①右乳癌术后；③上肢淋巴水肿。

［治法］ 益气温阳，行气活血，利水消肿。

［处方］ 四逆汤合当归补血汤、阳和汤加减×14 剂。

［药物组成］

黄芪 40 g	甘草 6 g	干姜 10 g	熟地黄 15 g
鹿角霜 10 g	肉桂 6 g	没药（包）10 g	白芥子 10 g
当归 10 g	全蝎 10 g	乳香（包）10 g	炙麻黄 10 g
鸡血藤 15 g	益母草 30 g	泽兰 10 g	桂枝 10 g
附片（先煎）10 g			

水煎服。

［外治］ 嘱患者予以口服药物再煎，去渣，热敷患肢。

2017 年 9 月 21 日二诊：服药后，右手握物时较前有力，右手臂麻木较前减轻，肿胀未减，神疲乏力好转，大便较前通畅，2～3 d/次，舌脉如前。续以原方 14 剂，静观其变。并嘱继续药物热敷。

2017 年 10 月 7 日三诊：诉服药后右手麻木明显改善，右手已能轻微活动，握物较前明显有力，右上臂肘上 10 cm，周径较左上臂粗约 2 cm，舌脉如前。以原方续进 20 剂；继续药物热敷。嘱患者抬高患肢及家人帮助患者每天做屈伸运动。

2017 年 10 月 30 日四诊：上症已明显改善，右手已能自行活动，整个右手臂肿胀较前明显消减，右上臂肘上 10 cm，周径较左上臂粗约 1 cm，无明显神疲乏力，纳寐安，大便 1 天 1 次，成形，舌脉如前。

黄芪 30 g	附片 10 g	干姜 10 g	熟地黄 10 g
鹿角霜 10 g	肉桂 6 g	炙麻黄 10 g	白芥子 10 g

当归 10 g	乳香 10 g	没药 10 g	鸡血藤 15 g
益母草 20 g	泽兰 10 g	桂枝 10 g	甘草 6 g

水煎服，14 剂。继续药物热敷。

2017 年 11 月 15 日五诊：右手已基本恢复正常，其肿胀麻木明显消除，活动自如。

按语：本病既有面色㿠白，神疲乏力，脉细无力等虚证之象，又有右手臂肿胀麻木，舌质暗，舌下脉络曲张等实证之候，当属本虚标实。本病的发生正是由于阳气亏虚，瘀血化水。四逆汤为四肢厥逆，恶寒蜷卧，脉微细之症而设，用之有回阳救逆之效，有是证用是方。阳和汤为治疗鹤膝风、贴骨疽及一切阴疽之主方，具有温阳与补血并用，祛痰与通络相配，可使阳虚得补，营血得充，寒凝痰滞得除。两方合用，标本兼顾，助阳以化气，希冀气旺则血行，血畅则痰水自能消散于无形。加乳香、没药以加强活血化瘀之力，《医学衷中参西录》曾云"乳香、没药，二药合用，为宣通脏腑，流通经络之要药。虽为开通之药，……不至于耗伤气血，诚为良药也"。全蝎虫蚁之类能破瘀通经，搜剔定痛；桂枝助阳化气，又能接引众药，直入上肢；当归与鸡血藤配伍加强活血通络之功。黄芪补气益阳，当归补气养血，二者合用，达到补气养血的目的。治久病必须有守有方，不可"朝令夕改"，此证之获效，贵在持守。然《素问》有云："小毒治病，十去其八……无使过之，以伤其正也。"故四诊时，待其病症减后，去方中有毒的全蝎即此意。

（五）典型病案五

韩某，女，41 岁。于 2019 年 4 月 14 日来我院门诊初诊。

[主诉]　因右乳癌术后 2 年余，右上肢肿胀疼痛 1 周。

[现病史]　患者 2017 年于外院行右乳癌改良根治术，术后病检为：浸润性导管癌 Ⅱ～Ⅲ 级，ER（－），PR（－），HER2（2＋），FISH（＋），Ki67（10％）。术后予以 FEC-T（5-FU、表柔比星、环磷酰胺序贯多西他赛）方案化疗 6 周期及曲妥珠单抗靶向治疗 1 年。自述 2019 年 4 月 7 日受凉后开始出现右侧上肢肿胀，进行性加重，伴有刺痛和麻木感，首次就诊于刘丽芳门诊。刻下症见：患者畏风，偶有咳嗽，右上肢肿胀，呈凹陷性水肿，麻木疼痛，自觉手术区域皮肤紧绷感，肩关节活动受限，乏力明显，恶心欲呕，食欲差，寐欠佳，大便溏稀，小便正常。舌质淡，苔薄白，脉细。查体：右乳缺如，右侧胸壁呈术后改变，右侧腕关节上 10 cm 处周径 25 cm，

较左侧增粗 4 cm；右侧肘关节上 10 cm 周径 38 cm，较左侧增粗 5 cm。右上肢皮肤色暗，温度较左上肢稍低，无破损。既往体健，无高血压、糖尿病、冠心病、传染病、皮肤破损等病史。

[中医诊断] 水肿。

[中医辨证] 脾虚失运，外感风邪。

[西医诊断] 乳腺癌术后患侧上肢淋巴水肿。

[治法] 健脾化湿，疏风解表。

[处方] 六君子汤合防己黄芪汤加减×7 剂。

[药物组成]

黄芪 30 g	党参 15 g	茯苓 10 g	白术 10 g
法半夏 10 g	陈皮 10 g	防己 30 g	甘草 6 g
白花蛇舌草 15 g	半枝莲 15 g	薏苡仁 30 g	桑枝 15 g
鸡血藤 15 g	桔梗 6 g	旋覆花 15 g	首乌藤 10 g

水煎服，每天 1 剂，每天早晚分服各 1 次，晚上用药渣泡水熏洗右上肢。同时嘱患者配合使用弹力护袖，适当进行患肢按摩及功能锻炼，调摄情志，饮食有节。

2019 年 4 月 20 日二诊：患肢肿胀感减轻，偶有右上肢麻木，疼痛基本消失，恶风好转，咳嗽缓解，仍有乏力，食欲改善，但因家事纷扰而心情烦躁，夜寐未见明显好转，大便成形，自诉右侧手指晨起僵硬。查体：右乳缺如，右侧胸壁呈术后改变，右侧腕关节上 10 cm 处周径 23 cm；右侧肘关节上 10 cm 周径 36 cm。患者情绪不安，夜寐差，去首乌藤，加龙骨、合欢皮。7 剂，水煎服，分 2 次温服，中药熏洗及其他治疗同前。

2019 年 4 月 28 日三诊：患肢肿胀疼痛及麻木感消失，感冒症状基本消失，纳寐可，二便调；查体：右乳缺如，右侧胸壁呈术后改变，右侧腕关节上 10 cm 处周径 22 cm；右侧肘关节上 10 cm 周径 35 cm。守上方，14 剂，水煎服，每天 1 剂，分 2 次温服，睡之前用药渣泡水熏洗右上肢，继续配合弹力护袖、患肢按摩及功能锻炼。后多次随访，患者病情稳定，未见复发。

按语：该患者辨证为脾虚失运，外感风邪证，正虚为本，邪实为标，故在治疗上应标本兼治，以补益脾气为要，祛风湿之邪为辅，兼以通络，治宜健脾化湿，疏风解表，方用六君子汤合防己黄芪汤加减，方中参、苓、术、草、陈皮、半夏组成六君子汤益气健脾燥湿；防己黄芪汤益气祛风，健脾利水；白花蛇舌草、半枝莲、薏苡仁起到抗肿瘤的作用，其中薏苡仁也可健脾渗湿；桑枝祛风湿，利关节；鸡血藤活血补血，舒筋活络；桔梗利咽喉；旋覆花降逆止呕；首乌藤祛风通络，养血安神；甘草调和诸药。二诊之前患者因家事扰心，心情烦躁，则去首乌藤，加龙骨镇惊安神，合欢皮解郁安神。

第二节　乳腺增生症

【治疗思路】

刘丽芳认为论治乳腺增生症时应该分清虚实，乳腺增生随月经变化的周期性疼痛症状极其具有中医时间医学特色，认为经前经后乳腺增生病机虚实不同，经前以肝郁气滞，痰凝血瘀为主，是实；经后为肝肾不足，冲任失调，是虚。而在具体论治时，则要分证而论治，做到以通为用。

（一）从肝治之

1. 疏肝理气通络　高锦庭在《疡科心得集》中有云："乳癖由肝气不舒，郁结而成。"肝主疏泄，喜条达而恶抑郁，若肝气郁结，气机失调，循经上逆，客于乳房发为乳癖。刘丽芳认为随着社会竞争、社会压力日趋加重，乳癖患者多有肝气郁结的表现，治疗时应以疏肝理气通络为大法，临证多用柴胡、郁金、陈皮、青皮、香附、路路通之属疏肝理气，通络止痛。柴胡主归肝胆经，为气中血药，能流通经络，与郁金相伍，共为疏肝解郁之要药；陈皮、青皮、香附均为辛温之品，辛则能行能散，温则通行条达；路路通为行气通络的常用药物，具有通十二经穴的作用。

2. 芳香行气通络　芳香药物具有轻清上行、辛温走窜的特点，善于引经入药，直达病所，从而调畅脏腑气机。根据络脉理论，通过经络的传导、联系，药物能够进入人体，进而发挥和脏腑的目的。刘丽芳临证多用香附、玫瑰花等芳香疏泄之品，直中经络而行气解郁。

3. 活血化瘀通络　女子以血为本，以血为用。若肝气郁结日久，气滞不能行血，致瘀血内生，停阻于乳络，发为乳癖。此外，叶天士认为"络主血""血结必入于络"，血络瘀闭，不通则痛。瘀血不仅是常见的病理产物，更是一种致病因素，瘀血长期存在还会影响阴血的生成，故临床常并见血虚证候。治当化瘀通络，兼以养血，刘丽芳常用当归、玄参、赤芍、牡丹皮、三棱、莪术、川芎、延胡索等入血分药物除血中瘀滞，并兼以养血。当归、赤芍功在养血活血，川芎、延胡索长于活血，兼有行气止痛之效，三棱、莪术善于破血祛瘀，化瘀能力更强。

（二）从脾胃治之

1. 化痰散结通络　痰湿之邪为诸多疾病的致病因素，乳房结块，随喜怒变化，亦可从痰核论治乳腺增生，如《疡科心得集》所云："乳中结核，形如丸卵，不疼痛，不发寒热，皮色不变，其核随喜怒而消长。"治当化痰散结通络，临证用法半夏、瓜蒌皮、夏枯草、海藻、昆布、牡蛎等化痰散结。法半夏辛温，为燥湿化痰、消痞散结之常用药；瓜蒌皮寒清甘润，功在清热涤痰、宽胸散结，二者相伍，化痰散结消痞之效显著。海藻、昆布味咸性寒，利水而泄痰，能软坚而消痞。夏枯草为肝热痰火郁结之要药，与牡蛎、昆布同用，痰热易除；牡蛎乃咸寒之品，善软坚消痞，诚如《长沙药解》云："一切痰血癥瘕、瘿瘤瘰疬之类，得之则化，软坚消痞，功力独绝"。

2. 健脾通络　随着现代社会发展，越来越多女性素嗜生冷之品，或时饥时饱，或饮食失节，以致脾胃内伤，痰湿内生，加之无名压力思虑伤脾，以及湖南地区湿气较重，痰与湿易互结，进而使乳络受阻，发为乳癖。选方用药时，除化痰散结之余，更应健脾祛湿、顾护脾胃，刘丽芳临证常用四君子汤加减达益气健脾之效，使湿无所聚、痰无所生。四君子汤出自《太平惠民和剂局方》，刘丽芳常用茯苓健脾渗湿，白术燥脾益气，两者为益气健脾之良药，还能明显改善大便黏滞状态。

（三）补肾以调之

1. 温阳通络　女子属阴，为多阴多血之躯，体阴而用阳，常阳气不足。阳虚则寒凝，寒凝血瘀，故而成有形之块，发为乳癖。然肾为元气之根，女子肾虚者多见阳气不足，随着女子年龄增长，元气逐渐耗损，故女子之疾多有肾虚，故多阳气不足也。乳癖之病同理，皮肤不红不热，当属阴证，为阳不足也，治当温阳通络，刘丽芳多用仙茅、淫羊藿、巴戟天、鹿角霜等温润填精之品温补肾阳。仙茅、淫羊藿均能温补肾阳，现代研究表明其均有促肾上腺皮质激素的作用，可提高雄激素的比例来平衡雌雄激素的水平，进而治疗乳腺增生。仙茅辛热性猛，为温阳之峻剂；淫羊藿辛甘温，作用平和，兼可祛风湿、强筋骨；巴戟天为补肾要剂、肾家血分药也，现代研究表明其有促雌激素样作用，能够调节体内雌雄激素水平。鹿角霜咸温，兴阳而不伤阴，补肾阳而祛痰核。

2. 滋阴通络　女子属阴，忧思恼怒，或过度劳作，都会暗耗阴血，导致阴分亏虚，进而会损耗阴液，阴虚内燥，燥能生痰，进一步阻滞乳络，而成乳癖，治当滋阴通络，刘丽芳临证多予以牡蛎、天花粉、沙参、麦冬、女贞子、墨旱莲滋阴润燥。牡蛎咸寒，可平肝益阴、软坚散结。天花粉既走气分，又走血分，长于养阴生津。沙参体质轻清，善于养肺中之阴；麦冬甘寒多汁，善入中焦而益胃阴，两者相须为用，养阴之力更著。女贞子、墨旱莲取之二至丸，两者相伍长于滋阴养血、补益肝肾。

3. 调和冲任通络　女子以冲任为先天，然冲任二脉受肾精滋养，若先天之精不足或者后天劳损伤肾，肾虚则不能充盈二脉，则冲任无法向上滋养乳络，气血无法正常运行于乳络，不荣则痛，发为乳癖，而乳络失养也会导致乳络阻滞，进而影响肝气的条达，导致肝气郁结，进一步阻滞乳络。因此，治当补肾疏肝，调和冲任，临证多用二至丸加减补益肝肾；二仙汤加减温补肾阳，并灵活运用巴戟天、鹿角胶等温润填精之品补肾填精，从而实现阴阳并补、调和冲任的目的。

（四）肝肺并治

刘丽芳对乳腺增生症的治疗，强调肝肺并治，在治肝、治肺基础上佐以益气健脾，即"疏肝达肺""佐金制木""培土泄木"法。刘丽芳认为肝为刚脏，体阴而用阳，肝体需要肝阴（血）的濡养，故疏肝的同时兼顾柔肝养肝，若一味疏散，恐劫伤肝阴（血）；肝又为"血海"，女子以肝为本，更宜顾护肝血，临证常选用柴胡、枳实、当归、白芍之属。治肺则采用宣降肺气，令肺金司治节之职，起制木之能，金能抑木，肝无郁结之虑。喜用麻黄、杏仁、紫菀、浙贝母等。刘丽芳在施今墨"郁金行右，橘叶行左"经验的启发下，根据乳癖左、右侧疼痛程度的不同，左侧应用橘叶，右侧则选用郁金。许叔微在《普济本事方》云："病因惊恐，肝脏为邪，邪来乘阳明之经，即胃是也。邪盛不畏胜我者，又来乘肺。肺缘久病气弱，金胜无能，受肝凌侮，其病时复头眩，瘛疭抽掣。心胞伏涎，久之则害脾气，要当平肝气使归经，则脾不受克……"刘丽芳依据五行相生相克之理，肝病每乘脾胃，脾气先虚，肝气更急，更须益气健脾，脾运得健，气行痰消，痰瘀可化。今脾胃受损，土不生金，肺金亏虚，金不制木，则肝木亢旺；又土虚不能升木，木不升则郁，血少不能养肝，肝不滋则枯，肝郁则迁延不愈，乳癖之疾缠绵难愈。刘丽芳临证中常加健固脾胃之品，选用白术、茯苓、黄精、炙甘草等。盖中土健旺，土能生金，金能制木，俾肝肺气机升降复常，乳癖自消。综上所述，刘丽芳治疗乳腺增生症的特色为倡导疏肝达肺，佐金制木的同时，佐以益气健脾以泄木，三者共成斡旋之机，综合考虑各种兼症，参入调摄冲任、化痰散结、活血通络之剂。

（五）结合月经周期论治

1. 月经前期　乳腺在月经不同周期时间发生不同的改变，通过月经前以及月经后的时间可知乳房局部的气血充盈及疏泄变化，刘丽芳认为经前乳癖患者乳房精血充盈，肝气旺盛，气血瘀滞不通，不通则痛，久则郁而化热，为邪气盛，邪气盛为实；刘丽芳基于此，创立了治疗乳腺增生的乳癖经前方，具体方药如下：柴胡、枳实、白芍、香附、郁金、延胡索、山慈菇、丹参、浙贝母。若肝郁化火见心烦、躁扰不安者可加栀子、牡丹皮，若结节质地坚硬日久不消，可加玄参、牡蛎软坚散结，若疼痛较重，可加青皮、三棱、莪术。乳癖经前方是由四逆散根据乳腺增生其症状、病因病机化裁所来，乳癖多因情志不畅而来，如《格致余论》云："忧郁郁闷，听夕积累，脾气消阻，肝气横逆，遂成隐核。"故方中以柴胡疏肝解郁为君，乳癖经前疼痛多以不通则痛为要，肝主疏泄，且肝为女子先天之本，故用枳实疏肝气，白芍柔肝止痛，延胡索、郁金、香附、丹参，行气活血止痛，气血通行，则气滞血瘀不生，五脏元真通畅，人即安和。且香附、郁金兼能助柴胡解郁，若气滞血瘀已生，则痰湿易凝结成块，故方中还使用浙贝母、山慈菇解毒化痰散结，使乳癖有形之肿块散于无形之间。

2. 月经后期　经后气血流通得畅，肝郁得疏，但气血亏损，精气夺则虚。故治疗乳癖经前宜疏肝活血，理气止痛，经后血海空虚，且正气虚损，气为血之帅，恐至经前期时无力推动精血运行，加重瘀滞的病理状态，故经后宜调补冲任以固本；刘丽芳基于此结合临床所见所用，创立治疗乳腺增生的乳癖经后方，具体方药如下：淫羊藿、熟地黄、补骨脂、仙茅、菟丝子、山茱萸、川芎、当归。乳癖经后方是从二仙汤根据乳癖经后的生理病理特点化裁而来，《圣济总录》云："妇人以冲任为本，若失于将理，冲任不和，阳明经热，或为风邪所客，则气壅不散，结聚乳间，或硬或肿，疼痛有核。"且冲任之脉下起胞宫，上连乳房。乳癖经后方中仍使用仙茅、淫羊藿"二仙"调理冲任为君，冲任为气血之海，经后血海暂时空虚，故方中使用熟地黄、当归益精补血，女子以肝为先天，肝藏血，但冲任之本在肾，且《外科医案汇编》有云："乳中结核，虽云肝病，其本在肾。"肾为五脏之本，"封藏之本，精之处也。"肾气充沛，冲任二脉方能正常发挥功能，故方中使用山茱萸、补骨脂、菟丝子补益肝肾，再加之川芎使补而不滞，达到冲任二脉充盈且畅，则邪气不侵，隐核不存。

【验案举隅】

（一）典型病案一

王某，女，37岁。2009年7月18日初诊。

[主诉] 双侧乳房胀痛6年，加重1周。

[现病史] 患者诉6年前开始双侧乳房胀满疼痛，每于情绪急躁及月经来前加重。自诉在湖南省某医院诊断为双侧乳腺增生，服"桂枝茯苓胶囊""乳癖消"疗效不佳，时轻时重。近1周再次出现乳房胀痛。刻下症见：时有头晕、夜寐多梦，口干，食欲不振，脘腹胀满，月经正常，二便尚可。舌红，苔薄白，脉弦滑。

[专科检查] 双乳外观无异常，可扪及双乳腺体片块样增厚，质韧，稍有压痛。

[中医诊断] 乳癖。

[中医辨证] 肝郁化热。

[西医诊断] 乳腺增生症。

[治法] 疏肝理气，软坚化痰。

[处方] 柴芍乳癖汤加减×14剂。

[药物组成]

柴胡10 g	当归10 g	白芍15 g	川芎10 g
法半夏10 g	夏枯草15 g	瓜蒌15 g	浙贝母20 g
橘核10 g	生牡蛎15 g	穿山甲10 g	莪术10 g
鹿角霜30 g			

每天 1 剂，早晚温热服，月经期间停药。

2009 年 8 月 8 日二诊：月经后第 1 天复诊，诉乳房疼痛减轻，查体：包块较前变软，舌淡苔薄黄。鉴于处于经后，治宜滋肾益精、疏肝理气，上方加山药、熟地黄、山茱萸，14 剂。

2009 年 9 月 12 日三诊：患者诉疼痛明显减轻。查体：包块韧软，较前明显减小，舌淡红、苔薄白，脉滑，经前期治宜调补冲任、疏肝活血，方用上方加山药、黄芪，10 剂。

2009 年 10 月 12 日四诊：自诉乳房疼痛消失，未触及包块。舌淡红，苔薄白，脉滑。为巩固疗效，经后继服消癖汤，7 剂，以调补冲任。随诊 3 个月，未见复发。

按语：乳腺增生症属中医学"乳癖、乳核"范畴，为 25～45 岁育龄妇女常见病，我国 30 岁以上妇女中发病率占 30%～50%，严重影响患者的工作与生活。临床表现为乳房疼痛、乳房肿块，可发生于一侧或双侧，乳房疼痛和肿块与情志和月经周期关系密切，目前西医治疗本病尚无特殊疗法。刘丽芳认为部分医者只看到有形的肿块，大量运用破血消积、软坚散结之类药，更有甚者把疏肝行气药完全去掉，这种舍本求末的治法在一定程度上虽然可以暂时缓解症状，但不能根治。因肝经循行乳房"入期门穴，穴在乳下，出于上入于下"，肝主疏泄，喜条达，恶抑郁。肝气郁结，瘀血阻滞，循经上逆，客于乳房发为乳癖，正所谓"木郁不达，乳房结癖"。故肝气郁结、痰瘀凝滞为本病的病机。治宜疏肝理气，软坚化痰。刘丽芳之验方中川芎为血中之气药及柴胡为气中之血药，二药共用，为宣通脏腑，流通经络之要药；当归、白芍活血止痛消瘀；半夏、瓜蒌、夏枯草化痰软坚散结；莪术善化瘀以理血，穿山甲走窜之性无微不至，二药合用凡血凝血聚之为病，皆能开之；浙贝母、生牡蛎长于清火散结；鹿角霜功能散瘀活血消肿，清热凉血生津养液，因其质重，故用量达 30 g 之多。多药合用，肝气调和，痰瘀得散，疼痛得止，诸症自消。刘丽芳还深刻体会到，在本病的治疗过程中，除了用中医治疗为主外，情绪的舒畅、饮食的合理搭配、对乳腺增生症的防治有非常重要的作用。故临床上对每一位乳腺增生患者，在给予中药治疗外，还应嘱其调畅情志、饮食宜清淡、适当调补等。

（二）典型医案二

刘某，女，35 岁。2022 年 12 月 5 日初诊。

［主诉］ 双乳经前胀痛 10 年，加重 3 个月余。

［现病史］ 10 年前无明显诱因出现双乳胀痛，一直未予重视，3 个月前因与人争吵后双乳胀痛加重，以月经前 7～14 天为重，随情绪激动而加重，纳少，寐欠佳，入睡晚，大便不成形，每天 1 次，小便正常，未诉其他不适。平素性情急躁，喜操劳，多食冷饮、咖啡之物。舌暗，苔薄白，边有齿痕，脉弦。

［月经史］ 末次月经 2022 年 12 月 5 日，月经周期为 26～32 天，行经4～8 天。

既往体健，否认食物药物过敏史。

［专科检查］ 双乳外观无异常，可扪及双乳腺体片块样增厚，质韧，稍有压痛，双腋下未扪及肿大淋巴结。

［辅助检查］ B 超示：双乳腺小叶增生。

［中医诊断］ 乳癖。

［中医辨证］ 肝郁脾虚。

［西医诊断］ 乳腺增生症。

［治法］ 疏肝通络，健脾祛湿。

［处方］ 柴芍乳癖汤加减×14 剂。

［用药］

柴胡 10 g	茯苓 10 g	白术 10 g	白芍 10 g
当归 15 g	玄参 15 g	川芎 10 g	法半夏 10 g
夏枯草 15 g	瓜蒌 10 g	浙贝母 15 g	橘核 10 g
生牡蛎 10 g	莪术 10 g	合欢花 10 g	甘草 5 g

月经期停服，月经完全干净后继服，每天 1 剂，水煎，早晚饭后分次服用。

12 月 19 日复诊：患者经前双乳胀痛较前减轻，寐较前转佳，未诉特殊不适。专科查体：双乳外观无异常，可扪及双乳腺体片块样增厚，质韧，无压痛，双腋下查体同前。舌淡红，苔薄白，边有齿痕，脉弦。患者服用后症状明显改善，考虑效不更方，继服 14 剂以巩固疗效。

按语：本患者平素情志不畅，受外界刺激后出现月经期前双乳疼痛，属于中医学"乳癖"范畴，结合患者彩超检查结果，可明确其西医诊断为乳腺增生症。该患者既往情志不佳，木郁不达，经络气机阻滞；加之喜食冷饮之属，易伤脾胃，痰湿内生，木郁土壅，日久气滞痰凝，乳络受阻，发为乳癖。故以通络为大法，治以疏肝通络，健脾祛湿，方用柴芍乳癖汤加减。方中柴胡为君功在疏肝理气，橘核加强理气之效，白芍、川芎、当归取四物汤加减，功于养血活血，除血中瘀滞，茯苓、白术健脾化湿，以杜生痰之源，法半夏、瓜蒌皮、浙贝母清热化痰，佐以夏枯草从而加强清热散结之效，合欢花解郁安神，牡蛎、莪术加强软坚散结之用，甘草调和诸药。

（三）典型医案三

周某，女，31 岁。2021 年 5 月 21 日初诊。

[主诉] 反复经前乳房胀痛 1 年余。

[现病史] 患者于 1 年余前生气后反复出现双乳经前胀痛不适，触痛明显，伴有心烦急躁易怒、不寐等，经后双乳胀痛、心烦症状缓解，但仍有失眠，伴神疲乏力之感觉，自服逍遥丸，疗效不佳，末次月经：2021 年 5 月 19 日，现正值月经期第 3 天，平素月经周期为 30 天，周期规律每次行经 5 天左右，月经量少，色淡红，偶有血块。舌红，苔薄白，脉弦。

[专科检查] 双乳形态对称，外观无畸形，可扪及腺体层增厚，呈片块状，双乳可扪及散在结节感，稍见压痛，触诊未发现明显异常。

[辅助检查] 乳腺彩超示：双侧乳腺小叶增生。

[中医诊断] 乳癖。

[中医辨证] 肝郁痰凝。

[西医诊断] 乳腺增生症。

[治法] 疏肝解郁，化痰散结。

[处方] 乳癖经前方加减×18 剂；乳癖经后方×7 剂。

[药物组成] 乳癖经前方加减：

[药物组成]

柴胡 10 g	枳实 10 g	白芍 15 g	甘草 10 g
郁金 10 g	合欢皮 10 g	栀子 10 g	延胡索 10 g
香附 10 g	当归 10 g	川楝子 6 g	川芎 6 g

嘱患者经前期服用，见月经即停服。

乳癖经后方加减：

[药物组成]

仙茅 10 g	淫羊藿 10 g	补骨脂 10 g	熟地黄 15 g
菟丝子 15 g	山茱萸 10 g	酸枣仁 15 g	柏子仁各 15 g
五味子 6 g	川芎 6 g	丹参 6 g	

嘱患者月经干净后即可开始服用，服用完乳癖经后方即可开始服用乳癖经前方；

外治上予乳增宁贴膏（院内制剂）夜间贴敷乳房痛处。

2021 年 6 月 18 日二诊：患者诉服上方后，乳房疼痛及诸症皆较前明显好转，效不更方，嘱患者按上法继续服用两个月经周期，外治仍予乳增宁贴膏，服药后定期复查乳腺彩超，随访半年患者诉已无乳房疼痛，乳腺彩超未见明显异常。

按语：《黄帝内经》云"谨守病机，无失气宜"，而乳癖此病，经前经后病机全然不同，切不可一概而治，经前经后需要分而治之，否则易犯"虚虚实实"之戒。乳癖之病，经前多因肝失疏泄，而肝能疏泄宣通冲任之气血，输布周身，若肝气遏郁，郁则肝失条达，则气血不畅，日久则气、痰、瘀郁滞不通致乳络不畅，不通则痛，故乳癖经前方中以四逆散缓肝调肝，使肝条达，疏泄功能复常以治其本，乳络瘀滞，不通则痛，故方中以延胡索与川楝子合用行气活血止痛以治其标，再以川芎、郁金、香附以增活血行气解郁之力，失眠恐因肝气不舒，郁而化火，火乱心神所致，故以栀子、合欢皮解郁火、安心神。而乳癖经后则因冲任气血之海不盛，不能荣养乳络，且气血不旺，则流通不利，使气滞痰饮内伏存患，经前发而为病，故当荣养冲任，而冲任之本在于肾，天癸来源也在肾，故当补肾以养冲任，肾强则冲任不虚，天癸有源，此患者经后神疲乏力，且月经量少皆是肾虚不充的表现，故方中以"二仙"调补冲任，加入补骨脂、熟地黄、菟丝子、山茱萸补益肝肾以补肾盈冲任治其本，并予以川芎、丹参补而不滞，患者经后仍有失眠，恐为仲景之虚劳虚烦不得眠之意，故在补肾填精基础上，予以酸枣仁、柏子仁、五味子养心安神。并且刘丽芳发现大多数患者夜间刺痛明显，故夜间予以乳增宁贴膏外敷，取中医时间医学理论中的"旦慧昼安夕加夜甚"之意，择时用药，因时制宜。

第三节 乳头雷诺病

【治疗思路】

刘丽芳认为乳头雷诺病可归属为中医学"乳头痹证"等范畴，阳虚寒凝、气滞血瘀为其基本病机。以温阳益气、活血通络为主要治法。

（一）益气温阳

乳头雷诺病多见于哺乳期妇女，其分娩时过度用力、大汗淋漓，胎儿娩出时创伤出血，致血随津脱，气随血脱，导致产后气血亏虚，且分娩持续时间较长，长时间用力耗气，势必损伤元气，因此，需益气扶正。加之产妇需每天按时哺乳，《景岳全书·乳少》云："妇人乳汁乃冲任气血所化。"故易耗伤气血致虚，虚则易外感邪气而发病。结合此病病因病机特点，妇女产后气血亏虚，且气虚为阳虚之渐，阳虚为气虚之极，刘丽芳认为临证时应整体辨证结合局部辨证，即益气扶正的同时，予以温阳通脉，能更好地缓解患者的局部症状。本病归属"乳头痹证"范畴，其乳头皮肤出现的一系列颜色变化，为"脉痹阻"引发和缓解过程的表现。产后哺乳期妇女体虚易感受寒邪，当寒气入侵时，邪正交错，加之阳气亏虚，致寒凝血瘀，寒则收引，经脉绌急，故可见乳头皮肤苍白伴紧缩感。根据中医异病同治理论，刘丽芳则以"当归四逆汤"为基础方治疗乳头雷诺病。方中当归味甘性辛温，温可助产妇之阳虚，辛可行气活血，则经络疏通，以通为要；桂枝味辛性温，两者具有温经散寒、温通血脉之效，使阳气生化有源而"离照当空，阴霾自散"，启动阳气，鼓舞正气，兼助理气、活血之效；辅以白芍养血和营，防桂枝燥烈太过，伤及阴血；通草疏通乳络。

刘丽芳对方中芍药、甘草的剂量应用有一定规律，其用量比为3：1，对于缓解乳头雷诺病引起的疼痛效果最佳。芍药味酸、苦，养血敛阴、柔肝止痛；甘草味甘而补中缓急止痛，二药合用，酸甘化阴，合营养血，缓急止痛。煎服时加大枣益气补血。另外方中通草据《本草纲目·草部》记载，其有"治遍身拘痛"之功，且可通乳络，诸药灵活配伍共同发挥益气温阳之效。

（二）活血通络

乳头雷诺病多属本虚标实，气虚、阳虚为本，寒、湿、邪毒、气滞、血瘀为标。产妇分娩过程中脉络受损，脉中之血溢出脉外，离经之血积而成瘀，加之产后气血亏虚，血虚脉道不充，气虚推动无力，血行不畅，留滞为瘀。刘丽芳认为，根据此病本虚标实的特点，在益气温阳的基础上，予以活血化瘀，可使脉络通畅，且瘀血去则新血生。《金匮要略·血痹虚劳病脉证治第六》记载："血痹阴阳俱微，寸口关上微，尺中小紧，外证身体不仁，如风痹状，黄芪桂枝五物汤主之。"刘丽芳巧用此方治疗本病，方中黄芪甘温，益气补虚。《灵枢·邪气脏腑病形第四》云："阴阳形气俱不足，勿取以针，而调以甘药也。"生姜协同桂枝温阳行痹通脉，助黄芪走表而行气血，畅通乳头表面之经络循行，故通则不痛；白芍和营理血，助黄芪走里而补营阴之虚，刘丽芳治疗此病，将白芍重用至 30 g，不仅可养血合营，还能加强缓急止痛之功效；生姜、大枣合用益气补血，温、补、通、调并用，共奏补气行血，温阳通络之效，如《金匮要略·血痹虚劳病脉证治第六》云："俾无形之卫气，迅疾来复，有形之营血，渐次鼓荡，则痹可开，而风亦无容留之处矣。"

《灵枢·经脉篇》云："经脉者，所以能决死生，处百病，调虚实，不可不通。"乳头雷诺病病位在乳头，而乳头亦为导管汇聚之处，为乳络。络脉细小而窄，当络脉受损时，易滞易瘀、易入难出、易积成形，导致络气郁滞、络脉瘀阻、络脉绌急等。故针对乳头经络的瘀阻处以通为主，通乳络也为治疗的关键之一。刘丽芳在黄芪桂枝五物汤合当归四逆汤的基础上加王不留行、丝瓜络、延胡索、柴胡、陈皮。王不留行、丝瓜络通经脉通乳；延胡索有加强止痛之功；柴胡味辛，《临证指南医案·郁》中提出"辛味通络"，同时又可疏肝解郁；陈皮理气疏肝。五药合用，共奏疏肝解郁、理气通络下乳之效，络通则瘀化。

【验案举隅】

张某，女，29 岁。剖宫产术后一直母乳喂养 1 个月，2023 年 2 月 24 日首诊。

［主诉］ 双乳阵发性刺痛 10 余天，加重 3 天。

［现病史］　患者自诉婴幼儿常含着乳头入睡，于10余天前发现乳头皮肤有破损，考虑为婴幼儿咬伤，未予以重视。随后于每次哺乳后，乳头颜色迅速变白伴乳头皮肤紧缩、刺痛，渐渐乳头皮肤发绀再变为潮红，且刺痛明显，难以忍受，持续数十分钟后，乳头皮肤逐渐恢复正常。曾自行予以热敷、纯羊脂膏外用涂于乳头，症状稍缓解，但仍反复发作。刻下症见：患者乳汁较少，于每次哺乳后乳头皮肤颜色出现苍白-发绀-潮红三相变化，伴刺痛及乳头乳晕皮肤紧缩感，易疲倦，手脚冰凉，畏寒，纳差，寐欠安，二便调，且哺乳后引起的乳头刺痛严重影响睡眠质量和情绪。舌紫暗，苔薄白润，脉细涩。

［专科检查］　双乳呈哺乳期改变，中度充盈，导管开口排乳通畅，乳头无短小、内陷，双乳头处可见几处皲裂，未扪及明显孤立性肿块。

［辅助检查］　彩超示：双乳呈哺乳期改变，未见乳汁淤积声像。

［中医诊断］　乳头痹证。

［中医辨证］　阳虚寒凝、气滞血瘀。

［西医诊断］　①乳头雷诺病；②乳头皲裂。

［治法］　温阳益气、活血通络。

［处方］　黄芪桂枝五物汤合当归四逆汤加减×7剂。

［药物组成］

黄芪 15 g	白芍 30 g	甘草 10 g	桂枝 5 g
金银花 10 g	丝瓜络 10 g	通草 10 g	醋柴胡 5 g
延胡索 10 g	当归 10 g	陈皮 10 g	蒲公英 15 g
炒王不留行 10 g			

煎煮时加大枣3枚、生姜2片，早晚饭后30分钟服用。

［外治］　哺乳后即外用温生理盐水外敷乳头乳晕5～10分钟，再用棉签蘸取少量康复新液涂于双侧乳头上。嘱每次哺乳前用温热的0.9％氯化钠溶液冲洗乳头，勿让婴幼儿含着乳头入睡，哺乳时注意保温，避免受寒，规律哺乳，减少哺乳次数。

2023年3月3日二诊：双乳刺痛明显减轻，发作频率减少，双乳头皲裂处可见结痂，未见新破损口。效不更方，继服以上方药5服，服法同前。随访时，患者乳房已无疼痛，双乳头皮肤破损处已恢复。

按语：针对本案患者，刘丽芳予以黄芪桂枝五物汤合当归四逆汤加减。

黄芪桂枝五物汤为治疗血痹的常用方,《素问·逆调论》云:"荣气虚则不仁。"故以益气温经、和血通痹而立法。寒自内生,寒盛则血凝涩,血流不畅,加之患者剖宫产后,又一直母乳喂养,喂养姿势不当,乳头皮肤破损,外邪乘袭而入,致邪毒外淫经络,令血凝涩而不流,内外合邪,脉络气血瘀阻,则发为本病。方中以黄芪、桂枝为君药以益气温阳、行痹通脉;当归活血补血,且以其性辛温发挥行气走散之效;生姜可疏散风邪以助桂枝之力;柴胡、延胡索、陈皮疏肝理气止痛;白芍养血合营,甘草味甘而补中缓急止痛,二药合用,酸甘化阴,加强缓急止痛之效。以上诸药为臣,以"通、补"为主;通草、炒王不留行、丝瓜络三药为佐,发挥健胃通络下乳之效;生姜、大枣合用益气补血为使,用于调和人体正气。此外,哺乳期妇女乳头皲裂从而形成局部炎症,《说文·炎部》云:"炎,火光上也。从重火。"乳房属于浅表器官,蒲公英、金银花两药均属轻清升浮宣散之品,合用有疏散风热、芳香透达、清热解毒之效,可治疗病变部位在浅表的乳头皲裂引起的不典型炎症。诸药合用共奏温阳益气、活血通络之效,兼以清透表邪。

第四节　排乳后疼痛

【治疗思路】

刘丽芳从肝主筋理论出发,认为营卫不调、肝风内动为其发病根本,肝胃不和、不通则痛为其基本病机。

目前中医对排乳后疼痛的认识尚在逐步探索,病因病机及辨证论治缺乏系统梳理,现代医家多认为本病属于中医学"乳痛""瘛疭"的范畴。《张氏医通·瘛疭》:"瘛者,筋脉拘急也;疭者,筋脉驰纵也。"刘丽芳临床根据其肝胃不和、不通则痛的病机特点,以清为贵,以通为用,予以疏肝和胃,解郁泻热止痛,方用瓜蒌牛蒡汤合芍药甘草汤加减。

【验案举隅】

（一）典型医案一

陈某，女，32岁。产后2个月，2021年4月30日初诊。

［主诉］ 双乳哺乳疼痛1个月，加重1周。

［现病史］ 患者1个月前发现右乳头出现皮肤破损，当时予以温毛巾热敷，未见明显好转。后随即出现双乳哺乳疼痛，初起尚可忍受，未予重视，后疼痛逐渐加重，发作次数较前频繁。刻下症见：患者常于哺乳时及哺乳后1~2小时内出现乳房疼痛，呈痉挛性，间或伴有刺痛，热敷无明显缓解。纳可，寐差，因疼痛影响难以入睡，二便可。患者因疼痛刺激及作息失调常感痛苦，恐惧哺乳，欲退奶，家庭关系紧张。询及其产后常食高汤，哺乳尚通畅，乳汁充足。

［专科检查］ 双乳呈哺乳期外观改变，双侧乳头无短小、内缩、偏斜，右乳头可见黄色血痂。可扪及腺体片块状增厚，伴轻压痛，未扪及明显肿块。舌淡红，苔薄黄，脉弦而小数。

［辅助检查］ 乳腺彩超示：双乳符合哺乳期声像，未见明显乳汁淤积声像。

［中医诊断］ 吮乳乳痛。

［中医辨证］ 肝胃郁热。

［西医诊断］ ①排乳后乳痛；②乳头皲裂。

［治法］ 解郁清热止痛。

［处方］ 通乳止痛方加减×7剂。

［药物组成］

瓜蒌皮10 g	牛蒡子10 g	黄芩10 g	天花粉10 g
柴胡5 g	金银花10 g	连翘10 g	蒲公英15 g
皂角刺10 g	陈皮10 g	延胡索15 g	丝瓜络10 g
王不留行10 g	麦芽（炒）30 g	山楂15 g	白芍15 g
甘草5 g			

水煎，每天1剂，早晚分服。

［外治］ 哺乳后即刻用温生理盐水外敷乳头乳晕5~10分钟，再外涂康复新液，每次哺乳前使用温热生理盐水冲洗干净，注意正确哺乳姿势，饮食

清淡。

2021年5月15日复诊：哺乳疼痛明显缓解，发作次数较前减少，程度减轻。右乳头痂皮脱落，未见明显破损。继服上方7剂，外用药物不变。随访患者乳房已无疼痛，右乳头恢复正常。

（二）典型医案二

姜某，女，33岁。产后2个月，2021年6月4日就诊。

[主诉]　哺乳后双乳刺痛半个月。

[现病史]　患者半月前生气后哺乳突发双乳刺痛，持续1小时后自行缓解。近半个月哺乳后频繁出现乳房刺痛，由乳头乳晕沿乳络放射，持续几分钟至2小时，双乳头哺乳后可见由白转变为紫红最后恢复正常的颜色变化。平素性情易急躁，纳寐尚可，二便正常。舌尖红，苔薄黄，脉弦。

[专科检查]　双乳呈哺乳期外观改变，双侧乳头短小、无内缩、偏斜，似可见皲裂。可扪及双乳散在肿块。

[中医诊断]　乳头瘅证。

[中医辨证]　肝胃郁热。

[西医诊断]　乳痛：乳头雷诺综合征。

[治法]　解郁清热止痛。

[处方]　通乳止痛汤加减×7剂。

[药物组成]

瓜蒌皮 10 g	牛蒡子 10 g	天花粉 10 g	青皮 5 g
柴胡 10 g	金银花 10 g	连翘 10 g	蒲公英 15 g
陈皮 10 g	延胡索 10 g	丝瓜络 10 g	白芍 15 g
薏苡仁 15 g	浙贝母 10 g	王不留行 10 g	甘草 5 g

服药期间配合中医手法排乳，7剂而愈。

按语：瓜蒌牛蒡汤出自《医宗金鉴》，其方疏厥阴之气而通阳明之热，内通乳络，外疏表邪，行气滞而和营血，消肿痛而化瘀滞，经过诸多临床研究证明其疗效确切。刘丽芳加以变化，方中瓜蒌皮、牛蒡子为君以清热消痈肿。瓜蒌皮利气散结；牛蒡子亦升亦降，清泄热毒的同时助邪透出。天花粉清热生津、消肿排脓；金银花疏散风热，芳香透达；蒲公英入厥阴、阳明经，清热解毒，消痈散结，为治疗乳痈之要药；连翘为"疮家圣药"，配合金银花既可清里热，又可透热达表以祛邪；天花粉、蒲公英、金银花、连翘合用，共奏清热解毒、消痈散结之功，重用"清"法以达到中医治则中的"以消为贵"之目的。柴胡疏肝解郁，引药入经；陈皮理气疏肝，王不留行行血下乳，丝瓜络通气下乳。柴胡、陈皮、王不留行、丝瓜络四药为佐，理气通络，气行则乳行，络通则郁通，体现了郁滞期要以"通"为主的治疗特点。方中延胡索加强止痛之功，薏苡仁性味冲和，善于清补脾胃，荣养宗筋。因其脉弦，恐其木盛侮土，故又加芍药、甘草以和肝，以扶脾胃也。芍药甘草汤是治疗阴液不足所引起的筋脉挛急疼痛的经典方，原方出自东汉医家张机所著《伤寒论》，由芍药、甘草两味药物组成。方中芍药味酸苦，主入肝经，功能养血敛阴、柔肝止痛；甘草味甘而入脾、胃经，功在补中缓急止痛，二药合用，酸甘化阴，合营养血，缓急止痛。原方中芍药、甘草（炙）各4两，其配伍比例为1∶1，后世医家常将其比例配伍予以变化以达不同治疗目的。据历代医书记载，芍药与甘草按1∶1配伍时，功效以缓急为主；当芍药的用量多于甘草时，功效主治则以止痛为主。若患者恶露未尽则加当归10 g、益母草15 g，去黄芩；患者乳汁瘀滞则加路路通10 g、小通草6 g；若患者乳汁过多则加山楂15 g、谷芽（炒）15 g、麦芽（炒）30 g。刘丽芳临床常询及产妇喂养情况，将通乳药及回乳药相结合，以求乳汁供需平衡。

《素问·血气形志》："形数惊恐，经络不通，病生于不仁，治之以按摩醪药。"气血不行，经脉阻塞，乳络不通则痛。中医推拿疗法可加强气血运行，理气通络，使乳络畅通，乳汁排出，对消散乳房肿块、减轻乳房疼痛有良好的促进作用。《医宗金鉴·正骨心法要旨》："按其经络，以通郁闭之气。"临床上对处于非炎症期患者采用中医手法排乳，通过专业的按摩手法，顺着乳络方向排空乳汁，点按合谷、膻中、乳根、期门、阿是、三阴交等厥阴经、阳明经穴位，疏肝理气，养脾益精。现代医学研究表明，专业的推拿按摩手法可增加乳房内单胺类物质、啡肽类物质的含量，这些物质既起到镇痛作用，又可提高免疫功能，加强炎症吸收，促进局部淋巴回流，消肿镇痛。此外，若患者存在乳头皲裂、乳头炎，结合患者的哺乳需求，则加以0.9%氯化钠溶液、康复新液等外用促进乳头皮肤愈合，减少感染机会，减轻患者哺乳恐惧。

第五节　慢性乳腺炎

【治疗思路】

（一）从阴阳理论论治

刘丽芳认为，慢性乳腺炎的发病多属半阴半阳之证。半阴半阳之治，清不伤胃，温不助邪，刘丽芳以此为治则，采用寒温并用法，自拟消痈乳康汤为主方，随着疾病的发生发展，局部特征的变化，阴阳虚实的转化，加减用药。

（二）从分期辨证论治

刘丽芳认为慢性乳腺炎的治疗，应将散结之法贯穿整个治疗过程，初期以温消为贵，中期以清托为用，后期以补益合养营和血为法。

（三）从伏邪理论论治

刘丽芳认为粉刺性乳痈初期就存在阳气亏虚的病理基础，以气滞血瘀痰凝为特点，瘘管期以营血内败，气血亏虚，正虚无力祛邪外泄为病机，其病机均有阳虚为基础，而阳虚正是为伏邪伏匿提供了条件。清透伏邪为治疗肉芽肿性小叶性乳腺炎首要，方可选用柴胡清肝汤清透伏邪。若伏邪伏于肝、胃二经，则应清热解毒透邪，行气活血消肿。在病程日久疾病后期时扶正祛邪尤为重要，如何扶正可根据伏邪种类来选择。当肉芽肿性小叶性乳腺炎病情进展由肿块期转为脓肿期时，在治疗上应以外治为主，内治为辅，从而达到"长肉不留邪，祛邪不伤正"的目的。

（四）从络病理论论治

肉芽肿性小叶性乳腺炎的基本病机为气血不畅，乳络瘀阻，基于"络以通为用"的原则，故以通络法为其治法，使用通络药物，以使络脉畅通，气血阴阳调和。

通络法是基于络病理论而产生的治疗方法，可以从调血、行气、通络等方面入手，临床多使用当归、地黄、丹参等药，活血化瘀。既可消已成形之肿块，同时，瘀血不去，新血不生，新生血液可为局部供给营养，使溃口得

192

敛。行气则用陈皮、香附、柴胡等行气药，其中香附既能行气又兼活血，被称为气中之血药；柴胡主入肝经，疏肝行气。无论寒热皆应使用直接具有通络作用的药物，如路路通、王不留行、丝瓜络等，使络脉通畅。

（五）从膏脂理论论治

粉刺性乳痈的发病基本病机是痰凝血瘀、膏脂化热，多数患者皆以热毒为表象，少部分为阴证，其肿块不红不热不溃，然热毒只是膏脂郁久所化，当以理气降脂化浊为治法，通过疏肝理气、健脾化痰、祛湿降浊等方法全面调节血液中脂质，未成脓时使肿块消散，成脓后配合切开排脓、垫棉法等外治法，脓尽而愈。同时应根据临床表现适当加减，热毒盛时加金银花、黄芩等清热解毒之品；溃后成瘘时加党参、黄芪等益气扶正之品，以助生肌。

【验案举隅】

（一）典型医案一

明某，女，29 岁。2016 年 8 月 31 日初诊。

[主诉] 左乳肿痛 2 月余。

[现病史] 2 个月前无明显诱因突发左乳疼痛，可触及肿块，伴局部皮肤微红，遂于某医院就诊，予以抗感染等对症支持治疗后，疼痛缓解。8 月 21 日左乳房疼痛加重，肿块变大，为求进一步治疗，遂来湖南中医药大学第一附属医院门诊就诊。刻下症见：左乳肿痛，以刺痛为主，皮肤轻微灼热感，无恶寒发热，纳可，寐欠安，二便调。舌淡红，苔白，脉沉。

[专科检查] 左乳下象限可扪及约 6 cm×5 cm 大小肿块，皮肤微红，皮温稍高，边界欠清，质硬，伴压痛，右乳外观未见明显异常，可扪及腺体增厚，成片块状，质韧，双腋下未扪及明显肿大淋巴结。

[辅助检查] 组织病检示：（左乳）镜下可见肉芽组织，伴炎性细胞浸润，符合"肉芽肿性小叶性乳腺炎"诊断。

[中医诊断] 粉刺性乳痈。

[中医辨证] 热毒蕴结。

[西医诊断] 肉芽肿性小叶性乳腺炎。

[治法] 清热解毒，温阳散结。

[处方] 消痈乳康汤加减。

［药物组成］

金银花 15 g	连翘 10 g	蒲公英 30 g	淫羊藿 10 g
鹿角霜 10 g	路路通 10 g	皂角刺 10 g	土贝母 10 g
炒白芥子 15 g	川芎 10 g	醋柴胡 5 g	醋香附 10 g
天花粉 10 g	醋鳖甲（先煎）15 g		

［外治］ 在局麻下行左乳脓肿切开引流术，并取部分组织送检，选取脓肿波动感明显处切开，挤压出脓血分泌物，血多脓少，脓腔深约 3 cm，刮匙搔刮脓腔内的坏死瘀血组织，塞引流条，以利分泌物排出，以矾冰液纱布湿敷伤口，如意金黄散外敷肿块处，绷带加压包扎。每天换药。嘱患者忌食催乳食物、高脂肪及辛辣油腻之品，门诊继续治疗。

9 月 26 日二诊：患者肿稍消，痛减。查体：溃口愈合，左乳下象限肿块约 6 cm×3 cm。在原方基础上去路路通、天花粉，加肉桂、牡蛎。14 剂，水煎，分早晚 2 次温服。

10 月 10 日三诊：患者诉左乳肿块变软。查体：左乳 9 点处可见约 2.5 cm×2.5 cm 大小红色隆起，触及有波动感。予行脓肿切开引流术，方以上方去鹿角霜、牡蛎，加黄芪、川芎、白术，继服 14 剂，定期换药。

10 月 24 日四诊：诉肿块较前明显缩小。查体：左乳 9 点位引流口可挤压出脓血性分泌物，肿块大小约 3 cm×1.8 cm。继以上方去醋莪术、连翘，加丹参、紫花地丁、白芷，28 剂，继续换药，矾冰液湿敷伤口。

11 月 21 日五诊：患者伤口愈合，无不适。查体：左乳可扪及增厚组织，质稍硬，乳房形态未见改变，未扪及明显肿块。复查乳腺彩超示：左乳下象限低回声区，考虑肉芽肿性小叶性乳腺炎治疗后改变。上方去淫羊藿、肉桂，加当归、夏枯草、炒麦芽。随后继续予以消痈乳康汤加减，疏肝解郁，化痰散结，巩固治疗 3 个月后停药。随访至今未见复发。

按语：半阴半阳之治，清不伤胃，温不助邪，刘丽芳以此为治则，采用寒温并用法、自拟消痈乳康汤为主方，随着疾病的发生发展，局部特征的变化，阴阳虚实的转化，加减用药。方中金银花、蒲公英、连翘清热解毒，散结消痈，其中金银花消肿散毒之力甚，毒未成者能散，已成者能溃；蒲公英入阳明、厥阴经，为治乳痈要药；连翘，性寒味苦，可散诸肿之疮疡，为疮家圣药，三药合用共奏消散痈肿结聚之功。夏枯草清肝泻火散结，醋鳖甲破癥结、消疮肿，玄参解毒散结。此前诸药性寒，而半阴半阳者似热不热，似寒非寒，不阴不阳，若仅用寒凉解毒之品，必将引病入阴，致邪毒聚结，凝结不散。故于寒凉药物中加入辛温之淫羊藿、咸温之鹿角霜或辛热之肉桂、炮姜以助阳，防寒凉之品"闭门留寇"。寒温并用，阴阳并济，可加快肿块腐化成脓或促进肿块消散。若仅用温阳之品，患者会出现口干，甚至口舌生疮、颜面生痘等表现。因此，寒、温药物配伍为治疗本病之关键。本病患者大抵郁闷则肝气滞，气不行则血瘀，不通则痛，故配伍川芎活血开郁止痛，陈皮疏厥阴之滞，柴胡散诸经血凝气聚，并能引药入肝经，使药物直达病所。恣食炙煿厚味，损伤脾胃，脾失健运，湿浊内生，痰浊中阻，故佐以茯苓甘淡入脾，健脾利湿，白术补益脾土，除湿益燥，甘草调和诸药。临证加减：肿块成脓者，加黄芪、皂角刺、当归托毒透脓，配合外治法，穿刺抽脓或切开排脓，以加快肿块消散，并可避免脓肿自行破溃影响乳房外形；切开排脓后创口难愈合者，加当归、黄芪、白芍等补气养血之品寓补托之意；肿块疼痛者，配合如意金黄散外敷箍集围聚，收束疮毒，促其消散；日久不成脓、肿块不红、质韧硬者，可予阳和膏外敷，内外同治，促进结块消散。

（二）典型医案二

张某，女，33 岁。2019 年 10 月 10 日初诊。

[主诉]　发现右乳肿块 4 个月余。

[现病史]　4 个月前无明显诱因右乳可扪及一肿块，伴轻微疼痛，局部皮肤轻微发红，行抗感染治疗后较前缓解，初诊前 1 周因右乳肿块疼痛，考虑：右乳肿块性质待查：肉芽肿性小叶性乳腺炎？刻下症见：右乳肿块轻微刺痛，近乳头皮肤稍红，皮温微热，纳寐欠佳，二便尚可。舌淡红，苔薄白，脉沉细。

[专科检查]　右乳头内陷，右乳于外上象限 9～12 点紧邻乳头处可扪及一约 4 cm×5 cm 大小肿块，轻压痛，边界欠清，质韧，活动度一般，乳晕处可见约 1 cm×1 cm 大小区域皮肤微红，可扪及小范围波动感，左乳外观未见异常，未扪及明显孤立性肿块，双侧腋下及锁骨上未扪及明显肿大淋巴结。

[辅助检查]　乳腺彩超结果示：右乳可见多个低回声区，边界欠清，形态不规则，内部回声欠均匀，范围较大者位于 9～10 点位约 31 mm×10.3 mm，11～1 点位约 45 mm×21.5 mm，腺体浅层近乳晕处可见小范围细密光点移动。右侧腋下可见多个低回声结节，形态规则，边界清，较大者

约 18 mm×7 mm。行右乳肿块穿刺活检术，结果示：（右乳）镜下可见肉芽组织形成，伴淋巴细胞浸润，符合炎症性病变。符合"肉芽肿性小叶性乳腺炎"诊断。

〔中医诊断〕 粉刺性乳痈。

〔中医辨证〕 气虚毒滞。

〔西医诊断〕 肉芽肿性小叶性乳腺炎。

〔治法〕 散结消痈，补气托毒。

〔处方〕 消痈乳康汤加减×14 剂。

〔药物组成〕

蒲公英 15 g	炒白芥子 15 g	甘草 6 g	党参 15 g
薏苡仁 30 g	金银花 10 g	连翘 10 g	玄参 15 g
川芎 10 g	淫羊藿 10 g	鹿角霜 10 g	皂角刺 5 g
醋鳖甲（先煎）15 g			

水煎服，每天 1 剂，分早晚 2 次温服。

〔外治〕 在局麻下行右乳肿块穿刺活检术，箍围法交替外用阳和膏和如意膏，绷带加压包扎，隔天换药。嘱患者保护患侧乳房避免外力碰撞，忌食高脂肪、催奶等食品。

2019 年 11 月 20 日二诊：患者右乳肿块较前变小，可扪及波动感。查体：右乳头内陷，右乳于外上象限 9～12 处可扪及肿块散在分布，较大范围约 3 cm×3 cm 大小，轻压痛，边界欠清，质韧，局部有波动感。初诊方合透脓散加减，皂角刺加量至 15 g，加白芷、路路通、王不留行各 15 g，黄芪 30 g。14 剂。继续交替外用阳和膏、如意膏。

2019 年 12 月 12 日三诊：患者诉右乳肿块上方明显变软，皮肤发红泛光。查体：右乳外上象限肿块约 3 cm×4 cm 大小，中央处扪及明显波动感，皮肤发红，张力较高。随即在局麻下行右乳脓肿切开排脓术，选取脓肿波动感最为明显处切开，沿肿块周边向中心挤压，可见脓血相间分泌物，且血多脓少，探入脓腔内深约 4 cm，并用刮匙搔爬脓腔内壁坏死组织，可见烂鱼肉样坏死组织夹杂瘀血，向脓腔内塞入带有橡皮生肌膏的引流条，促分泌物排出及组织新生，以矾冰液纱布采用叠瓦状湿敷并加压促进脓腔贴合，绷带加压包扎，隔天 1 次换药。二诊方加当归、丹参各 15 g，去路路通、陈皮、王不留行。14 剂。患者依从性较差，无法坚持服药，其间行抗感染治疗，并换药。

2020年3月10日四诊：患者诉右乳未见明显疼痛，伤口未愈，纳欠佳。查体：右乳外上象限切口未愈，挤压仍可见少量清稀分泌物溢出，于外上9～11点可扪及约4 cm×3 cm大小肿块，质韧，边界欠清，无压痛。双侧腋下及锁骨上未见明显肿大淋巴结。复查彩超示：右乳9～11点可见多处低回声声像，边界清，形态不规则，内部回声不均匀，低回声带部分连接，较大范围约21 mm×11 mm（10点），15 mm×8 mm（11点）。遂予以托里消毒散加减。药用：党参、白术、茯苓、炒白芥子各15 g，当归、川芎、蒲公英、白芷、浙贝母、白芍、当归各10 g，黄芪20 g，甘草5 g。14剂。以刮匙搔爬脓腔残道纤维化组织，行挂线法连通乳管及紧邻瘘管，并于腔内放入橡皮生肌膏，矾冰液纱布湿敷伤口，绷带加压包扎，隔天换药，定期扎紧丝线。

2020年4月1日五诊：患者诉肿块较前缩小。查体：右乳外上象限可扪及肿块约3 cm×1.5 cm大小，挂线在位，伤口较前变小，挤压可见少量血性分泌物。继续予四诊方加丹参15 g，炒麦芽20 g，继续坚持换药。

2020年4月29日六诊：患者瘘管已挂开，伤口已愈。查体：右乳可扪及增厚组织，质稍硬，乳房形态基本未见改变，未扪及明显肿块。复查乳腺彩超示：右乳外上象限低回声区，考虑肉芽肿性小叶性乳腺炎治疗后改变。五诊方去白芷，加夏枯草15 g。随后继续予以乳核袋泡剂配合治疗，炒麦芽20 g，玄参、炒芥子各15 g颗粒疏肝解郁，化痰散结，巩固治疗3个月后停药。随访1年未见复发。

按语：肉芽肿性小叶性乳腺炎（GLM）是一类以乳腺小叶为主要发病部位的慢性炎症性疾病。其主要特征是疾病的病理表现多为肉芽组织。GLM一般多发于育龄期女性非妊娠期或非哺乳期阶段，偶见男性发病。根据最近统计学数据，该病本世纪来发病率呈不断上升趋势。因其诱发因素较多，现代医学尚未明确其病因，目前多数专家认为与催乳素自身免疫相关。肉芽肿性小叶性乳腺炎被称为"不死癌症"，患者常常因病程较长，治疗过程身心饱受折磨而难以坚持治疗，故病情容易反复，缠绵难愈，因此易造成患者情志抑郁，病情加重。现代医学一般多以手术和激素治疗为主，但手术创伤大，易造成乳房外形损坏严重，且术后容易复发，不被大多数患者接受。激素类药物长期使用副作用明显。中医药治疗该病不仅损伤较小，毒副作用相对较小，且治疗效果显著，因此临床患者更易接受。中医外科一般把该病分为肿块期、成脓期、溃后期3个阶段，几种表现可在一个阶段同时存在。中医主张内外兼治，内治疮疡确立消、托、补三法分期论治，其中强调顾护脾胃，调补气血，以托法为代表最具特色，托法处于消、补两者之间，是承接疾病的重要枢纽。托法为主，联用他法，寓消于托，寓补于托。刘丽芳在治疗该类患者时，除了中药内外合治，更注重耐心诊疗，进行心理疏导，患者的依从性是控制病情，促进痊愈的一大关键。除此以外，避免外力撞击乳房，减少高激素、高脂肪食物摄入，保持乳房干净卫生，并学会家中乳房自检、定期复查乳腺钼靶及彩超检查是排查乳房疾病的重要方法。

（三）典型医案三（肿块期）

杨某，女，36岁。2018年2月14日初诊。

[主诉]　发现右乳肿块1月。

[现病史]　患者于1个月前右乳因受外力撞击后，突发右乳肿块，伴肿胀疼痛，无明显红热，当地医院予以抗感染、中药内服后局部疼痛好转，但肿块未见缩小，遂来我院就诊。刻下症见：右乳肿块，伴疼痛，纳寐欠佳，二便尚可。舌淡红，苔薄白，脉沉细。

[专科检查]　右乳肿块质地偏韧硬，肿块处皮肤颜色正常，局部有压痛，肿块测量直径5 cm×5 cm。

[辅助检查]　穿刺活检示：（右乳）送检乳腺组织见大量炎细胞浸润，伴局部肉芽肿性炎，请结合临床。结合患者症状体征及病史。

[中医诊断]　粉刺性乳痈。

[中医辨证]　阳虚血瘀。

[西医诊断]　肉芽肿性小叶性乳腺炎。

[治法]　温阳散结，行气活血。

[处方]　消痈乳康汤加减×14剂。

[药物组成]

淫羊藿 10 g	鹿角霜 10 g	白芥子 10 g	浙贝母 15 g
法半夏 10 g	金银花 10 g	连翘 10 g	青皮 10 g
醋莪术 10 g	三棱 10 g	鳖甲 15 g	麦芽 15 g

水煎服，每天1剂，早晚分服。

[外治]　肿块处外用如意金黄散加矾冰液调敷。

2018 年 3 月 6 日二诊：患者诉肿块较前缩小、变软，局部皮肤微红，肿块测量直径为 5 cm×4 cm。肿块处继续外用如意金黄散加矾冰液调敷，在原方的基础上去鹿角霜，加牛蒡子、蒲公英。21 剂，每天 1 剂，水煎服，早晚分服。

20108 年 4 月 8 日三诊：肿块继续缩小，不伴疼痛，肿块直径为 4 cm×3 cm，皮色正常。肿块处外用如意金黄散加矾冰液调敷，并在上方基础上去牛蒡子、麦芽，加海藻、昆布、玄参、黄芪、白术。28 剂，每天 1 剂，水煎服，早晚分服。

2018 年 5 月 11 日四诊：肿块较前明显缩小，不伴疼痛，肿块直径为 2 cm×2 cm。继续服用上方，28 剂，每天 1 剂，水煎服，早晚分服。

2018 年 6 月 8 日五诊：未扪及明显肿块，B 超下可见 13 mm×4 mm 大小的混合回声区。予以乳核袋泡茶巩固治疗。后复诊 2 次，未见复发。

按语：刘丽芳认为肿块期往往是由于异物聚集局部，导致局部气血运行不畅，又因异物淤积日久，炼液为痰，痰瘀互结而成肿块，此时诸多医家多投以抗生素，抗生素是寒凉之品，寒性收引凝滞，局部气血凝滞，肿块欲消不消，欲脓不脓，形成"僵块"，辨证当属"阴证"范畴，此时当以"温消"为纲，温全身之阳、温"寒"滞之肿块，再辅以行气活血之品，以增强消肿之功效。方中淫羊藿、鹿角霜、白芥子均为温阳散结之品，三药同用增强温散之效；再佐以浙贝母、法半夏化痰散结；金银花、连翘清热散结，同时制约白芥子燥热之性太过；青皮、莪术、三棱行气活血止痛；醋鳖甲取其引诸药入病灶，软坚散结；麦芽取其回奶，减少导管内分泌物之功。全方体现"温散"二字。"僵块"如化热，可多投以清热散结之品，故二诊时皮肤发红加牛蒡子、蒲公英，去鹿角霜；肿块后期防苦寒伤中，加用益气健脾之品，故三诊时加黄芪、白术，并加海藻、昆布、玄参加强散结之功效，去牛蒡子、麦芽等辛凉收涩之品；配合外用药之如意金黄散消肿止痛，矾冰液能加强药物透皮作用，两药合用促进肿块消散。刘丽芳认为临床上判断肿块是否以内消为主，主要从病变是否累及皮肤来判断，如皮色正常，无脓液外透之势，即可全程内消。

（四）典型医案四（成脓期）

谢某，女，29 岁。2016 年 11 月 2 日初诊。

［主诉］ 发现左乳肿块 1 月。

[现病史] 患者于 1 个月前因服用避孕药外加劳累后突发左乳肿块，伴明显肿胀疼痛，至外院行切开引流术，该院诊断为肉芽肿性小叶性乳腺炎。患者为寻求中医药治疗，遂来我处就诊。刻下症见：左乳肿块，局部已溃破，伴疼痛，纳寐欠佳，二便尚可。舌红，苔薄黄，脉细。

[专科检查] 挤压左乳 3～4 点切口处有脓血样物溢出，左乳可扪及多处波动感，压痛，11～12 点乳晕旁可见多处溃疡面，渗血。

[中医诊断] 粉刺性乳痈。

[中医辨证] 热盛肉腐。

[西医诊断] 肉芽肿性小叶性乳腺炎。

[治法] 清热透脓，消肿散结。

[处方] 消痈乳康汤合透脓散加减×14 剂。

[药物组成]

金银花 10 g	连翘 10 g	蒲公英 20 g	白芷 10 g
鳖甲 15 g	柴胡 10 g	浙贝母 10 g	皂角刺 10 g
路路通 10 g	川芎 10 g	王不留行 10 g	陈皮 10 g
黄芪 15 g	白术 10 g	麦芽 30 g	茯苓 10 g

水煎服，每天 1 剂，早晚分服。

[外治] 行切开引流术，术中用探针锐性探通各小脓腔的间隔，八二丹药线进行引流，棉垫法加压包扎。

2016 年 12 月 19 日二诊：患者诉肿块较前缩小变软，引流口未愈，无脓液流出，左乳内下象限可见多处溃疡面，内下象限可扪及散在肿块。溃疡处予以橡皮生肌膏与矾冰液交替换药，在上方的基础上去柴胡、加当归、白芍。21 剂，每天 1 剂，水煎服，早晚分服。

2017 年 1 月 20 日三诊：肿块继续缩小，引流口已愈，左乳内下象限可见一处溃疡，2～3 点处可扪及一 1.0 cm×0.8 cm 大小结节，左乳被动性溢液，奶酪样，多孔，量多。溃疡处外用橡皮生肌膏，在上方的基础上，去路路通、白芷、陈皮，加炒山楂、薏苡仁、栀子。28 剂，每天 1 剂，水煎服，早晚分服。

2017 年 3 月 17 日四诊：溃疡已愈合，左乳 2 点处可扪及局限性增厚，左乳被动性溢液，量少，色白。加用夏枯草、海藻、昆布等散结之品。30 剂，每天 1 剂，水煎服，早晚分服。

2017 年 7 月 16 日五诊：患者诉妊娠 14 周，发现怀孕后停中药内服，嘱患者定期复查。

2018 年 8 月 31 日六诊：患者正常妊娠及哺乳，已哺乳 7 个月余，因工作需要要求退奶，诉哺乳时 1～2 根乳管无乳汁，但左乳可正常哺乳，期间肿块未见复发。

按语：刘丽芳认为成脓期乃是肿块热盛肉腐，肉腐则成脓，辨证当属"阳证"范畴，脓液载热毒之邪而出，此期当以"清托"为用。金银花、连翘、蒲公英、白芷、醋鳖甲清热散结，抑制脓毒扩散；路路通、皂角刺促进脓腐排出，脓腐去则新肉得生，可缩短脓肿期的病程，应紧密配合中医外治法中的药线引流、瘘管搔爬、探针探通脓腔，使脓液有路可去，有道可行。初期脓液较多时用提脓祛腐之八二丹透脓祛腐，脓液排尽之时则用橡皮生肌膏生肌长肉，配合矾冰液抗炎、止痛、止痒。脓肿期夹杂兼症较多，溃疡形成时，需加用补血和营之品，故二诊时加用当归、白芍，去柴胡苦寒之品；溢乳时，加炒山楂、薏苡仁、栀子加强回乳散结之功，溃口闭合，去路路通、王不留行、白芷、陈皮等行气排脓之品；四诊时，加用夏枯草、海藻、昆布等诸多散结之品，加强散结之功。刘丽芳认为脓肿期乳房内的微小脓肿很难用手术或切开排脓完全清除，如若手术切除或者搔爬术使用范围太广，对乳房创伤较大，术后影响乳房的外观。后期运用生肌药时宜 3～5 天换药 1 次，橡皮生肌膏具有"煨脓长肉"之效，能使创面血管再生，加快溃疡愈合之效。

（五）典型医案五（迁延期）

李某，女，34 岁。2017 年 10 月 10 日初诊。

[主诉] 发现左乳肿块 11 月。

[现病史] 患者因 11 个月前突发左乳肿块，在当地医院予以切开引流、换药、口服中药治疗后，肿块已逐渐消散，但乳晕旁有一破溃口反复破溃，时有清稀脓液流出，当地医院诊断为：肉芽肿性小叶性乳腺炎。为求进一步治疗来我院就诊。刻下症见：左乳晕旁溃破，偶有轻微疼痛，纳寐欠安，二便调，平素月经规律。舌淡，苔薄白，脉沉细弱。

[专科检查] 左乳 3 点处乳晕旁有一破溃口，溃口周围组织略显苍白，探针探其深约 6 cm，挤压周围组织，未见明显脓液流出。

[中医诊断] 粉刺性乳痈。

[西医诊断] ①肉芽肿性小叶性乳腺炎；②乳晕旁瘘管。

[中医辨证] 正虚毒恋。

[治法] 益气托毒。

[处方] 托里消毒散加减×21剂。

[药物组成]

党参 10 g	黄芪 15 g	当归 10 g	川芎 10 g
白芍 10 g	白术 10 g	陈皮 10 g	金银花 10 g
连翘 10 g	白芷 15 g	海藻 10 g	昆布 10 g
麦芽 30 g	茯苓 10 g		

水煎服，每天1剂，早晚分服。

[外治] 配合瘘管搔爬术清除瘘管内纤维化组织，将橡皮生肌膏充填入瘘管内，3～4天换药1次。

2017年11月14日二诊：患者3点乳晕旁见一小溃疡面，其内为新鲜肉芽组织，继续换药，继服上方14剂。

2017年11月30日三诊：溃疡已愈，后又复诊2次，未见复发。

按语：刘丽芳认为迁延期乃因正气已虚，余毒未清所致，此时若一味攻伐邪气，必使正气更虚，此期当扶正与祛邪共举，方中党参、黄芪、白术、茯苓均为益气健脾之品，金银花、连翘、海藻、昆布均为祛邪散结之品。扶正则新肉生，祛邪则脓腐去，局部瘘管搔刮可将瘘管壁的纤维组织刮除，新肉才得以生，必要时还可以运用挂线，或在探针引导下切开瘘管的方法，均能达到良好的效果。

（六）典型医案六

周某，女，31岁。2020年11月1日初诊。

[主诉] 发现右乳肿块15天。

[现病史] 患者15天前无明显诱因出现右乳肿块，伴红肿疼痛，无发热畏寒，于外院行穿刺示：（右乳）见淋巴细胞、中性粒细胞及浆细胞浸润，倾向于肉芽肿性小叶性乳腺炎。予抗感染治疗，效果欠佳。刻下症见：右乳穿刺口反复发痒，偶有右乳肿块处疼痛，纳可，寐欠安，二便调，平素月经规律，性格急躁。舌淡，苔薄黄，脉弦。

[专科检查] 6～10点处可扪及肿块约7 cm×（5～6）cm大小，边界欠清，质韧略硬，轻压痛，双腋下未扪及明显肿大淋巴结。

［中医诊断］ 粉刺性乳痈。

［中医辨证］ 肝经郁热。

［西医诊断］ 肉芽肿性小叶性乳腺炎。

［治法］ 疏肝清热，活血化瘀。

［处方］ 柴胡清肝汤加减×14 剂。

［药物组成］

醋柴胡 10 g	川芎 10 g	当归 10 g	生地黄 10 g
炒牛蒡子 10 g	炒栀子 10 g	天花粉 10 g	黄芩 10 g
连翘 10 g	金银花 10 g	炒王不留行 10 g	白芍 15 g
蒲公英 15 g	醋鳖甲 15 g	炒麦芽 15 g	薏苡仁 15 g

水煎服，每天 1 剂，早晚分服。

［外治］ 肿块处交替用如意膏、阳和膏外敷。

11 月 16 日二诊：患者诉无特殊不适，局部皮肤微红，肿块较前缩小，约 6 cm×（3～5）cm 大小，质韧。初诊方基础上去王不留行，加炒芥子、玄参各 15 g。28 剂。肿块处继续交替外敷如意膏、阳和膏。

12 月 21 日三诊：诉肿块处时有疼痛，8～10 点处可扪及散在肿块，质韧，无压痛，大小约 5 cm×（2～4）cm，边界欠清。于前方基础上去天花粉、金银花、炒芥子、玄参，增大蒲公英用量为 30 g，加虎杖、猫爪草、盐橘核各 10 g，夏枯草 15 g。28 剂。肿块处继续交替外敷如意膏、阳和膏。

2021 年 1 月 25 日四诊：诉肿块疼痛明显，9 点处可扪及肿块大小约 5 cm×3 cm，呈散在结节状分布，质韧，复查彩超：右乳 8～10 点所示包块处腺体全层均可见多个混合回声区，部分互相连通，较大范围约 47 mm×15 mm（9 点），24 mm×6 mm（10 点邻乳晕），混合回声区边界尚清，形态不规则，内回声不均匀，内似可见密集光点。在 B 超引导下行穿刺抽脓。于三诊方基础上去虎杖、牛蒡子、猫爪草、炒麦芽、盐橘核、夏枯草，加桔梗、法半夏、陈皮、炒芥子、白术各 10 g，玄参 15 g。28 剂。肿块处继续交替外敷如意膏、阳和膏。

2021 年 3 月 8 日五诊：诉未见特殊不适，8～9 点处可扪及散在肿块，质韧，无压痛。于四诊方基础上去黄芩、栀子、桔梗、薏苡仁、玄参，加金银花、茯苓、土贝母、海藻各 10 g，夏枯草 15 g。28 剂。肿块处继续交替外敷如意膏、阳和膏。

2021年4月8日六诊：无特殊不适，8～9点处未扪及孤立性肿块。于五诊方基础上去海藻、法半夏、炒芥子、茯苓，加玄参、牡蛎、薏苡仁、炒麦芽各15 g，猫爪草10 g。28剂。

2021年5月10日七诊：未扪及明显肿块，复查彩超：9点处可见14 mm×3.6 mm大小的低无回声区。予以乳核袋泡茶巩固治疗。分别于3月、6月后复诊2次，未见复发。

按语：患者首诊时，局部肿块红肿疼痛，对于脓肿初起尚未成脓者，无论阴阳表里，俱可服柴胡清肝汤，方中柴胡、白芍一疏一敛，相互为用，疏肝而不伤阴，敛肝而不滞气，生地黄、黄芩、炒栀子、天花粉、炒牛蒡子、连翘、金银花、蒲公英清肝经郁热，辅以养阴，川芎、当归、王不留行活血消痈，醋鳖甲软坚散结，炒麦芽、薏苡仁既可疏肝气，化痰结，又可顾护胃气。全方共奏疏肝清热，化痰散结之功。肝气条达则气机通畅，痰结得气舒则化，郁热得气行则消。二诊肿块缩小，去王不留行，加玄参、炒芥子，"凡火热者，不可骤用寒凉，必兼温散。"芥子温阳散结，促进肿块软化。三诊局部肿痛，去天花粉、金银花、炒芥子、玄参，增大蒲公英用量，加虎杖、猫爪草、盐橘核、夏枯草，益其清热之功，消肿散毒之力甚，毒未成者能散，已成者能溃；共奏消散痈肿结聚之功。四诊彩超示肿块深部化脓，去虎杖、牛蒡子、猫爪草、炒麦芽、盐橘核、夏枯草，加桔梗、法半夏、陈皮、炒芥子、玄参、白术，患者行穿刺抽脓后，以"消、补"为主，半夏合陈皮，燥化之中寓行运之法，乃"治痰先治气，气顺痰自消"之意；玄参、白术滋养气血，既可免毒邪流窜，又可使毒邪移深居浅，促进患者疮口早日愈合。五诊肿块继续缩小，去黄芩、栀子、桔梗、薏苡仁、玄参，加金银花、海藻、夏枯草、茯苓、土贝母，既清且透之柴胡、辛凉疏透之银花，配合味辛能开之夏枯草，味咸能软之海藻，合之则使热郁得散、痰结得开、气机得宣。六诊去海藻、法半夏、炒芥子、茯苓，加玄参、猫爪草、牡蛎、薏苡仁、炒麦芽，仍奏消肿散结之功。《外科正宗·乳痈乳岩论》云："夫乳病者……忧郁伤肝，肝气滞而结肿……又忧郁伤肝……所愿不得，致经络痞涩，聚结成核。"刘丽芳认为女子以肝为先天，肝升肺降，龙虎回环，对全身气机的调畅，气血的调和起着重要的调节作用。肝失疏泄，气失畅达，则痰湿内生，血行不畅，则形成瘀血，痰瘀互结，郁久化热，滞于乳房，热蒸肉腐，而成痈疡。火郁发之，治当因势利导，宣发郁热，疏散郁结，透邪外出。清热解毒兼具辛凉疏透之法，郁热可解，郁闭得散。若苦寒太过，恐有凉遏之弊，致邪毒凝聚，故佐以温散之药，防止闭门留寇。

（七）典型医案七

李某，女，31岁。2020年3月3日初诊。

[主诉] 发现左乳肿块伴红肿疼痛1月。

[现病史] 患者1个月前因被小孩不慎撞击左乳，随后突发左乳一肿块，患者未予重视，后左乳肿块局部逐渐出现皮肤暗红，皮温稍高，约鸡蛋大小，伴有疼痛不适，无明显恶寒发热，于当地就诊，诊断为"左乳肿块性质待查：乳腺炎？"予以左氧氟沙星抗感染治疗后疼痛较前好转，但肿块大小无明显变化，患者为求进一步治疗遂来我院门诊就诊。刻下症见：左乳肿块，稍有疼痛，无明显恶寒发热，饮食、睡眠正常，形体稍胖，大小便正常。

既往于1年余前剖宫产一子。

[查体] 左乳头内陷，左乳外下象限3～6点位可扪及肿块大小约7 cm×4 cm，质韧，边界欠清，稍有压痛，局部皮色暗红。舌淡，苔白，脉弦。

[辅助检查] 乳腺彩超示：左乳不均质低回声区，考虑乳腺炎症性病变，其他不除外，BI-RADS 4a类。乳腺肿物穿刺术后病理示：镜下见较多中性粒细胞、淋巴细胞浸润，有肉芽肿形成，考虑肉芽肿性小叶性乳腺炎。

[中医诊断] 粉刺性乳痈。

[中医辨证] 阳虚寒凝，痰瘀互结。

[西医诊断] 左乳肉芽肿性小叶性乳腺炎。

[治法] 温阳散寒，化痰散结。

[处方] 阳和汤合桂枝茯苓丸加减×14剂。

[药物组成]

黄芪 15 g	甘草 6 g	鹿角霜 10 g	桂枝 10 g
牡丹皮 10 g	桃仁 10 g	赤芍 10 g	茯苓 10 g
麦芽 10 g	皂角刺 10 g	土贝母 10 g	法半夏 10 g
陈皮 10 g	附片（先煎）10 g		

水煎服，每天1剂，早晚温服。

[外治] 外用矾冰液（院内制剂），纱布湿敷，消肿止痛。

[二诊] 左乳肿块较前变软，大小较前变小，于左乳外下象限3～6点可扪及大小约4 cm×3 cm肿块，质韧，边界欠清，稍有压痛，局部皮色暗

红。前方加炮姜 5 g，路路通、炒王不留行各 10 g，继服 14 剂。

[外治]　予以阳和膏（院内制剂）、如意膏（院内制剂）交替贴以活血行气散结。

[三诊]　左乳肿块较前变软，局部已无红肿疼痛。查体：左乳外下象限 3～5 点位可扪及肿块约 4 cm×3 cm 大小，边界欠清，质韧，无压痛。舌淡，苔白，脉弦。复查彩超示：左乳低无回声区，结合病史，提示炎性改变；内治以前方去附片、炮姜，加猫爪草、醋鳖甲、香附、荔枝核各 10 g，继服 14 剂。外治继续予以阳和膏（院内制剂）、如意膏（院内制剂）交替贴。

[四诊]　诉肿块较前变小，无明显特殊不适。查体：左乳 3～4 点位可扪及肿块约 2 cm×1 cm 大小，质韧略软，无明显压痛。内治以前方去鹿角霜，加三棱、莪术、白术、川芎各 10 g，继服 14 剂。

[五诊]　诉双乳无特殊不适。查体：双乳未扪及明显肿块，无压痛。复查彩超示：双乳腺小叶增生声像。患者已无明显肿块，予以桂枝茯苓丸合二陈汤加减巩固治疗。具体方药为：附片（先煎）、桂枝、白术、茯苓、桃仁、牡丹皮、陈皮、王不留行、川芎、赤芍各 10 g，甘草 6 g。患者整个病程肿块未化脓无破溃、乳房外观保持良好，随访至今未复发。

按语：此例患者首诊时以局部肿块为主要症状，患者素体阳虚，为伏邪伏于体内提供了基础，阳虚则气血运行不畅，痰饮内生，加之患者有剖宫产病史，瘀血痰饮之邪伏于乳络而不去，随后受外力刺激引动体内伏邪，立即发病。故一诊予以温阳之品及活血化瘀化痰药物祛除伏邪为要，伏邪郁久则化热，皮温稍高，予以矾冰液湿敷消肿止痛。二诊时，患者肿块较前缩小，但皮色仍为暗红，予以炮姜加大温阳效果，针对其乳汁淤积病理基础，再加路路通、王不留行以通络下乳。三诊时，患者已无红肿疼痛不适，伏邪郁热已祛，加猫爪草、香附、荔枝核等行气散结药物以消肿块。四诊继续行气活血，予以三棱、莪术、川芎等。五诊时，患者虽无肿块，但恐其余邪未清，故予以桂枝茯苓丸合二陈汤加减清除余邪。

（八）典型医案八

邹某，女，28 岁。2021 年 6 月 15 日初诊。

[主诉]　右乳肿块伴红肿疼痛 7 天。

[现病史]　患者自诉 7 天前因连续熬夜加班后突发右侧乳房肿块，伴有红肿热痛。3 天前于当地医院行彩超检查示：右乳混合回声改变，考虑乳房

炎性病变，BI-RADS 4a 类。行乳房肿块穿刺活检示：（右乳肿块）炎症性病变，考虑为肉芽肿性小叶性乳腺炎。未予以任何处理。刻下症见：右乳肿块红肿、疼痛明显，稍有活动则疼痛加重，平素性格急躁，口干口苦，大便干结，2～3 天 1 解，小便可。舌质淡红，苔薄黄，脉弦数。

［专科检查］ 右乳乳头轻度内陷，右乳 10～12 点处可扪及直径 8 cm× 6 cm 的肿块，质硬，周围界限欠清，肿块表面皮肤发红，扪之皮温高。

［中医诊断］ 粉刺性乳痈。

［中医辨证］ 气郁热壅。

［西医诊断］ 右乳肉芽肿性小叶性乳腺炎。

［治法］ 清宣郁热，养血散结。

［处方］ 柴胡清肝汤加减×7 剂。

［用药］

川芎 10 g	当归 10 g	赤芍 10 g	生地黄 15 g
牡丹皮 10 g	陈皮 10 g	醋柴胡 10 g	防风 10 g
炒牛蒡子 10 g	黄芩 10 g	天花粉 10 g	金银花 15 g
连翘 15 g	蒲公英 15 g	炒麦芽 15 g	浙贝母 10 g

水煎服，每天 1 剂，早晚温服。

［二诊］ 2021 年 6 月 19 日：服上方 4 剂后，患者因自觉右乳肿块刺痛加重遂前来就诊，诉口干较前好转，大便 1 天 1 解。查体可见肿块表面皮肤绷紧鲜红，按压有明显波动感。遂行右乳脓肿切开排脓术，放置引流条，用矾冰液（院内制剂）湿敷，定期换药。予上方合托里消毒散加减，加白芷、皂角刺、桔梗各 10 g。继服 14 剂。

［三诊］ 2021 年 7 月 4 日：患者右乳疼痛明显减轻，肿块明显减小（触诊约 5 cm×4 cm），质韧硬，引流口仍有脓性分泌物，大便 1 天 1 解，质稀。嘱患者定期换药，伤口内置五五丹药线。予上方去炒牛蒡子、天花粉、防风、黄芩，加黄芪、醋鳖甲、牡蛎各 15 g。继服 14 剂。

［四诊］ 2021 年 7 月 19 日：患者引流口反复愈后再溃，分泌物少，质地清稀，触诊肿块大小约 3 cm×3 cm，无口干口苦。舌质淡红，苔薄白，脉弦。局部换药，伤口内置九一丹药线。予上方去白芷、皂角刺、桔梗，续服 14 剂。

［五诊］ 2021 年 8 月 2 日：患者右乳引流口已愈，触及右乳肿块约 2 cm×1 cm，内治方药予上方加玄参、白术、茯苓各 10 g，金银花、连翘减

量至 5 g，继服 28 剂。1 个月后右乳肿块基本消退，复查乳腺彩超提示：右乳低回声区（11 mm×4 mm），考虑乳腺炎治疗后改变。嘱患者定期复查彩超，随访至今未复发。

按语：此案患者素有乳头内陷，乳络壅滞不通，加之情志不遂、性格急躁，口干、口苦、大便结均为肝郁化热化火之象，邪热壅盛于内，阳热怫郁，导致玄府闭密，乳房局部的气血、营卫失于升降出入，遂成有形肿块。外因夜间卫气入里，腠理不固，风邪客于玄府，玄府失于开阖通利，加重阳热怫郁，故肿块表面皮色发红，疼痛明显，舌红、苔黄、脉数为一派阳热之象，辨证为气郁热壅证，予以柴胡清肝汤加减，全方寓宣、清、透三法于一体，方中牛蒡子、金银花、连翘为辛凉轻药，既能清解热邪，亦可透热达表；柴胡、防风、陈皮、川芎长于宣散气机之郁结，可恢复玄府、气液之通利之性；生地黄、天花粉、黄芩则清泄体内之阳热；当归、川芎、牡丹皮养血活血，有宣血脉之壅塞之意；蒲公英、炒麦芽则为乳病常用的黄金药对，具有引药入乳、疏通乳络之效；佐以浙贝母散有形肿块之结滞，全方共奏清泄阳热、宣散怫郁、透达邪气之功。

二诊时脓成饱满，除切开引流的外治法以外，内治运用白芷、皂角刺等药物以托毒成脓，使浊毒随脓液而"透托"于体外，达到透邪外出的目的，但黄芪的使用不宜过早，以免助生热邪；排脓之后肿块明显缩小，后期治疗中可加入醋鳖甲、牡蛎等散结之品，更利于肿块消散。溃后期重在运用黄芪、当归、白术、玄参以益气养阴的同时佐小剂量金银花、连翘透解余热，以补开塞，使玄府气液维持动态调和的状态，疾病乃愈。

（九）典型医案九

叶某，女，33 岁。2021 年 5 月 12 日初诊。

[主诉]　发现乳腺肿块 1 月余。

[病史]　患者 2021 年 4 月 10 日因食虾后突然出现右乳肿块，时有刺痛，无发热等不适。于长沙某三甲综合医院行乳腺彩色多普勒检查示"右乳多发不均质回声，考虑乳房乳腺炎声像，BI-RADS 4a 类，建议穿刺活检"，病理检查示"（右乳）可见炎细胞浸润伴微脓肿形成"，建议口服激素，患者拒绝，经人介绍来我科就诊。刻下症见：右乳肿块如鹅蛋大小，伴乳房刺痛，胃纳欠馨，夜寐欠安，二便调，无关节疼痛，平素嗜冷饮，易疲乏，经期下腹部冷痛。舌淡红，边有齿痕，苔薄白，脉细，按之减。

［既往史］ 产 2 女，行母乳喂养，右乳有乳汁淤积史。

［专科检查］ 双乳头无凹陷及歪斜，右乳外上象限 10 点距乳头 1 cm 处可扪及一肿块约 5 cm×4 cm，皮色略红（大小约 1 cm×1 cm），皮温稍高，质地偏硬，边界欠清，压痛明显。

［中医诊断］ 粉刺性乳痈。

［中医辨证］ 脾胃阳虚，痰瘀互结。

［西医诊断］ 右乳肉芽肿性小叶性乳腺炎。

［治法］ 透阴转阳法，温补脾胃以扶阳。

［处方］ 阳和汤加减×15 剂。

［药物组成］

附片（先煎）15 g	干姜 10 g	没药 10 g	鹿角霜 10 g
肉桂（后下）6 g	炒芥子 10 g	熟地黄 10 g	乳香 10 g
炙麻黄（后下）10 g			

水煎，每天 1 剂，分 2 次温服。配合回阳玉龙散（院内制剂）外敷以除湿散寒，回阳止痛。

［二诊］ 2021 年 5 月 28 日：自诉肿块较前稍疼痛，肿块较前变软、皮色较前变红（大小约 2 cm×2 cm）。舌淡红，边有齿痕，苔薄白，脉细，按之减。守方改附片为 20 g，以增强温阳之力，继服 15 剂。外敷药不变。

［三诊］ 2021 年 6 月 17 日：肿块较前明显变软、皮色红（大小约 3 cm×3 cm）、皮温高、局部有波动感。舌淡红，边有齿痕，苔薄黄，脉细稍数。病态已渐转为阳证，改予透脓散合排脓散加减以透托脓毒外达，辅以辛轻宣透之品以开门逐邪。

北黄芪 10 g	当归 10 g	皂角刺 20 g	川芎 10 g
炮山甲（先煎）3 g	桔梗 10 g	赤芍 20 g	枳壳 10 g
白芷 10 g	金银花 20 g	连翘 10 g	甘草 6 g
乳香 10 g	没药 10 g	炙麻黄（后下）10 g	

继服 15 剂。在局部浸润麻醉下行右乳脓肿切开引流术，引流出液体（血多于脓）约 30 ml，脓腔内放置橡皮引流条引流，用垫棉法包扎。嘱患者定期予伤口局部换药。

［四诊］ 2021 年 7 月 2 日：引流口已闭合，局部仍可扪及残留肿块，质

韧偏硬、约 2 cm×1 cm，舌淡红，边有齿痕，苔薄白，脉细，按之较前有力。予阳和汤加减，加浙贝母以增强化痰散结之力，加丝瓜络以疏通乳络。

熟地黄 10 g	鹿角霜 10 g	炮姜 6 g	白芥子 10 g
肉桂（后下）6 g	浙贝母 20 g	丝瓜络 20 g	乳香 10 g
没药 10 g	甘草 6 g	炙麻黄（后下）5 g	

继服 30 剂。予回阳玉龙散外敷以箍集围聚、消散余肿。2 个月后我科门诊复诊肿块已完全消除，6 个月后电话随访未诉有复发迹象。

按语：钱潢《伤寒溯源集》中云：“盖仲景以外邪之感，受本难知，发则可辨，因发知受，有阴经阳经之不同。”中医学主张“审证求因”，然后“审因论治”。本病与急性乳腺炎这一典型的阳痈之证相比，为何化脓迟缓，或即便有化脓，也只是“鹤顶红”式的点状化脓，仍存留大片硬块？这就需要思忖本病的阴阳属性。此例患者根据其临床表现十分符合“似肿非肿、似痛非痛、似赤非赤、似溃非溃”的半阴半阳证。“法随证立”，故一诊治疗上宜采用透阴转阳法，温补脾胃以扶阳，促使阴证逐渐转为阳证。二诊服用中药后，质地较前变软，皮色变红，表明阴证逐渐转为阳证，遂加大附片用量；待三诊临证时，阴证已转化为阳证，内治法改予透托法以使脓毒移深居浅，配合切开排脓之外治法，希冀毒随脓邪。脓排出后仍残留“阴性”僵块，继续予以温补脾胃，促阳化气，使痰瘀等“有形”之邪变“无形”，最后使僵块消散于无形。

（十）典型医案十

吴某，女，18 岁，学生。2018 年 7 月 21 日初诊。

［主诉］　右乳红肿疼痛反复发作伴破溃 1 年半。

［现病史］　患者自 2017 年 1 月无明显诱因出现右乳红肿并逐渐出现疼痛，自服消炎药（头孢类，具体不详）3 天无明显缓解，10 天后乳晕 7 点钟方向皮肤慢慢菲薄，随后破溃，破溃后觉疼痛缓解，但脓液淋漓不尽，1 个月后患者于当地医院就诊，病理活检示为“浆细胞性乳腺炎”，给予头孢类针剂（具体不详）1 周并予以局部冲洗换药，溃口脓液减少，2 个月后溃口初步结痂。但此后时好时坏，反反复复，历经多次手术扩口切排及瘘管切除术，患者苦不堪言。2018 年 7 月 21 日，患者右乳再次红肿疼痛破溃流脓，经人介绍来我院乳腺科就诊。刻下症见：右乳疼痛，伴乳晕处破溃流脓，乳头溢液，无明显恶寒发热等其他不适，乏力，精神不振，食纳欠佳，寐尚

安，二便调。舌淡红，苔白腻，脉弦滑。

[专科检查] 右乳外侧乳晕处肿块大小约 5.0 cm×4.0 cm，中央有 1.0 cm×0.8 cm 纤维化样溃口连接窦道，挤压可见乳黄色豆渣样分泌物溢出，并有少量从窦口及中央乳孔溢出，无明显气味。刮匙探查，溃口伸向乳头乳晕下深部，深约 5 cm，搔刮窦道，道壁呈粗沙粒样改变，质硬，轻刮无明显疼痛及出血。银制球头探针探查，自溢液中央乳孔轻轻探查，球头探针可顺利从乳晕处溃口探出，并无明显疼痛不适。皮肤不红不热，有压痛。

[辅助检查] 乳腺彩超：右乳外侧乳晕下非均质低回声区，范围大小约 6.5 cm×5.0 cm，可见一盲管延伸向乳晕深部主乳管区，考虑为炎症性改变。血常规＋CRP：C 反应蛋白 15.2 mg/L，白细胞 $8.5×10^9$/L，中性粒细胞百分比 75%。

[中医诊断] 乳瘘。

[中医辨证] 脾虚气弱，湿毒留恋。

[西医诊断] 浆细胞性乳腺炎（瘘管期）。

[治法] 健脾益气，托里透脓。

[处方] 托里消毒散加减

[药物组成]

黄芪 15 g	党参 15 g	白术 10 g	茯苓 15 g
甘草 6 g	当归 10 g	川芎 6 g	白芍 15 g
皂角刺 10 g	桔梗 10 g	白芷 10 g	金银花 15 g

水煎服，10 剂，1 天 1 剂。

[外治] 门诊中医综合治疗外治，第一次换药：局部麻醉后，对瘘管进行冲洗，然后用刮匙对瘘管壁进行充分搔刮，直到瘘管壁变得粗糙新鲜渗血，医院自制八二丹药线进行管壁的拔毒腐蚀，创口周围红肿部用如意膏外贴，1 天换 1 贴；3 天后，管壁基本新鲜，未见明显纤维化组织，重复上次换药，并改为九华膏药线填充 1 周。

[二诊] 2018 年 7 月 31 日：诉乳房疼痛明显减轻，局部微痒感。专科检查：瘘管分泌物明显减少，瘘管周围皮肤红肿大部分消退，瘘管明显变浅变窄，肉芽组织新鲜红活，搔刮颗粒感明显减轻，但窦道仍与乳管相通，挤压乳头，中央乳管内仍可见分泌物。舌质淡红，苔薄白腻，脉弦滑。守方继服，去金银花，加夏枯草 10 g，14 剂。

［外治］　继续消毒、清洗、搔刮，橡皮箍携带九华膏药线自瘘口及溢液乳管穿出，记录两瘘口之间的距离约 3.2 cm，并扎紧，挂线 3～5 天收紧 1 次，进行慢性挂线切开。如意膏外贴瘘周红肿处 1 天换 1 贴，创口 1 周换药 1 次，并给予适当加压。

［三诊］　2018 年 8 月 14 日：诉乳房部痒感（绷带缠绕及贴胶布地方），挂线处疼痛，但尚可忍受，口干，睡眠欠佳，食纳一般，查体：乳房及瘘口周围组织红肿基本消退，瘘管已经很浅约 2.5 cm 深，明显变窄，挂线两瘘口之间的距离明显缩短变浅，约 1.8 cm。两瘘口的分泌物明显减少，道壁肉芽组织新鲜红活，搔刮无明显颗粒感。舌质淡红，苔薄白，脉弦滑。守方继服，黄芪改为 9 g，加荆芥、防风各 10 g，加鸡内金 6 g，14 剂。

［外治］　继续消毒、清洗、搔刮，对挂线橡皮筋进行充分消毒并再次扎紧，改为九华膏腔内注射封闭创腔，外敷矾冰液，1 周换药 1 次，挂线 3～5 天收紧 1 次，并给予适当加压。

［四诊］　2018 年 8 月 28 日：患者诉乳房部微痒，挂线处疼痛减轻，食纳渐复，睡眠较前改善，无明显口干不适。查体：患者创腔基本愈合，表皮尚存在一定缺损，创口周围无明显红肿、硬结，两瘘口之间的距离进一步缩小约 0.5 cm，瘘口无分泌物溢出。舌质淡红，苔薄白，脉微弦。守方继服，去荆芥、防风，14 剂。

外治继续消毒、清洗、轻轻搔刮，改为橡皮生肌膏封闭创口部，每天敷矾冰液，1 周换药 1 次，继续收紧挂线皮筋，不加压。

［五诊］　2018 年 9 月 11 日：患者诉乳房部微痒，疼痛消失，查体患者创口愈合，原创口处稍凹陷，表皮无明显缺损，创口周围无明显红肿、硬结，挂线已自动脱落，留下稍凹陷细小瘢痕，无窦道瘘口残留，无分泌物溢出。舌质淡红，苔薄白，脉微弦。守方继服，14 剂。嘱患者多运动，多与人交流，保持心情愉快，保持充足睡眠，清淡饮食。并嘱此后，无特殊情况每月门诊随访 1 次，3 个月门诊复查 1 次，如有新的病情出现随时门诊复诊。随访 1 年患者均无复发迹象出现。

按语：本例患者以右乳肿痛，乳晕处破溃、流脓、形成瘘管，反复发作、经久不愈为主症，辨病属乳瘘。患者伴乳晕处破溃流脓，乳头溢液，无明显恶寒发热等其他不适，乏力，精神不振，食纳欠佳，寐尚安，二便调。纤维化样溃口连接乳管，挤压可见乳黄色豆渣样分泌物溢出，并有少量从窦口及中央乳孔溢出，无明显气味，皮肤不红不热，有压痛。舌淡红，苔白腻，脉弦滑。辨证属脾虚气弱、湿毒留恋证。刘丽芳认为病久必虚、必瘀，内治祛湿毒的同时更注重顾护正气、调补气血，使新肉生、瘀腐去。而局部的瘘管与瘀腐纤维固化，阻碍了新肉生长，注重煨脓去腐生肌。二诊后症状逐步改善，腔内肉芽组织变得新鲜，新肉慢慢开始生长，此时考虑到瘘管与乳管相同，遂采取挂线与九华膏外用结合。这样瘀腐去除及挂线慢性切割的同时促进新肉同步生长，在无明显痛苦的情况下，达到瘢痕小，乳头乳房变形少，窦道无残留、无复发的良好疗效。

（十一）典型医案十一

刘某，女，32 岁。2018 年 4 月 30 日初诊。

［主诉］ 左乳肿痛 20 余天。

［现病史］ 患者 20 余天前无明显诱因出现左乳肿痛，尚可忍受，未予处理，1 周前疼痛较前加重，于当地医院行彩超检查示：左乳低回声区，考虑炎性改变可能，不排除其他，BI-RADS 3 级，建议进一步检查。刻下症见：左乳可扪及肿块，伴疼痛。月经无异常，纳寐可，二便调。舌质淡红，边有齿痕，舌苔薄黄，脉弦滑。

［既往史］ 左乳头内陷，偶可挤出牙膏样分泌物；产 1 男，母乳喂养，曾有乳汁淤积史。

［专科检查］ 左乳头内陷，左乳 2～3 点处可扪及约 4 cm×3 cm 肿块，边不清，质韧稍软，压痛（＋），局部皮色不变，皮温不高。右乳可扪及腺体层片块状增厚，双腋下（－）。

［中医诊断］ 粉刺性乳痈。

［中医辨证］ 气滞热壅，脂聚痰凝。

［西医诊断］ 左乳肿块性质待查：肉芽肿性小叶性乳腺炎？炎性乳癌？

［治法］ 清热化痰，行气降脂。

［处方］ 消痈乳康汤加减×14 剂。

［药物组成］

蒲公英 30 g	金银花 20 g	牛蒡子 10 g	山楂 15 g
麦芽 15 g	柴胡 10 g	川芎 10 g	青皮 10 g
连翘 10 g	浙贝母 10 g	醋鳖甲 20 g	海藻 10 g
皂角刺 10 g	鹿角霜 10 g		

[外治] 左乳肿块穿刺活检术，矾冰液外敷。

[二诊] 2018年5月15日：患者4月30日于我院行左乳肿块穿刺活检术，提示：导管上皮细胞增生，有较多淋巴细胞、浆细胞、中性粒细胞浸润，肉芽肿及小脓肿形成。患者诉肿块较前缩小，疼痛减轻，月经正常，纳寐可，二便调。舌质淡，舌苔薄白，脉弦。查体：左乳2～3点处可扪及约3 cm×2 cm肿块，边不清，质韧稍软，压痛（＋）。余同前。处理：①消痈乳康汤加减；②矾冰液外敷。

蒲公英 30 g	金银花 20 g	牛蒡子 10 g	山楂 15 g
麦芽 15 g	连翘 10 g	浙贝母 10 g	醋鳖甲 20 g
海藻 10 g	皂角刺 10 g	柴胡 10 g	川芎 10 g
青皮 10 g	鹿角霜 10 g	王不留行 15 g	

[三诊] 2018年6月2日：患者诉肿块较前明显缩小，偶有疼痛。月经周期正常，月经量少夹有瘀块，纳寐可，二便调。舌质淡，舌苔薄白，脉弦。查体：左乳2～3点处可扪及局限性增厚，质韧，边不清，无压痛。余同前。处理：①消痈乳康汤加减；②矾冰液外敷。

蒲公英 20 g	金银花 15 g	牛蒡子 10 g	山楂 15 g
麦芽 15 g	连翘 10 g	浙贝母 10 g	醋鳖甲 20 g
海藻 10 g	柴胡 10 g	川芎 10 g	青皮 10 g
鹿角霜 10 g	王不留行 15 g	丹参 10 g	益母草 15 g

按语：本案基本病机是痰凝血瘀、膏脂化热。故以消痈乳康汤加减，方中金银花、牛蒡子清热解毒；山楂、麦芽降脂化浊；柴胡、青皮、川芎行气活血止痛；醋鳖甲、海藻、皂角刺消肿散结排脓；蒲公英、连翘、浙贝母清热消肿；鹿角霜温肾助阳，以防全方太过寒凉。二诊时，患者症状稍缓解，故续以原方，加用王不留行通络。三诊时患者症状明显缓解，热毒之象不显，兼有血瘀之象，治疗当助肿块消散，故减少蒲公英、金银花等寒凉药物用量，加用益母草活血调经，丹参既能活血，又兼降脂之功。配合矾冰液外敷，其主要有效成分为白矾、冰片，有清热解毒、消肿镇痛之效。整个治疗过程中以理气降脂化浊为治理大法，疗效显著。

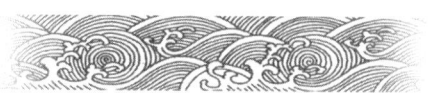

下篇　临床研究与实验研究

第六章

临床研究

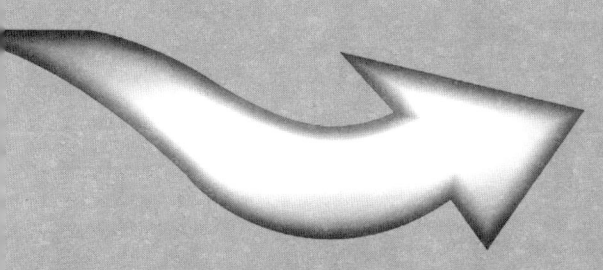

第一节 柴芍乳癖汤治疗肝郁痰凝型乳腺增生症50例临床观察

乳腺增生症是 25~45 岁中青年妇女常见的乳腺疾病，发病率约占乳腺疾病的 75%。其临床主要表现为疼痛、肿块、乳头溢液，可伴有月经不调、黄褐斑、失眠等症状，但乳腺疼痛是其主要症状或主诉。柴芍乳癖汤为刘丽芳治疗肝郁痰凝型乳腺增生症的经验方，临床效果颇佳，现通过临床观察报告如下。

一、临床资料

（一）一般资料

100 例均为湖南中医药大学第一附属医院乳腺门诊患者，随机分为治疗组和对照组，每组各 50 例。治疗组中，年龄 20~52 岁，平均（34.07±8.60）岁；病程 6 个月至 9.5 年，平均（3.44±0.37）年。对照组中，年龄 19~55 岁，平均（33.42±8.52）岁；病程 6.5 个月至 10 年，平均（3.75±0.56）年。两组年龄、病程等资料比较，差异无统计学意义（$P>0.05$），具有可比性。

（二）诊断标准

乳房有不同程度的胀痛、刺痛或隐痛，可放射至腋下、肩背部，可与月经、情绪变化有相关性，连续 3 个月或间断疼痛 3~6 个月不缓解；一侧或两侧乳房发生单个或多个大小不等、形态多样的肿块，肿块可分散于整个乳房，与周围组织界限不清，与皮肤或深部组织不粘连，推之可动，可有触痛，可随情绪及月经周期的变化而消长，部分患者乳头可有溢液或瘙痒。并经钼靶 X 线片或 B 超证实。

中医证型标准：乳房胀痛，偶伴刺痛，乳房可触及肿块，肿块、乳房疼痛与月经周期、情志变化密切相关，经前及情绪不佳时加重，经后减轻，常伴胸胁胀痛，烦躁易怒。舌体稍胖，苔腻，脉弦。

（三）纳入标准

1. 符合上述诊断标准和中医辨证标准者。

2. 18 岁至绝经前女性。

3. 14 天内未使用过其他治疗药物者。

4. 自愿参加观察者。

（四）排除标准

1. 绝经后或<18 岁的女性。

2. 近期使用过其他治疗药物者。

3. 初潮前小儿乳房发育症、男性乳房发育症及乳房其他良恶性肿块者。

4. 其他原因导致的胸痛或乳房溢液者。

5. 妊娠期和哺乳期女性。

6. 合并有其他系统严重疾病患者。

7. 糖尿病患者。

8. 精神心理疾病患者。

二、治疗方法

（一）治疗组

给予柴芍乳癖汤加减治疗。药物组成：

柴胡 10 g	白芍 15 g	当归 10 g	麸炒青皮 5 g
党参 10 g	夏枯草 15 g	三七 5 g	浙贝母 10 g
瓜蒌皮 10 g	盐橘核 10 g	蒲公英 15 g	山慈菇 10 g
白术 10 g	茯苓 10 g		

肝郁较重者，加佛手、香橼、枳实；痰湿较重者，加泽泻、苍术、厚朴、砂仁。每天 1 剂，水煎取汁 300 ml，分早、晚各 1 次口服。

（二）对照组

给予乳疾灵胶囊口服治疗。乳疾灵胶囊（西安太极药业生产，国药准字：Z20060241，规格：0.45 g/粒），每次 4 粒，每天 3 次，口服。

两组均以 12 周为 1 个疗程。治疗期间所有患者均保持心情舒畅、情绪稳定；适当控制脂肪类食物的摄入；及时治疗月经不调等妇科疾病。

三、疗效观察

（一）观察指标

1. 观察两组的总疗效与中医证候疗效。

2.观察乳房肿块、疼痛缓解情况。根据临床表现，主症乳房肿块以厘米为单位，取最大肿块直径的测量值。主症乳房疼痛按无、轻、中、重分别计0分、2分、4分、6分。伴随症状胸胁胀闷、烦躁易怒、经行腹痛、月经量少色暗按无、轻、中、重分别计0分、1分、2分、3分。

（二）疗效标准

1.总疗效标准　参照《乳腺疾病诊治》中有关标准拟定。

（1）痊愈：肿块、疼痛消失。

（2）显效：肿块消散≥1/2，疼痛消失。

（3）有效：肿块消退<1/2，疼痛减轻。

（4）无效：肿块及疼痛无变化。

2.中医证候疗效标准　参照《现代中医乳房病学》中的有关标准拟定。

（1）痊愈：主要症状体征基本消失，总积分较治疗前减少≥90%。

（2）显效：主要症状体征大部分消失，总积分较治疗前减少<90%，但≥70%。

（3）有效：主要症状体征部分消失，总积分较治疗前减少<70%，但≥30%。

（4）无效：主要症状体征无明显改善或加剧，总积分较治疗前减少<30%。

（三）统计学方法

应用SPSS 17.0统计软件包进行统计学处理，计数资料采用χ^2检验，等级资料采用Ridit分析，肿块直径积分属计量资料，符合方差齐性、正态分布采用t检验。$P<0.05$表示治疗组与对照组差异有统计学意义。

（四）两组综合疗效比较

总有效率治疗组为94%，对照组为78%，两组比较，差异有统计学意义（见表6-1）。

表6-1　　　　　　　　两组综合疗效比较（例）

组别	n	治愈	显效	好转	无效	总有效率/%
治疗组	50	16	21	10	3	94[a]
对照组	50	9	15	15	11	78

注：与对照组比较，[a]$P<0.05$。

（五）两组中医证候疗效比较

中医证候疗效总有效率治疗组为96%，对照组为74%，组间比较，差异有统计学意义（见表6-2）。

表6-2 两组中医证候疗效比较（例）

	n	治愈	显效	好转	无效	总有效率/%
治疗组	50	16	23	9	2	96[a]
对照组	50	7	14	16	13	74

注：与对照组比较，[a]$P<0.05$。

（六）两组乳房肿块缩小情况比较

两组乳房肿块缩小情况治疗前后组内以及治疗后组间比较，差异均有统计学意义（见表6-3）。

表6-3 两组乳房肿块缩小情况比较 （$\bar{x}\pm s$, cm）

组别	n	治疗前	治疗后	差值
治疗组	50	3.05 ± 1.12	1.37 ± 1.06[a]	1.63 ± 1.15[b]
对照组	50	2.97 ± 1.38	1.48 ± 1.04[a]	1.23 ± 1.08

注：与本组治疗前比较，[a]$P<0.01$；与对照组比较，[b]$P<0.05$。

（七）两组乳房疼痛缓解情况

比较疼痛缓解情况方面，治疗前后组内及治疗后组间比较，差异均有统计学意义（见表6-4）。

表6-4 两组乳房疼痛缓解情况比较 （$\bar{x}\pm s$, 分）

组别	n	治疗前	治疗后	差值
治疗组	50	4.8 ± 1.4	1.6 ± 1.1[a]	3.5 ± 1.2[b]
对照组	50	4.5 ± 1.5	2.5 ± 1.3[a]	1.9 ± 1.4

注：与本组治疗前比较，[a]$P<0.01$；与对照组比较，[b]$P<0.01$。

四、讨 论

乳腺增生症属于中医学"乳癖"范畴。多由于情志不遂，郁怒伤肝，气血凝滞乳络；思虑伤脾，脾失健运，痰湿内生，气滞痰凝，瘀血阻滞经络，结聚成块；或因冲任失调，使气血凝滞，或阳虚痰凝，经络阻塞而致乳房肿块、疼痛、月经不调。《素问·上古天真论》云："女子二七而天癸至，任脉通，太冲脉盛，月事以时下……"乳腺增生症随月经周期的变化而症状亦有所改变，冲任是月经根本，故冲任不调亦是该病之本。明代《外科正宗》云："乳癖乃乳中结核，形如丸卵，或坠胀作痛，或不痛，皮色不变，其核随喜怒消长，多由思虑伤脾、怒恼伤肝郁结而成也。"其发病部位在乳房，主要涉及脏腑为肝脾肾，主要病机为气滞血瘀痰凝、冲任失调，主要临床症状为疼痛、肿块。治疗多采用疏肝解郁、行气活血、化痰散结、调理冲任之法。肝郁痰凝证为乳癖主要证型，治宜疏肝解郁、行气活血、化痰散结，方用柴芍乳癖汤。柴芍乳癖汤方中柴胡、青皮、橘核疏肝理气止痛、散冲任气滞；当归、白芍、三七活血、养血、和血；浙贝母、夏枯草软坚化痰、消癖散结；茯苓、白术、党参健脾祛湿、益气和胃；山慈菇、蒲公英清热解毒、化痰散结。现代药理研究表明，柴胡、当归具有抑制肿瘤生长的作用，山慈菇、蒲公英具有抗肿瘤的作用。诸药合用，共奏疏肝解郁、活血化瘀、祛痰散结之功。通过该临床观察表明，柴芍乳癖汤加减治疗本病疗效确切，值得临床进行推广。

第二节　乳增宁贴膏穴位敷贴治疗乳腺增生症40 例临床观察

乳腺增生症属乳腺科常见病、多发病，目前尚无特效药物，以往用单纯的中药复方制剂口服疗程长，患者一般很难坚持治疗，我们研制成中药贴膏剂——乳增宁贴膏，穴位敷贴治疗乳腺增生症，临床取得较好疗效，现报告如下。

一、临床资料

（一）诊断标准

根据中华中医药学会外科学分会乳腺病专题组制定的标准。

1. 临床上有乳腺肿块，且有乳房疼痛，常在月经前 3～4 天疼痛加重，肿块增大，经后疼痛减轻或消失，肿块变软变小。

2. 排除生理性乳房胀痛、青春期乳痛及乳痛而无肿块的乳痛症。

3. 利用近红外线加彩色 B 超、红外热像图等现代检测手段作为辅助诊断，并排除乳腺癌、乳腺纤维腺瘤等其他乳腺病。

（二）病例纳入标准

符合乳腺增生症诊断标准的 20～45 岁女性患者。

（三）病例排除标准

已接受其他有关治疗，可能影响本研究指标的观测者；年龄在 20 岁以下或 45 岁以上，妊娠及哺乳期的患者；合并有心脑血管、肝肾和造血系统等危及生命的原发性疾病以及精神疾病患者；合并有乳房良恶性肿瘤及其他乳房疾病患者；对穴位贴敷药物过敏者。

（四）一般资料

所有病例均来自湖南中医药大学第一附属医院乳腺科 2008 年 4 月至 2009 年 11 月间的门诊患者。将 80 例符合诊断标准的女性患者随机分为两组，治疗组 40 例，平均年龄（32.5±9.4）岁，平均病程（21.6±15.3）天，病情总积分（46.4±9.3）分，乳房疼痛积分（20.5±5.4）天；对照组 40 例，平均年龄（33.0±8.8）岁，平均病程（22.4±16.3）天，病情总积分（45.4±9.0）分，乳房疼痛积分（21.3±5.2）分。两组患者在年龄、病程、病情总积分及乳房疼痛积分经两样本 t 检验，差异均无统计学意义（P＞0.05），具有可比性。

二、治疗方法

（一）治疗组

外敷乳增宁贴膏（由湖南中医药大学第一附属医院制剂中心制备）。主要成分为九香虫、白附子、延胡索、橘核、皂角刺、香附等 13 味中药的药渣置于多功能提取罐内，水提、醇沉后，将药物均匀涂于胶布上晾干，制成 3 cm×3 cm 贴膏，每片贴膏含生药 5 g。取穴：膻中、乳根、期门及乳房局部阿是穴，以上穴位各敷一贴，1 次/d，每次不超过 8 小时，1 个月为 1 个疗程，治疗 3 个疗程。

（二）对照组

口服乳癖消（主要由蒲公英、昆布、夏枯草、三七、赤芍、木香、玄参等组成，沈阳中药制药有限公司生产，0.54 g/片），6 片/次，3 次/d，疗程与治疗组相同。

三、疗效标准与结果

（一）疗效标准

参照中华中医药学会外科分会乳腺病专业委员会制定的疗效判定标准。

改善率＝[（治疗前总积分－治疗后总积分）/治疗前总积分]×100%

治愈：改善率>90%。

显效：改善率70%～89%。

有效：改善率30%～69%。

无效：改善率<30%。

（二）统计学方法

均数比较在 SPSS 11.5 软件下行 t 检验，疗效比较在 Coneise Statistics 10.1 软件下行 Ridit 分析。$P<0.05$ 为差异有统计学意义。

（三）结果

1. 两组患者乳房疼痛积分比较（见表 6-5）。

表 6-5　　　　　　　　两组患者乳房疼痛积分比较　　　　　　　($\overline{x}\pm s$，分)

组别	n	治疗前	治疗后
治疗组	40	20.51±5.38	5.36±1.25[a][b]
对照组	40	21.31±5.17	10.63±4.63[a]

注：与本组治疗前比较，[a]$P<0.05$，与对照组治疗后比较，[b]$P<0.05$。

2. 两组临床疗效比较（见表 6-6）。

表 6-6　　　　　　　　　　两组临床疗效比较　　　　　　　　[例（%）]

	n	治愈	显效	有效	无效	总有效率/%
治疗组	40	4 (10.0)	21 (52.5)	12 (30.0)	3 (7.5)	92.5
对照组	40	2 (5.0)	12 (30.0)	19 (47.5)	7 (17.5)	82.5

注：两组的疗效经 Ridit 分析，$P<0.05$。

四、讨　　论

乳腺增生症属于中医学"乳癖"范畴。传统医学认为本病的发生是由于情志不遂，久郁伤肝，或因精神刺激，急躁恼怒导致肝气郁结，气机瘀滞，阻塞于乳房胃络，引起乳房疼痛；肝气郁久化热，灼津液为痰，气滞痰凝血瘀而形成乳房肿块。乳增宁贴膏为我院科研组研制的外用复方中药贴剂，以九香虫、鹿角霜、淫羊藿、延胡索、橘核、皂角刺、香附等13味药物组成，方中以芳香行气、温经通脉、化痰软坚、活血化瘀药物为主。通过乳房相关穴位敷贴，可发挥药物与经络腧穴的双重作用。乳房选穴主要涉及肝胃两经，乳房与肺、肾、肝、胃、冲任等经络、脏腑都有关系，其中与肝胃两经的关系最为密切。取穴膻中、乳根均位于乳房局部，膻中为气之会穴，乳根属于胃经，善宽胸理气、消除患部气血之瘀阻；期门邻近乳房，又为肝之募穴，善疏肝理气、化滞散结；通过乳增宁复方药物刺激乳房穴位并借助药物的药力达到温通经络、行气化痰、活血止痛作用，不需口服，且不损皮肤，使用方便，操作简单，安全，具有疗程短、疗效快的特点。

第三节　黄芪解毒汤抗三阴性乳腺癌术后复发转移临床疗效观察

三阴性乳腺癌指的是雌激素受体（ER）、孕激素受体（PR）、人类表皮生长因子受体（HER2）均表达阴性的一种特殊类型的乳腺癌。相较于其他类型的非三阴性乳腺癌患者而言其总生存期（OS）和无瘤生存（DFS）均显著降低，出现局部复发和远处转移的时间较早，远处转移中内脏转移与骨转移率相比，内脏的转移率是比较高的，其复发转移的发生可能有相对独特的机制。又因为三阴性乳腺癌激素受体均为阴性这一特殊性，其有效的治疗方式比较少，无法从较成熟的内分泌治疗和生物靶向治疗中获益，故而治疗效果并不是很理想。有临床观察显示中医中药在抗三阴性乳腺癌复发转移方面取得一定疗效。乳腺癌术后患者以扶正培本，祛邪解毒为主要治疗方法。黄芪解毒汤是刘丽芳将多年治疗乳腺癌的临床经验进行汇总，在乳腺癌治疗大法的基础上，采用具有益气养阴、清热解毒、健脾利湿、化痰散结等功效的中药配伍而成。前期研究显示黄芪解毒汤对提高乳腺癌术后患者生活质量、抑制乳腺癌细胞增殖、抑制裸鼠转移瘤生长均有效，并已在临床长期使用，疗效确切。有不少的临床观察显示中医中药的运用在抗三阴性乳腺癌复发转移方面取得了不错的疗效，能使三阴性乳腺癌患者术后复发转移的风险降低，亦能明显延缓三阴性乳腺癌术后复发转移的时间，并提高患者术后生活质量。

一、临床资料

（一）病例来源

收集 2012 年 12 月至 2014 年 12 月湖南中医药大学第一附属医院乳腺科门诊复查的 60 例术后生存 3 年以上的三阴性乳腺癌患者，根据其术后有无长期服用黄芪解毒汤加减分为治疗组（黄芪解毒汤组）与对照组（未服中药组），每组各 30 例。两组在年龄、月经状态、乳腺癌家族史、病理类型、临床分期、肿瘤直径、腋窝淋巴结转移状态、手术方式、病程长短等方面进行比较，$P > 0.05$，差异无统计学意义，表明在这些方面两组病例基线较一致，具有可比性。

（二）诊断及分期标准

西医诊断标准参照 2004 年中华医学会《临床诊疗指南·肿瘤分册》。TNM 分期标准参照 2010 年美国肿瘤联合会《AJCC 乳腺癌分期标准》。

（三）纳入标准

1. 原发性乳腺癌经手术治疗后生存长达 3 年以上的患者。

2. 术后经病理学检查明确诊断为三阴性乳腺癌。

3. 临床分期为Ⅱ、Ⅲ期乳腺癌。

4. 均采用足周期常规化疗。

5. 复查时行全面相关检查（彩超，CT，全身骨扫描，肿瘤标志物等）。

6. 女性患者。

（四）排除标准

1. 未行规范的手术治疗，而单纯行肿瘤病灶切除术者。

2. 化疗周期未完成者。

3. 有严重心、肾、肝、内分泌等系统疾病者。

4. 有精神障碍或患有精神疾病者。

5. 同时参加其他临床试验者。

6. 服药未按规定，从而无法判断疗效者。

二、治疗方法与观察指标

（一）对照组

予基础治疗，包括手术、术后化疗、放疗在内的综合治疗，未予内分泌治疗及生物靶向治疗。

（二）观察组

予基础治疗＋黄芪解毒汤加减（长期服用），在基础治疗的基础上加用刘丽芳经验方黄芪解毒汤

黄芪 30 g	太子参 15 g	薏苡仁 30 g	白术 10 g
茯苓 10 g	浙贝母 10 g	玄参 15 g	麦冬 10 g
女贞子 15 g	龙葵 15 g	甘草 6 g	半枝莲 30 g
山慈菇 10 g	白花蛇舌草 30 g 等		

由湖南中医药大学第一附属医院药剂科提供，煎服，每天 1 剂，分 2 次早晚口服。化疗结束后开始长期服药，每月服药 20 天以上。

（四）观察指标

主要指标：观察三阴性乳腺癌患者术后局部复发率、远处转移率和总复发转移率。

次要指标：观察三阴性乳腺癌患者术后复发转移的时间。观察黄芪解毒汤改善三阴性乳腺癌患者生活质量的疗效。

（五）观察方法

1. 观察两组三阴性乳腺癌局部复发及远处转移率，并分析黄芪解毒汤抗三阴性乳腺癌术后复发转移的疗效。分别记录两组经穿刺或切检证实局部复发者例数，计算局部复发率（复发例数/总病例数），分析黄芪解毒汤对三阴性乳腺癌术后局部复发率的影响。分别记录两组患者肺、肝、骨或脑转移的例数，计算远处转移率（复发例数/总病例数），分析黄芪解毒汤对三阴性乳腺癌术后远处转移率的影响。分别记录两组发生局部复发或/和远处转移者总例数记为总复发病例，分别计算两组总复发率（总复发例数/总病例数），分析黄芪解毒汤对三阴性乳腺癌术后总复发转移的影响。

2. 观察黄芪解毒汤延缓三阴性乳腺癌总复发转移时间的疗效。分别对两组中总复发者（总复发＝局部复发或/和远处转移者的总和）的年限进行记

录，分别记录发生在 3 年内、4 年内、5 年内及 5 年以上的例数，计算各个时间区间的总复发率。对两组各个复发区间的数据进行比较分析，观察黄芪解毒汤延缓三阴性乳腺癌总复发转移时间的疗效。

3. 观察黄芪解毒汤改变三阴性乳腺癌患者卡氏评分，分析黄芪解毒汤改善三阴性乳腺癌患者生活质量的疗效。分别对两组患者进行治疗前后的卡氏评分进行记录，参照卡氏评分标准进行判断。若在治疗后卡氏评分提高了 10 分及以上者称为改善；变化不足 10 分称为稳定；降低 10 分及以上者称为下降。分别记录两组患者改善、稳定及下降的例数。对两组的数据进行分析比较，分析黄芪解毒汤改善三阴性乳腺癌患者生活质量的疗效。

（五）统计学方法

本研究采用 SPSS 17.0 软件进行统计学处理。首先考察两组的可比性。计量资料以均数和标准差（$\bar{x} \pm s$）表示，用 t 检验、秩和检验（符合正态分布的计量资料采用 t 检验）；分类计数资料用卡方检验。

三、结果

（一）两组局部复发及远处转移情况比较（见表 6-7）

表 6-7　　　　　　两组局部复发及远处转移情况比较

局部复发及远处转移情况	观察组（$n=30$）	比率/%	对照组（$n=30$）	比率/%	χ^2	P 值
局部复发	1	3.33	3	10	0.268	0.605
远处转移	2	6.66	8	26.67	4.320	0.038
肺	1	3.33	6	20	2.588	0.108
骨	1	3.33	2	6.67	0	1
总复发转移例	3	10	11	36.67	5.963	0.015

根据表 6-7，经统计学分析显示，对两组局部复发率进行比较，$P=0.605$，$P>0.05$，差异无统计学意义；对两组远处转移率比较，$P=0.038$，$P<0.05$，差异有统计学意义；对两组总复发转移率比较，$P=0.015$，$P<0.05$，差异有统计学意义。由此可见，黄芪解毒汤能够降低三阴性乳腺癌患者的复发转移风险，尤其是远处转移的风险。

（二）两组复发转移率与平均复发转移时间比较（见表6-8）

表6-8　　　　　两组复发转移率与平均复发转移时间比较

组别	3年内复发转移例数	4年内复发转移例数	5年内复发转移例数	>5年内复发转移例数	平均复发转移时间/月
观察组	1	2	2	1	46.33±2.50
对照组	6	8	9	2	35.57±1.69

经统计学分析显示，两组患者3年内复发转移率进行比较，$P>0.05$，差异无统计学意义；两组患者4年内复发转移率进行比较，$P<0.05$，差异有统计学意义；两组患者5年内复发转移率进行比较 $P<0.05$，差异有统计学意义；两组患者5年以上复发转移率比较无统计学意义；平均复发转移时间的比较 $P=0.046$，$P<0.05$，差异有统计学意义。由此说明，黄芪解毒汤能够延缓三阴性乳腺癌术后复发转移的时间，尤其是术后4、5年的复发转移时间。

（三）两组卡氏评分比较（见表6-9）

参照卡氏评分标准进行判断，若在治疗后卡氏评分提高了10分及以上者称为改善；变化不足10分称为稳定；降低10分及以上者称为下降。

表6-9　　　　　　　两组卡氏评分变化比较

组别	改善	稳定	下降
观察组	15（50）	8（26.67）	7（23.33）
对照组	7（23.33）	6（20）	17（56.67）

根据表6-9，经统计学分析显示，两组患者在卡氏评分变化方面比较，$P=0.025$，$P<0.05$，差异有统计学意义。说明黄芪解毒汤可以有效提高卡氏评分，改善患者的生活质量。

四、讨论

乳腺癌中医学称之为乳岩、乳石痈、奶岩等。《医宗金鉴》云："乳岩属肝脾两伤，气血凝结而成。"指出肝脾肾三脏与乳岩的发生密切相关。故孙桂芝、花宝金、林洪生等均强调乳腺癌从肝脾论治的重要性。女子以肝肾为先天，肝肾不足，气血失养，气血不畅聚而成块，久而成岩。乳腺癌术后患者以驱邪扶正为治则，多有气虚邪恋之证，故以扶正培本，祛邪解毒为主要治疗大法。从本研究可见，黄芪解毒汤能够降低三阴性乳腺癌患者的复发转移风险，尤其是远处转移的风险，黄芪解毒汤能够延缓三阴性乳腺癌术后复发转移的时间，尤其是术后4、5年的复发转移时间，可以改善患者的生活质量。黄芪解毒汤在乳腺癌治疗大法扶正祛邪的基础上采用具有益气养阴、清热解毒、健脾利湿、滋补肝肾、化痰散结等功效的中药配伍而成，扶正而不忘祛邪，不仅提高了机体自身的正气以抑制肿瘤的复发转移，而且对癌毒之邪也起到了很好的清除作用，双管齐下达到抗癌复发转移的目的。黄芪解毒汤是刘丽芳多年治疗乳腺癌的临床经验总结，在乳腺癌治疗大法的基础上采用具有益气养阴、清热解毒、健脾利湿、化痰散结等功效的中药配伍而成，由黄芪、太子参、茯苓、玄参、麦冬、浙贝母、薏苡仁、女贞子、龙葵、半枝莲、白花蛇舌草、山慈菇、甘草组成，具有益气养阴，清热解毒之功。方中黄芪具有健脾补中、益卫固表、升阳举陷、托毒生肌之功，是补中益气要药，《本草汇言》云："补肺健脾，实卫敛汗，驱风运毒之药也。"故黄芪为方中君药；太子参味甘、微苦、性平，归肺脾，本品能补脾肺之气，兼能养阴生津，其性略寒偏凉，属补气药中的清补之品，是为臣药，以上两者合用，健脾益气养阴之功效大大提升，达到扶助正气而治其本的作用；茯苓味而甘淡，甘则能补，淡则渗湿，药性平和，故能渗湿、健脾，宁心安神；白术甘苦性，主归脾胃经，有健脾益气，燥湿利水之功，补气健脾第一要药之称。苓术合用，更加彰显其益气健脾除湿之功效；薏苡仁具有利水消肿，渗湿健脾之功效，其用于此方中，为助苓术之健脾利湿之功；麦冬味甘，性偏苦寒，可养阴生津，润肺清心。《本草汇言》云："清心润肺之药。"玄参咸寒入血分能清热凉血，甘寒质润，能清热生津，滋阴润燥。用于此方中奏益气养阴之效，以防温补益气之品使用过多而发伤阴之虑；浙贝母苦泄，其功效为清热解毒，化痰散结消痈；山慈菇味辛能散，寒能清热，与浙贝母合用增强清热解毒、消肿散结之效；半枝莲与白花蛇舌草均有清热解毒利湿之功，此方二者合用清热解毒、利湿消肿效优；女贞子性偏寒凉，擅补肝肾之阴。以上药物共为佐药。甘草为使药，在此方中不仅具有补脾益气，益胃和中，清热解毒之功效，还能调和诸药。

综观全方，以益气健脾养阴（黄芪、太子参、麦冬、白术）及清热解毒（白花蛇舌草、半枝莲、浙贝母、龙葵）之药物为主，在此基础上配伍茯苓、薏苡仁利水消肿、健脾渗湿；女贞子、玄参滋补肝肾凉血泻火。全方体现了乳腺癌扶正祛邪这一基本的治则，在此基础之上标本兼顾，从根本上对机体正气进行扶持，同时不忘祛邪外出，达到整体提升的效果。前期研究显示黄芪解毒汤对提高乳腺癌术后患者生活质量、抑制乳腺癌细胞增殖、抑制裸鼠转移瘤生长均有疗效，并已在临床长期使用，疗效确切。亦有临床研究指出黄芪解毒汤能改善乳腺癌临床症状，提高乳腺癌患者的生存质量。实验显示黄芪解毒汤对乳腺癌细胞增殖有抑制作用，对突变型 p53 及 Ki67 基因表达有下调作用。有诸多临床观察显示中医中药在抗三阴性乳腺癌复发转移方面取得了不错的疗效，故本次系统观察黄芪解毒汤进行临床疗效评估观察。

第四节 槐耳颗粒治疗肉芽肿性小叶性乳腺炎临床疗效和安全性观察

槐耳是一种药用真菌，槐耳颗粒是槐耳菌质的提取物，临床常用作肿瘤患者的辅助用药。近年来，槐耳的研究热点转向免疫调节作用，其临床适用范围也扩大至哮喘、肾病、免疫性血小板减少症。多项研究表明，槐耳对先天性和适应性免疫系统的各个组成部分具有广谱的调节活性，且这种调节作用是双向的，最终达到免疫平衡、维持稳定的生理状态。与免疫炎症病因高度相关的肉芽肿性小叶性乳腺炎（GLM）是否可采用槐耳颗粒治疗，本课题组前期预实验运用槐耳颗粒治疗 GLM，结果发现槐耳颗粒治疗 GLM 确有疗效。因此，本研究继续探讨槐耳颗粒治疗 GLM 的临床疗效及药物安全性，以期为 GLM 的治疗药物提供新的选择。

一、临床资料

（一）病例来源

本组均为 2019 年 12 月至 2022 年 2 月在湖南中医药大学第一附属医院乳腺科门诊就诊的 60 例符合纳入标准的 GLM 患者。

（二）诊断标准

主要参考中华中医药学会乳腺病专业委员会制定的肉芽肿性小叶性乳腺

炎中医诊疗专家共识（2021 版）。病理是诊断 GLM 的"金标准"，GLM 病灶组织在显微镜下的特征性表现包括病变以乳腺小叶为中心，呈大小不等的结节状，散在、多灶性分布，可见多种淋巴细胞浸润，偶见浆细胞，病灶中央可见微脓肿，可伴小灶性坏死，病变小叶的末梢导管或腺泡大部分消失。

（三）纳入标准

1. 符合 GLM 诊断标准，经穿刺活检确诊为 GLM。

2. 处于急性期，发病 2 周之内，未接受任何治疗。

3. 年龄 18～50 岁。

4. 自愿受试并签署知情同意书。

（四）排除标准

1. 合并乳腺恶性肿瘤、其他炎症性及其他内分泌、精神类疾病患者。

2. 合并结节性红斑、间质性肺炎等并发症患者。

3. 已接受激素、免疫抑制剂、三联抗结核治疗或手术等有关治疗，或服用其他药物等可能影响本实验研究结果者。

4. 妊娠期、哺乳期妇女。

5. 过敏性体质或已知对该类药物或组成成分过敏者。

二、治疗方法

入组患者予以槐耳颗粒（启东盖天力药业有限公司，国药准字 Z20000109，20 g/袋）进行治疗，1 次 20 g，200 ml 开水冲泡，每天 3 次，共治疗 6 个月。同时，所有患者均配合适宜病情的中医外治法治疗。

1. 肿块期　肿块处外敷如意膏。

2. 脓肿期　患者肿块局部成脓，予脓肿切开引流术、彩超引导下的穿刺抽脓术。

3. 瘘管期　予刮匙搔爬法、药线引流法等。

治疗期间所有患者禁止服用激素、抗生素等具有抗感染作用的药物。

三、观察指标与治疗结果

（一）观察指标

1. 彩超下测量的肿块大小　所有患者行乳腺多普勒三维超声成像检查时，测量低回声区的最长径线代表靶肿块的体积，统计治疗前、治疗 3 个月、治疗 6 个月后靶肿块的最长径变化以评估临床疗效。

2. 临床症状及体征评分　评分标准参照国家中医药管理局发布的《中医病证诊断疗效标准外科》并结合临床及相关文献制定。

(1) 乳房疼痛评分：参考视觉模拟评分（VAS）量表评价，分值 0～10 分，得分越高疼痛程度越高，对得分进行赋值，0 分为不痛，赋值为 0，1～3 分为轻度疼痛，赋值为 3，4～6 分为中度疼痛，尚能忍受，赋值为 6，7～10 分为重度疼痛，不能忍受，赋值为 9。

(2) 体表触及的肿块大小（软尺于乳房肿块表面测得的最长径）：无肿块计 0 分，肿块≤2 cm 计 3 分，2 cm＜肿块≤5 cm 计 6 分，肿块＞5 cm 计 9 分。

(3) 脓肿范围（乳腺多普勒三维超声成像下测量的液性暗区或无回声区的最长径）：无脓肿计 0 分，脓肿≤2 cm 计 3 分，2 cm＜脓肿≤5 cm 计 6 分，脓肿＞5 cm 计 9 分。

(4) 皮色改变范围（软尺测量乳房表面皮色发红或色素沉着等皮色变化）：无皮色改变计 0 分，皮色改变≤2 cm 计 3 分，2 cm＜皮色改变≤5 cm 计 6 分，皮色改变＞5 cm 计 9 分。

3. 免疫炎症指标　采集患者治疗前、治疗 3 个月后、治疗 6 个月后的空腹静脉血，一部分常规送检，检测血常规、CRP，记录外周血的白细胞计数、中性粒细胞计数；一部分低速离心后取上清液，使用酶联免疫法检测患者血清中白介素-2（IL-2）、白介素-4（IL-4）的表达水平。

4. 安全性评估　治疗前、治疗 3 个月后、治疗 6 个月后进行肝肾功能、尿常规、心电图检查，观察谷丙转氨酶、谷草转氨酶、总胆红素、尿素氮、肌酐、尿隐血、尿蛋白、心电图的心率、心律等是否保持正常，同时记录服药过程中是否出现以下不良反应：皮肤过敏反应、肝肾功能异常，以及消化道反应如恶心、呕吐等。

5. 复发率　对所有患者进行电话或微信随访，统计复发率。达到临床治愈标准后连续随访半年以内，原病变侧的乳房局部再次出现红、肿、热、痛、成脓、溃破等症状，或超声可见病灶，排除 GLM 以外的其他原因所致则视为复发。

(二) 疗效判定标准

参考中医药行业标准《中医病证诊断疗效标准》《非哺乳期乳腺炎诊治专家共识》及相关文献，并结合本研究实际情况拟定 4 种水平，分为治愈、显效、有效、无效，每个月统计 1 次。

治愈：证候疗效率≥90%，乳房肿块消退，红肿热痛症状消失。

显效：70%≤证候疗效率<90%，乳房肿块基本消退，红肿热痛症状基本消失。

有效：30%≤证候疗效率<70%，肿块有缩小，红肿热痛症状减轻。

无效：证候疗效率<30%，乳房肿块基本没有缩小或者病变范围有所扩大。

$$证候疗效率 = \frac{治疗前症状积分之和 - 治疗后症状积分之和}{治疗前症状积分之和} \times 100\%$$

$$总有效率 = \frac{治愈例数 + 显效例数 + 有效例数}{总例数} \times 100\%$$

（三）统计学方法

采用 SPSS 25.0 统计软件进行数据统计分析。计量资料采用均值±标准差，计数资料的分类资料采用例数、构成比表示。计量资料符合正态分布采用单因素方差分析及多重比较，不符合正态分布采用 Kruskal-Wallis H 检验，以 $P < 0.05$ 表示差异具有统计学意义。

（四）结果

1. 肿块大小　与治疗前比较，槐耳颗粒治疗 3 个月后、治疗 6 个月后彩超下测量的乳腺肿块逐渐减小，差异具有统计学意义（$P < 0.01$）。（见表 6 - 10）。

表 6 - 10　　　　治疗前后彩超下测量肿块大小比较　　　　（$\overline{x} \pm s$，$n = 57$，mm）

时间	彩超下测量的肿块大小
治疗前	51.91±17.31
治疗 3 个月后	32.57±13.86*
治疗 6 个月后	19.06±11.27*#

注：与治疗前比较 * $P < 0.01$；与治疗 3 个月后比较 # $P < 0.01$。

2. 临床症状及体征评分比较　与治疗前比较，槐耳颗粒治疗 3 个月后的乳房疼痛评分、体表肿块评分、症状总积分较治疗前降低，差异具有统计学意义（$P < 0.05$）；治疗 6 个月后的乳房疼痛评分、体表肿块评分、脓肿范围、皮色改变范围评分以及症状总积分均较治疗前及治疗 3 个月后明显降低，差异具有统计学意义（$P < 0.01$）。（见表 6 - 11）。

表 6-11 　　　　　治疗前后临床症状及体征评分比较　　　　　　($\bar{x} \pm s$, $n=57$)

时间	乳房疼痛评分	体表肿块评分	脓肿范围评分	皮色改变范围评分	症状总积分
治疗前	7.68±1.50	7.68±1.70	4.53±3.21	4.42±3.45	24.31±8.23
治疗3个月后	6.10±1.60**	5.84±2.30**	4.16±2.18	3.16±2.62	19.26±6.73*
治疗6个月后	3.21±1.59**#	2.58±2.37**#	1.26±1.70**#	0.63±1.56*#	7.68±5.47**#

注：与治疗前比较 * $P<0.05$，** $P<0.01$；与治疗3个月后比较 # $P<0.01$。

3. 免疫炎症指标比较　与治疗前比较，槐耳颗粒治疗3、6个月后患者外周血中 WBC、NEUT、CRP、IL-2 的水平明显降低，差异具有统计学意义（$P<0.05$），治疗6个月后患者血清中 IL-4 表达水平上升，差异具有统计学意义（$P<0.05$）；与治疗3个月后比较，治疗6个月后患者外周血中 WBC、NEUT、CRP、IL-2 的水平明显降低（$P<0.01$），而 IL-4 有所上升，但差异不具有统计学意义（$P>0.05$）。（见表6-12）。

表 6-12 　　　　　治疗前后免疫炎症指标比较　　　　　　($\bar{x} \pm s$, $n=57$)

时间	WBC/ （$\times 10^9 \cdot L^{-1}$）	NEUT/ （$\times 10^9 \cdot L^{-1}$）	CRP/ （$mg \cdot L^{-1}$）	IL-2/ （$pg \cdot ml^{-1}$）	IL-4/ （$pg \cdot ml^{-1}$）
治疗前	9.27±2.87	7.14±2.66	12.57±7.89	18.92±8.09	10.82±3.73
治疗3个月后	7.21±1.52**	5.14±1.54**	6.53±2.12**	11.58±3.56**	11.32±3.78
治疗6个月后	5.95±1.36**#	3.86±1.41**#	4.69±1.09**#	6.82±1.74**#	12.18±3.79*

注：与治疗前比较 * $P<0.05$，** $P<0.01$；与治疗3个月后比较 # $P<0.01$。

4. 安全性评价　所有患者治疗期间无治疗药物相关性不良反应事件发生，实验室检查如肝肾功能、尿常规中的安全性指标均在正常范围内，治疗过程中的心电图未见异常变化。

5. 复发率比较　患者1个月后开始每月随访，2例患者拒绝维持随访，共统计到55例患者，复发3人，复发率5.45%。

6. 临床疗效比较　治疗3个月后与治疗6个月后的临床疗效对比，治疗3个月后总有效率为49.12%，治疗6个月后总有效率为100.00%。（见表6-13）。

表 6-13 　　　　　治疗后临床疗效比较　　　　　　($n=57$)

时间	治愈	显效	有效	无效	总有效
治疗3个月后	0 (0.00)	1 (1.75)	27 (47.37)	29 (50.88)	28 (49.12)
治疗6个月后	6 (10.52)	24 (42.11)	27 (47.37)	0 (0.00)	57 (100.00)*

注：与治疗3个月后比较 * $P<0.05$。

四、讨论

槐耳颗粒是单药槐耳的一种制剂。槐耳是一种生长在槐树干上的药用真菌，味苦辛，性平无毒，能治风、破血、益力，具有解毒、活血的功效。基于槐耳颗粒抗肿瘤疗效和较高的安全性，目前已开展了很多槐耳颗粒作为肿瘤患者辅助用药的临床研究，但鲜有将其应用于自身免疫性疾病的临床研究报道。而基础研究部分，槐耳的免疫调节机制是目前的研究热点，研究结果表明，槐耳的免疫调节作用具有双向性。一方面，它能够提高免疫细胞的数量和活性，包括增加 $CD4^+$ T 淋巴细胞、$CD8^+$ T 淋巴细胞的数量，通过增强免疫调控杀伤肿瘤细胞；另一方面，槐耳又能调节 $CD4^+$ T 淋巴细胞、$CD8^+$ T 淋巴细胞的比例，调节免疫平衡。在自身免疫性疾病的治疗中，它能抑制 T 淋巴细胞的增殖和活化，降低 IL-2 的表达，纠正 Th1/Th2 失衡极化，减轻过度的免疫反应。GLM 可能与免疫功能紊乱导致机体过度的炎症反应密切相关。研究发现，GLM 患者的外周血清中，T 淋巴细胞及 NK 细胞的数量明显增多，且与免疫反应相关的炎症因子表达也有明显上调；GLM 病变组织的免疫组化检查也提示病灶周围的炎症微环境主要由 T 淋巴细胞组成，这些均提示免疫细胞介导的炎症反应可能是 GLM 的病理生理学基础。T 淋巴细胞按细胞表面抗原分为 $CD4^+$ T 淋巴细胞和 $CD8^+$ T 淋巴细胞，$CD4^+$ T 淋巴细胞又分为 Th1、Th2 两大细胞亚群，机体正常免疫功能依赖于 Th1、Th2 两大细胞亚群之间的协调平衡，若 Th1/Th2 分化表达失衡则常导致多种自身免疫性疾病。IL-2 与 Th1 细胞存在相辅相成的关系，IL-2 能够促进 Th1 细胞分化，IL-2 是 Th1 细胞亚群所分泌的最具代表性的细胞因子；IL-4 则为 Th2 细胞所产生的最典型的细胞因子。研究发现，在 GLM 不同发病阶段，患者病理组织中 IL-2、IL-4 的表达不同，说明 GLM 患者机体存在 Th1/Th2 平衡状态的紊乱，2 种细胞因子在疾病治疗过程中呈现出负相关的变化。GLM 治疗过程中 IL-2/IL-4 比值逐渐增大，即在治疗后 Th1 所分泌的 IL-2 增多，说明 T 细胞亚群向 Th1 偏移，而杨小红研究发现，IL-2 在肿块期组织中的表达较明显，随着疾病进展，IL-2 的表达递减，IL-4 表达递增，即 T 细胞亚群向 Th2 偏移。本研究结果显示，槐耳颗粒对于 GLM 具有明确的治疗作用，用药安全性高，复发率低。对于发病初期的 GLM 患者，槐耳颗粒不仅能有效地缩小客观的影像学检查下的肿块直径、体表触及的肿块大小，明显缓解疾病导致的乳房疼痛，也明确降低了 WBC、NEUT、CRP、IL-2 等机体免疫炎性指标，IL-4 升高的幅度虽不明显，但与治疗前相比差异仍具有统计学意义；且治疗 6 个月后总有效率达到 100.00%，治疗过程中也无患者发生药物不良反应事件，复发率仅 5.45%。结果显示，槐耳颗粒治疗 3 个月后，患者的脓肿范围、皮色改变范围并无显著缩小（$P>0.05$）。在收集临床资料的过程中发现，本研究限制条件之一为发病 2 周之内的急性期患者，部分患者在初期即表现为肿块伴有脓肿形成，而部分患者在治疗 2 个月，甚至 3 个月后才出现大面积的成脓，推测这是由于患者自身的个体化差异所导致。基于 GLM 病程的特殊性、发展性，未来可对患者的条件进行进一步细化，在此基础上开展更多关于槐耳颗粒具体适用病程的研究。此外，在完成本研究的 57 例患者中，有 3 例患者在使用槐耳颗粒治疗 6 个月后不仅体表不可触及肿块，且行乳腺彩超检查也提示未见 GLM 病灶，后续随访半年无复发；另有 10 例患者体表不可触及乳房肿块，且乳腺彩超下示 GLM 残留病灶<10 mm。同时，治疗前患者血清中的促炎因子 IL-2 较高，抑炎因子 IL-4 较低，随着治疗时间的推移，血清中 IL-2 的表达水平降低，IL-4 的表达水平升高，两者表达呈现负相关。提示 GLM 初期患者体内存在 IL-2、IL-4 表达失衡，推测 GLM 产生过度的免疫反应可能与 Th1/Th2 失衡，Th2 向 Th1 漂移有关。因此，槐耳颗粒可能通过下调 IL-2、提高 IL-4 的表达，逆转 Th1/Th2 失衡极化，减轻过度激活的免疫反应，从而治疗 GLM。综上所述，槐耳颗粒治疗 GLM 临床疗效确切，用药安全性较高，复发率较低，能降低机体炎症指标，且可能从免疫调节方面干预患者机体的免疫微环境，这为 GLM 患者可能的治疗方案提供了新的选择。当然，本研究存在着许多的不足之处，由于经费预算、受试者依从性等问题，未检测免疫细胞相关的指标（包括 T 淋巴细胞、CD4[+]、CD8[+] T 淋巴细胞及 Th1、Th2 等相关细胞亚群），能够证实的结论有限，未来尚待更多研究加以验证。

第五节　九华膏治疗溃后期非哺乳期乳腺炎临床研究

非哺乳期乳腺炎（non-puerperal mastitis，NPM）是指大多数发生在非哺乳期的乳腺慢性迁延性炎症，具有反复发作、易形成瘘管窦道、经久不愈等特点。近年来，该病发病率呈明显上升趋势。目前，现代医学对 NPM 尚无统一有效的标准治疗方案，成脓后期切开排脓或者脓肿自溃均极易形成窦道、瘘管。瘘管形成后往往缺乏有效的治疗方案，手术本身的创伤、患者对反复手术的恐惧、术后复发、乳房外形的变化、瘢痕的形成均制约了手术的再运用。中医学认为，本病瘘管期多由邪毒留恋、酝腐成脓、脓腐留滞，或酝旧成痰，形成纤维洞壁，日久不愈，或新肉不生所致，治当提毒祛腐、活血生肌，多采用外治法。大量的临床实践显示，中医外治具有很好的临床疗效。九华膏原主要用于肛瘘的治疗，根据相同的原理，本研究将其应用于 NPM 脓溃后的瘘管期乳腺创面，发现其能很好地改善炎性反应，防止窦道瘘管纤维化，疗效显著，现报道如下。

一、临床资料

（一）病例来源

选取 2017 年 10 月至 2018 年 10 月于湖南中医药大学第一附属医院乳腺科就诊的 NPM 脓溃后窦道期患者 78 例，按照随机、平行、对照的原则分为观察组与对照组，每组 39 例。

（二）诊断标准

1. 西医诊断标准　参考国际多学科共识（2021 年版）《肉芽肿性小叶性乳腺炎的治疗》的溃后期标准：脓肿成熟时，自行破溃出脓，或手术切开排脓后，乳腺瘘管、窦道和乳腺溃疡，或伴脓液排出，经久不愈者。

2. 中医诊断标准　参考中华中医药学会 2012 年发布《中医外科常见病诊疗指南》粉刺性乳痈诊断标准制定。瘘管期（溃后期）：乳房脓肿溃破，脓出不畅，或脓肿切开后失治误治，脓水或浓或稀，久不愈合，形成窦道或瘘管，反复红肿疼痛，或局部僵肿结块，舌质淡，苔薄白，脉细无力。

（三）纳入标准

1. 符合上述诊断标准，属于溃后期者。

2. 年龄为 15～50 岁。

3. 签署知情同意书。

4. 能按计划完成祛腐生肌治疗。

（四）排除标准

1. 就诊时不能遵医嘱停用西药者。

2. 乳腺结核、炎性乳癌等疾病患者。

3. 哺乳期妇女、妊娠期妇女。

4. 合并严重基础病者，如有心脑血管、肝、肾和造血系统疾病。

5. 过敏体质者及对本药物过敏者。

二、治疗方法

（一）对照组

以小切口切开排脓后创面或自行破溃窦道创面为中心，用聚维酮碘棉球由创面周围皮肤约 5 cm 开始向心性消毒至创面边缘，生理盐水棉球轻轻拭净分泌物，当疮腔或创周有坏死组织或脓腐明显时用刮匙搔刮至创面出现新鲜肉芽组织或新鲜出血，以康复新液（100 ml/瓶，四川攀西药业有限责任公司，批号：B160518）冲洗，之后橡皮膜保持引流通畅，再覆盖无菌纱布（16～24 层），医用胶布固定；每隔 1～4 天换药 1 次（纱布渗湿者随时换），1 个月为 1 个疗程。

（二）观察组

在对照组基础上，将九华膏（湖南中医药大学第一附属医院自制药，批号 20171118）2～3 g，用 5 ml 注射器（去针头）从活塞底部注入疮腔内封闭疮腔，并完全覆盖创面脓腐，每隔 1～7 天换药 1 次（纱布渗湿者随时换）。治疗期间如果创面和窦道愈合，统计治愈时间，停止治疗。

三、观察指标、疗效标准与治疗结果

（一）观察指标

1. 治疗前后靶肿块大小。

2. 治疗前后窦道深浅。

3. 3 个月内人均换药的次数。

4. 治疗前后患者生活质量评估（采用 SF-36 量表）。

5. 白细胞介素（interleukin，IL)-4、IL-10、IL-17、IL-22 及血管内皮生长因子（vascular endothelial growth factor，VEGF）含量。

6. 安全性指标　治疗前后检测三大常规、肝肾功能及尿汞含量测定（冷原子吸收法，100 nmol/ml 为上限值）等。

（二）疗效判定标准

参考国家中医药管理局发布《中医病证诊断疗效标准》制定。

痊愈：临床症状明显消失，靶肿块红肿消失，瘘管愈合。

显效：临床症状显著改善，靶肿块红肿热痛不显，肿块明显局限，瘘管大部分愈合。

有效：临床症状有所好转，靶肿块疼痛较前减轻，肿块缩小不明显，瘘管小部分愈合。

无效：临床症状于治疗前无明显改变，靶肿块不消，瘘管不愈，疾病进展。

$$总有效率＝(痊愈＋显效＋有效例数)/总例数×100\%$$

（三）统计学方法

采用 SPSS 23.0 软件处理。计量资料采用"$\bar{x}\pm s$"表示，根据正态性及方差是否齐，采用独立样本 t 检验或秩和检验比较；有效率用等级资料秩和检验；计数资料比较采用两独立样本比较的秩和检验（Mann-Whitney U 检验）。均以 $P<0.05$ 为差异有统计学意义。

（四）结果

1. 两组患者治疗前后靶肿块大小比较　治疗后，两组患者靶肿块均较治疗前变小（$P<0.05$），且观察组靶肿块小于对照组（$P<0.05$）。详见（表6-14）。

表 6 - 14　　　　　　　两组患者治疗前后靶肿块大小比较　　　　　（$\bar{x}\pm s$，cm）

组别	n	治疗前	治疗后
观察组	39	7.5±3.2	2.5±1.1[#][*]
对照组	39	7.4±3.9	3.5±1.8[#]

注：与治疗前比较 [#]$P<0.05$；与对照组比较 [*]$P<0.05$。

2. 两组患者治疗前后窦道深度比较　治疗后，两组患者窦道深度均较治疗前变浅（$P<0.05$），且观察组窦道深度较对照组更浅（$P<0.05$）。详见（表 6 - 15）。

表 6 - 15　　　　　　两组患者治疗前后窦道深度比较　　　　　　（$\overline{x}\pm s$，cm）

组别	n	治疗前	治疗后
观察组	39	5.12±2.02	0.91±0.48[#][*]
对照组	39	4.98±1.91	2.78±1.51[#]

注：与治疗前比较 [#]$P<0.05$；与对照组比较 [*]$P<0.05$。

3. 两组患者随访 3 个月内平均换药次数比较　随访 3 个月内，观察组平均换药次数明显少于对照组（$P<0.05$）。详见（表 6 - 16）。

表 6 - 16　　　　　两组患者随访 3 个月内平均换药次数比较　　　　　（$\overline{x}\pm s$，次）

组别	n	换药次数
观察组	39	12.52±2.12[*]
对照组	39	36.45±5.63

注：与对照组比较 [*]$P<0.05$。

4. 两组患者疗效比较　观察组总有效率明显高于对照组（$P<0.05$）。详见（表 6 - 17）。

表 6 - 17　　　　　　　　两组患者疗效比较　　　　　　　　（$n=39$，例）

组别	痊愈	显效	有效	无效	总有效率/%
观察组	18	18	3	0	100.0[*]
对照组	8	13	15	3	92.3

注：与治疗 3 个月后比较 [*]$P<0.05$。

5. 两组患者治疗前后生活质量评估比较　治疗后，两组患者 SF-36 评分均较治疗前降低（$P<0.05$），且观察组评分明显低于对照组（$P<0.05$）。详见（表 6 - 18）。

表 6 - 18　　　　　两组患者治疗前后 SF-36 评分表比较　　　　　（$\overline{x}\pm s$，分）

组别	n	治疗前	治疗后
观察组	39	20.72±6.2	9.33±4.12[#][*]
对照组	39	21.03±5.9	14.44±5.11[#]

注：与治疗前比较 [#]$P<0.05$；与对照组比较 [*]$P<0.05$。

6. 两组患者治疗前后细胞因子比较　治疗后，两组患者炎症因子 IL-17、IL-22 较治疗前均有下降（$P<0.05$），且观察组下降更明显（$P<0.05$）；治疗后，两组患者抑炎因子 IL-4、IL-10 和 VEGF 较治疗前均有上升（$P<0.05$），且观察组上升更明显（$P<0.05$）。详见（表 6-19）。

7. 安全性指标　两组患者治疗期间及治疗后均未出现明显毒副反应，肝肾功能、尿汞含量及血、尿、便常规等指标均未出现明显异常。

表 6-19　　　　　　两组患者治疗前后细胞因子比较　　　　（$n=39$，$\bar{x}\pm s$）

组别	时间	IL-17/ （ng·L⁻¹）	IL-22/ （pg·ml⁻¹）	IL-4/ （pg·ml⁻¹）	IL-10/ （ng·ml⁻¹）	VEGF/ （μg·L⁻¹）
观察组	治疗前	33.25±13.32	161.25±61.03	19.64±5.24	101.62±21.75	460.43±58.56
	治疗后	10.53±8.63#*	124.12±41.23#*	24.79±7.12#*	160.31±30.24#*	620.87±94.43#*
对照组	治疗前	30.25±11.49	167.75±57.62	18.98±6.13	97.27±21.15	447.47±56.32
	治疗后	16.31±7.41#	145.62±32.67#	20.43±5.11#	128.96±24.65#	515.65±70.87#

注：与治疗前比较，#$P<0.05$；与对照组比较，*$P<0.05$。

四、讨论

NPM 病情复杂、难治愈、易成瘘、复发率高。研究发现，不仅自然溃破者易成瘘，切开排脓术后因反复复发、切口延迟愈合也易形成窦道。其原因为脓肿切开排脓或者自行破溃后，常规的引流易引起损伤部位成纤维细胞迁移和增殖，细胞外基质的积聚，多种细胞因子启动成纤维细胞向损伤部位的迁移、增殖，形成纤维化的瘘管或窦道，局部失去组织愈合活力，久久不能愈合。且瘘管或窦道形成后，单纯手术治疗有较高的短期复发风险，是治愈后复发的独立危险因素。创面愈合为出血、炎症、肉芽组织形成和组织塑形 4 个相互联系又相互交叉重叠的生物学过程。慢性炎症反应导致局部炎症细胞因子增殖浸润，炎症反应持续存在，新生组织修复塑形延迟，故抑制局部炎症反应，减少炎症细胞因子含量，促进局部组织血管新生，将有效缩短病程，愈合疮面，减少外形改变。其中，促炎因子 IL-17、IL-22 促进炎性渗出，而抑炎因子 IL-4、IL-10 则对该过程呈抑制作用，二者动态调节过程决定了创面愈合的方向。九华膏由滑石粉、冰片、朱砂、龙骨（煅）、川贝母、硼砂、麝香等组成。滑石清热、渗湿，硼砂清热消痰、解毒防腐，龙骨止血生肌敛疮，川贝母散结、化痰，冰片散郁火、消肿止痛、治痈肿，朱砂解毒、治肿毒、疮疡，麝香通络、散瘀。诸药合用，具有煨脓去腐生肌之功效。从中药的药理作用来看，九华膏具有抗菌防腐、消炎止痛、促进肉芽组织生长等作用。现代研究提示，九华膏促进肉芽组织毛细血管生成，并有助于上调 VEGF 水平。孙嘉伟等研究发现，九华膏联合龙血竭胶囊可调节炎症因子及机体免疫。本次研究发现，其作用除与上调组织 VEGF 水平外，还可能与其能下调促炎因子（IL-17、IL-22）、上调抑炎因子（IL-4、IL-10）水平有关。九华膏原主要用于肛瘘等溃疡病的治疗，该类病主要病机为湿毒留恋、酝腐成脓、脓腐留滞，而 NPM 在溃后期窦道、瘘管经久不愈与此病机吻合，根据异病同治的原则，将九华膏用于预防和治疗 NPM 后期的瘘管，如研究结果所示取得了很好的临床效果。不管坏死创面大小、深浅，均可使用九华膏促进僵块早日液化、脓腐脱落，促进炎症消退、硬肿消散及新肉生长，尤其可以防治窦道壁纤维化、形成瘘管经久不愈，从而缩短愈合的时间、减少换药次数，降低患者对医院治疗的依赖，改善患者的生活质量。此外，九华膏使用方便，疗效显著，且无毒副作用，值得临床上推广使用。

第六节 中医内外结合治疗妊娠期肉芽肿性小叶性乳腺炎临床诊疗分析

肉芽肿性小叶性乳腺炎（granulomatous lobular mastitis，GLM）又称肉芽肿性乳腺炎，是一种局限于乳腺小叶的非干酪样坏死，以肉芽肿为主要病理特征的慢性炎症性疾病，其病程较长，近年来发病逐渐增高。好发于已育妇女，发病年龄在 17～52 岁。临床表现为乳房肿块，局部红肿热痛，皮肤溃破伴脓液等。目前西医对抗生素联合激素、类固醇激素、免疫抑制剂及外科手术治疗等均有明确报道，但若妇女处于妊娠期这一特殊时期，应用上述药物可能产生胎儿发育问题、增加妊娠期妇女糖尿病、高血压等发病率，因此有一定局限性。且本病易失治误治，病情迁延，反复发作，给患者身体及心理带来极大伤害，中医归之于"粉刺性乳痈"范畴，对于妊娠期妇女中医治疗有着治病而不伤胎，副作用小的独特优势，为进一步证实中医对该病较好疗效，笔者收集湖南中医药大学第一附属医院 2018 年 7 月至 2019 年 3 月的 11 例妊娠期发病的肉芽肿性小叶性乳腺炎患者临床资料及治疗进行总结分析，以期对妊娠期肉芽肿性小叶性乳腺炎的中医治疗提供临床依据。

一、临床资料

（一）病例来源

病例来源于 2018 年 7 月至 2019 年 3 月湖南中医药大学第一附属医院收治的 11 例妊娠期发病的肉芽肿性小叶性乳腺炎患者，年龄 24～31 岁；均处于妊娠中晚期，平均妊娠 24 周；1 例既往有脑垂体腺瘤病史。

（二）诊断标准

目前，国内外暂无肉芽肿性小叶性乳腺炎诊断标准。11 例患者均行双乳腺及双腋下彩超检查、血常规、PRL、乳房肿块空心针穿刺检查，乳腺彩超多表现为乳腺混合回声团块、边界不清、形态不规则或不均匀低回声区，BI-RADS 分类为 3～4 类。彩色多普勒血流成像（CDFI）示：内部及周边可见血流信号，部分患者可见腋窝淋巴结增大，表现为边界清、包膜完整、淋巴门结构清晰、内部回声均匀。血常规可伴有白细胞计数、中性粒细胞分数增高，PRL 多无明显异常，9 例乳房肿块空心针穿刺病理示肉芽肿性小叶性乳腺炎，2 例产后全麻下行肿块切除术后病理诊断为肉芽肿性小叶性乳腺炎。

二、治疗方法

（一）内治法

妊娠前 3 个月以中医外治法为主，尽量不要服药治疗。余根据分期以"清热解毒，散结消痈""透脓解毒""益气托毒，祛腐生肌"为治疗原则组方，主要药物组成：金银花 15 g，连翘 10 g，蒲公英 10 g，白术 10 g，茯苓 15 g，黄芩 10 g，浙贝母 10 g，玄参 10 g，牡蛎 10 g，甘草 10g 等，水煎服，1 剂/d，早晚分服。

（二）外治法

1. 肿块期　患者于睡前使用温水擦洗患乳后将如意金黄散（湖南中医药大学第一附属医院自制制剂）和矾冰液（湖南中医药大学第一附属医院自制制剂）调成糊状，加入适量麻油保持湿润，平铺于单层纱布上（约 1 cm 厚），外敷于肿块处，1 次/d，每次 4～6 小时。

2. 成脓期　患者卧位，碘伏消毒后，铺无菌洞巾，2％利多卡因进行浸润麻醉，麻醉充分后，在波动最明显处做放射状切口，密切关注患者情况，将纱布叠成柱状，沿乳腺导管方向由周围向乳头处滚动按压，排出脓液及坏死组织后，喷入少许康复新液（湖南科伦制药有限公司，国药准字Z43020995），伤口处垫棉绷敷，防止假性愈合；脓腔较深者，放置引流条引流。注意：引流条需放置于脓腔深处，避免形成乳瘘，引流条不可放置过久，应适当换药回抽引流条，给组织闭合空间。

3. 瘘管期 若患乳呈散在性小面积破溃，未连接成片，予以脓肿切开排脓，法同成脓期；若患乳脓腔较大，连接成片，局部自行破溃，脓水淋漓不尽，予以凡士林纱条引流去腐。嘱患者平卧，局部碘伏消毒，铺无菌洞巾，5 ml注射器抽取2%利多卡因2～3 ml局部浸润麻醉后，在波动感明显处行脓肿切开排脓，排尽脓液后，以刮匙深入脓腔轻轻搔刮腔壁坏死的组织，引流条浸泡康复新液填塞引流，矾冰液湿敷溃口，加压包扎。

三、治疗结果

（一）观察指标

1. 乳房损型评定 制作关于评价患者对于治疗后乳房损型的调查问卷，要求患者在产后及复查后乳腺B超下无病灶可见时填写。按照得分量表对患者的满意度进行打分，满分为100分。

2. 产后哺乳情况评定 患侧具有哺乳功能记100分，患侧无哺乳功能记0分，患者拒绝哺乳记75分。

3. 产后子女健康程度评定 子女体健记100分，子女因治疗导致患病记0分。

（四）结果

1. 评定结果 11例患者经乳房损型评定，平均分83.63分；经产后哺乳情况评定，平均分77.27分；经产后子女健康程度评定，平均分100分。（见表6-20）。

表6-20 11例患者评定结果

	1	2	3	4	5	6	7	8	9	10	11	平均分
乳房损型	90	70	40	70	50	80	60	90	90	90	100	83.63
产后哺乳情况	75	100	0	75	100	100	0	0	100	100	100	77.27
子女健康程度	100	100	100	100	100	100	100	100	100	100	100	100.00

2. 疗效情况　目前随访 11 例均治疗效果较好，无终止妊娠，现均已生产，子女体健，3 例因乳头内陷哺乳不畅；2 例产后拒绝哺乳口服甲磺酸溴隐亭片及中药退奶。1 例仅中药口服痊愈；6 例出现排脓窦道，需行瘘管搔爬术。在 9 例初次治疗后 6 个月仍有肿块残留的患者中，2 例产后行肿块切除术。随访 8 个月，3 例复查乳腺彩超未见肿块，余继以中药内服及中医外治法治疗；定期随访，现未见复发及因治疗 GLM 影响子女健康。该病病程较长，平均病程 8～12 个月。

四、讨论

GLM 的病因学至今尚不明确，一般认为多属于自身免疫性疾病，可能与口服避孕药，真菌感染、细菌感染，高催乳素血症以及乳汁超敏反应等有关。国内王颀等报道，GLM 需分类治疗，其分为肿块型、脓肿型、难治型，其中肿块型采用糖皮质激素治疗达到症状缓解、病灶缩小后，开始逐渐缓慢减量至可手术。脓肿型采用细针穿刺抽脓联合抗感染治疗，一般抗生素治疗无效后可换成抗分枝杆菌三联药物治疗或利奈唑胺、克拉霉素等，可加用糖皮质激素治疗。难治型激素治疗无效时，可尝试免疫抑制剂治疗至症状缓解后逐渐减量为起始剂量维持治疗。有高催乳素血症患者应同时行溴隐亭治疗。手术治疗中有报道显示可行病变小叶扩大切除，其方法是行区段切除，切除病灶及病灶周围正常 1 cm 组织，可达到较高的治愈率。然而妊娠期必须考虑用药的安全性，需特别注意药物对胎儿和母体的安全性。孕早期用药不当容易造成胎儿死亡或畸形，孕中后期用药不当可造成脑和性器官发育不良。如分枝杆菌三联药物，利福霉素类在妊娠期都应避免使用。尤其在头 3 个月，由于利福霉素类对胎儿有致畸作用，更应禁用。异烟胺包括乙硫异烟胺和丙硫异烟胺对于妊娠早期发现有动物致畸作用，而于妊娠中晚期对孕妇有较为明显的消化系统不良反应和肝损害现象。糖皮质激素可能影响胎儿唇、口腔的发育，增加孕妇先兆子痫、妊娠高血压、妊娠糖尿病、感染和胎膜早破发生率。免疫抑制剂甲氨蝶呤妊娠早期使用可致畸胎。妊娠期妇女更不宜行手术治疗。而中医中药治疗可避免对产妇及胎儿产生不良影响，故具有极其重要的作用。中医古籍对本病未有明确记载，根据 2012 版《中医外科学》中描述，将本病归为"粉刺性乳痈"范畴。多数医家将本病分为肿块期、成脓期、瘘管期，初期以结节或肿块为主，中期肉腐成脓，后期破溃流脓渐成瘘管或窦道。林毅认为本病由异物郁积，阻滞乳络，气血通行不畅，痰瘀交阻，凝聚成乳房肿块；郁久化热，热盛肉腐成脓而发为乳房脓肿。妊娠期多痰湿实热兼阴血虚体质，阴血下注滋养胎元，故阴血偏虚，阳气偏盛，且肝主藏血，阴血不足，肝阳上亢，加之"女子乳头属肝"，肝之疏泄失调，胎元渐大，气血运行不畅，阻滞乳络，脾运化失司而至痰浊内生、气血生化无源；肾精下注养胎，正气不足无力抗邪，痰气瘀交阻发为乳房肿块。妊娠禁忌药见于《神农本草经》，注明牛膝、水银等6种能"堕胎"药物。现《中华人民共和国药典》记载孕妇慎服和忌服中药68种，如桂枝、丹参、厚朴、乳香、没药等。孕妇用药更慎用活血化瘀药以致动血伤胎、攻下药易下行太过耗气损胎、温里药耗伤阴血而动胎等。刘丽芳充分考虑妊娠这一特殊时期，用药谨慎，药少而精。消补兼施，治病与安胎并举，方以金银花、连翘、蒲公英三药清气血毒热，蒲公英为"乳家之要药"，清热作用温和，金银花、连翘芳香清解，具有辛凉透邪清热，芳香辟秽解毒之功效。张再良于《金匮要略品鉴》云："脾为坤土，厚德载物，胎气赖以奠安。"故用茯苓健脾和胃，化湿利水之效，使脾虚得补，气血生化有源而胞胎得固。黄芩、白术为安胎圣药，朱丹溪云："黄芩、白术安胎圣药，俗以黄芩为寒而不敢用，盖不知胎孕宜清热凉血，血不妄行，乃能养胎。黄芩乃上、中二焦药，能降火下行，白术能补脾也。"借黄芩凉血解毒，清热安胎之用，配合白术健脾养胎，既能安胎又能解乳房之痰热毒蕴。并入味苦甘咸而气寒质润之玄参，取其清热凉血，滋阴散结的作用，既清气分之热，又解血分之毒。牡蛎为血肉有情之品，入足厥阴肝经，软坚散结力强。浙贝母归心肺二经，有降气化痰，消肿化痈之用。薏苡仁亦健脾利水，解毒消肿，与茯苓合用，更益于气机通畅。乳房肿块局部皮温增高色红者加入紫花地丁，瘘管期患者伴气虚之象，予以补气托毒之黄芪。随证加减，遵循中医"整体原则"，调理脏腑冲任胞宫，母胎相顾，病祛人和。并充分结合中医外治法，对于未完全成脓的肿块期患者予以清热解毒，消肿止痛之如意金黄散箍围促进肿块消散。成脓期以"引"为主，中医外治法排脓，并以消痈清热止痛之矾冰液外敷达到消痈排脓目的。综上所述，对于妊娠期发病的肉芽肿性小叶性乳腺炎患者，中医治疗能够有效控制病情，缓解患者痛苦，是治疗这一特殊时期发病患者的重要手段。

第七节 九华膏促进肉芽肿性小叶性乳腺炎术后创面愈合临床疗效观察

本实验通过临床观察九华膏、凡士林、康复新液等不同外用药作用于肉芽肿性小叶性乳腺炎脓肿切开引流术后乳房疼痛、肿块范围，创面分泌物、脓腐物情况及创腔愈合率的改变，探究九华膏外用治疗肉芽肿性小叶性乳腺炎术后创面的临床疗效。为九华膏的临床应用提供真实的理论依据，为治疗肉芽肿性小叶性乳腺炎术后创面的愈合提供新的思路。

一、临床资料

（一）病例来源

选择 2020 年 6 月至 2020 年 12 月期间在湖南中医药大学第一附属医院乳腺科门诊就诊并在我院门诊行乳房脓肿切开引流术的肉芽肿性小叶性乳腺炎患者。

（二）诊断标准

参考 2016 年《非哺乳期乳腺炎专家诊治共识》诊断标准及林毅《现代中医乳房病学》"粉刺性乳痈""乳瘘"等相关疾病诊断标准（致病因素、临床表现、辅助检查详见共识）。

（三）纳入标准

1. 符合上述诊断标准者。

2. 患者年龄在 18～50 岁。

3. 行病灶组织病理检查，病理已经明确诊断为肉芽肿性小叶性乳腺炎的患者。

4. 脓肿期于我院及时行乳房脓肿切开引流术，临床资料完整，依从性好的患者。

（四）排除标准

1. 不符合上述纳入标准者。

2. 已接受激素、免疫抑制剂、三联抗结核治疗等有关治疗，或合并其他乳腺疾病，可能影响本实验研究结果者。

3. 皮肤肉芽肿，或皮肤表面形成溃疡者。

4. 合并有肿瘤、2 型糖尿病、肾脏疾病、血液疾病等本身会引起创面愈合速率的疾病，或合并有心脑血管、肝肾等严重危及生命的原发性疾病及精神病患者。

5. 治疗过程中不能按疗程接受治疗，不能接受病理检查的患者。

二、研究方法

实验采用完全随机设计，采用随机数字表法将参与该临床观察的 90 位患者随机分为 3 组。即九华膏组（A 组）、凡士林组（B 组）、康复新液组（C 组），每组各 30 位患者。其中九华膏组为术后采取常规换药＋外用九华膏，凡士林组为术后采取常规换药＋外用凡士林膏，康复新液组术后采取常规换药＋外用康复新液。

（一）药物制备

1. 九华膏组　换药前制备九华膏纱条，取 2 ml 九华膏均匀平铺在 10 cm×2 cm 的单层无菌纱布上，再将其对折，做成 10 cm×1 cm 的双层九华膏纱条留取备用。

2. 凡士林组　换药前制备凡士林纱条，取 2 ml 凡士林膏均匀平铺在 10 cm×2 cm 的单层无菌纱布上，再将其对折，做成 10 cm×1 cm 的双层凡士林膏纱条留取备用。

3. 康复新液组　换药前制备康复新纱条，取 2 ml 康复新液均匀喷洒在 10 cm×2 cm 的单层无菌纱布上，再将其对折，做成 10 cm×1 cm 的双层康复新液纱条留取备用。

（二）治疗药物与方法

1. 基础治疗

（1）内服中药治疗：均口服柴胡清肝汤合透脓散加减。中药饮片均来自湖南中医药大学第一附属医院药剂科，所有药物均来自本院专业药师鉴定，符合中药药典标准。嘱患者每天 1 剂，水煎服，煎至 200 ml 药液餐后温服，每天 2 次。

（2）脓肿切开引流术：待乳房脓肿完全成熟后，及时来我院门诊行乳房脓肿切开引流术。

（3）瘘管搔爬术：在脓肿切开引流术后。

2. 术后处理

（1）手术后予以普通纱条引流，并加压包扎。嘱咐患者术后每 2～3 天至我院门诊换药，从术后第 1 次换药起开始进入临床观察试验。

（2）禁止剧烈活动，密切关注伤口外绷带是否固定在位，是否干燥，若渗血渗液较多，可 1 天换药 1 次。

（3）术后第 1 天起嘱患者正常进食，忌食辛辣刺激，禁吸烟饮酒。并调畅情志，保持心情舒畅。

3. 实验干预与方法　将术后第 1 次换药定为试验开始的第 1 天，从当天起算，设置 28 天为 1 个疗程。换药时嘱患者取仰卧位，使用聚维酮碘消毒皮肤后，用生理盐水反复冲洗创腔。取之前制备好的附有药物的纱条填入创腔内，乳房空腔上用棉垫加压，创面引流口处无菌纱布（4 片）外敷，胶布固定，绷带加压固定。2～3 天换药 1 次。观测创面愈合情况，待创面分泌物较少且创面愈合约超过术后创面的 70% ，则不需要再置入引流条。此时用 5 ml 注射器将适量药物（九华膏、凡士林、康复新液）注入未愈合的空腔内。换药期间记录实验干预后第 7 天、第 14 天、第 28 天所需观察的指标，继续换药直至创面完全愈合。

（三）统计方法

本实验采用 SPSS 22.0 软件进行数据统计分析。其中计量资料符合正态分布采用均数±标准差（$\bar{x} \pm s$）表示，多组间比较采用单因素方差分析或者重复测量方差分析，两两比较采用 LSD-t 检验；计量资料不符合正态分布选用秩和检验。等级资料的比较采用秩和检验。计数资料的比较采用卡方检验。以 $P < 0.05$ 为差异有统计学意义。

三、观察指标、疗效标准与治疗结果

（一）观察指标

1. 乳房疼痛程度评分　每次换药前询问患者当天晨起乳房疼痛情况。无疼痛者记为 0 分；有轻微疼痛，尚可忍受，不需口服止痛药，且睡眠不受到影响者记为 2 分；中度疼痛，睡眠受到影响，暂不用口服止痛药尚可忍受者记为 4 分；中重度疼痛，严重影响睡眠，需口服止痛药才能止痛者记为 6

分；重度疼痛，严重影响睡眠，口服止痛药不能止痛者记为8分。

2. 创面分泌物评分　换药时观察分泌物渗透纱布的层数。无分泌物记为0分；少许分泌物，未渗透1层纱布者记2分；较多量分泌物，渗透纱布在1层至2层之间者记4分；大量分泌物，渗透纱布在2层以上者记6分，极多分泌物，渗透纱布在3层以上，甚至需要更换纱布者记8分。

3. 创面脓腐物情况评分　在实验干预后的第14天、第28天行乳房瘘管搔爬术，观察并记录搔爬出的脓腐物质的情况。无脓腐物为0分，呈血性液体夹少量白色腐肉记为2分，疏松的红白腐肉记为4分，疏松的红白腐肉夹有坏死的脂肪记为6分，暗红色致密的红白腐肉夹有伪膜记为8分。

4. 乳房肿块范围评分　观察两组患者乳房肿块的大小变化并评分：未扪及明显肿块者为0分，肿块仅限于创腔周围者记为2分，肿块局限于一个象限者记为4分，肿块占据乳房2～3个象限者记为6分，波及全乳者记为8分。

5. 术后创腔动态愈合率　通过比较创腔容积变化来判断创面动态愈合情况，每次换药取出引流条后，用生理盐水反复冲洗创腔后，将创腔内液体排净。使用无菌贴膜密封引流口，使用10 ml注射器往创腔内注射生理盐水，记录生理盐水量以此来测量创腔容积。10 ml注射器刻度超过半格计1格，没超过半格可忽略不计。分别计算实验药物干预后第7天、第14天、第28天创腔容积，并计算创腔愈合率＝（原始创腔容积－治疗时创腔容积）/原始容积×100%。

（二）疗效评价标准

治疗周期以28天为1个疗程，1个疗程后判断治疗效果。参照国家中医药管理局医政司制定的《中医临床病症诊断疗效标准》，具体评价标准如下：

1. 痊愈　乳房症状基本消失，乳房炎症基本稳定；创面完全愈合，观察1周后创面未再发生溃烂者。

2. 显效　乳房症状明显缓解，乳房炎症趋于稳定；创腔缩小容积在治疗前75%以上，肉芽组织新鲜者。

3. 好转　乳房症状较前缓解，乳房炎症尚不稳定；创面缩小面积范围在25%～75%，肉芽组织较为新鲜。

4. 无效　乳房症状未见缓解，乳房炎症不稳定；创面缩小面积＜25%，肉芽组织晦暗苍白，生长较少，视为无效。治疗28天后，根据以上标准对乳房创面愈合情况进行总的疗效评价。

（三）结果

1. 一般情况 本实验选取的 90 例肉芽肿性小叶性乳腺炎患者均为女性，性别无差异。实验过程中无病例脱落，每组 30 例患者。3 组分别为九华膏组、凡士林组、康复新液组。下面关于治疗前 3 组患者年龄、原始创腔容积运用统计学进行差异性比较。

（1）患者年龄分布情况：90 例患者，最大年龄 43 岁、最小年龄 20 岁，具体分布详见表 6-21。单因素方差分析结果，$F = 0.803$，$P = 0.451$（$P > 0.05$），3 组年龄差异无统计学意义。3 组年龄无差异，具有可比性。详见（表 6-21）。

表 6-21　　　　　　　　　　患者年龄分布情况　　　　　　　　　　（$\overline{x} \pm s$，岁）

分组	例数	20～30	31～40	41～50	平均年龄
九华膏组	30	15	12	3	31.07±5.25
凡士林组	30	10	19	1	32.47±3.17
康复新液组	30	13	14	3	32.20±4.93

注：经方差分析可得，$P > 0.05$，3 组差异无统计学意义。

2. 临床观察指标分析

（1）术后原始创腔容积比较：统计分析结果可见表 6-22，$F = 1.161$，$P > 0.05$，3 组原始创腔容积差异无统计学意义，3 组原始创腔容积无差异，具有可比性。详见（表 6-22）。

表 6-22　　　　　　　　　术后原始创腔容积比较　　　　　　　　　（$\overline{x} \pm s$，ml）

分组	例数	平均容积	F 值	P 值
九华膏组	30	17.85±3.90		
凡士林组	30	18.34±3.60	1.161	0.318
康复新液组	30	16.91±3.54		

注：经方差分析可得，$P > 0.05$，3 组差异无统计学意义。

（2）术后乳房疼痛评分比较：治疗前 3 组乳房疼痛评分比较差异无统计学意义（$P > 0.05$）（见表 6-23），具有可比性。治疗后 7 天、14 天、28 天三组乳房疼痛评分比较差异有统计学意义（$P < 0.05$）。组间比较，第 7 天、14 天、28 天凡士林组、康复新液组乳房疼痛程度评分均明显高于九华膏组

（$P<0.05$），凡士林组、康复新液组疼痛程度评分比较差异无统计学意义（$P>0.05$）。说明九华膏缓解术后乳房疼痛程度的效果优于凡士林组、康复新液组。

表 6 - 23　　　　　　　　　　术后乳房疼痛评分比较　　　　　　　　($\bar{x}\pm s$，分)

分组	例数	治疗前	7 天	14 天	28 天
九华膏组	30	7.60±0.81	5.40±1.07	4.20±1.52	2.27±1.26
凡士林组	30	7.73±0.69	7.33±0.96*	6.20±1.21*	3.87±1.89*
康复新液组	30	7.40±0.93	7.06±1.01*	5.80±1.38*	3.73±1.80*
F 值		1.261	31.930	18.154	8.458
P 值		0.289	0.00	0.00	0.00

注：与九华膏组比较 *$P<0.05$。

（3）创面分泌物评分比较：治疗前 3 组乳房创面分泌物评分差异无统计学意义（$P>0.05$）（见表 6 - 24），具有可比性。治疗后 7 天、14 天 3 组创面分泌物评分相比较差异有统计学意义（$P<0.05$）。组间比较，治疗后 7 天、14 天九华膏组、凡士林组创面分泌物评分均明显高于康复新液组（$P<0.05$），凡士林组与九华膏组无统计学差异（$P>0.05$）。治疗后 28 天 3 组创面分泌物评分相比较差异无统计学意义（$P>0.05$）。说明康复新液在早期（7 天、14 天）减少创面分泌物的效果优于九华膏组、凡士林组。

表 6 - 24　　　　　　　　　　创面分泌物评分比较　　　　　　　　($\bar{x}\pm s$，分)

分组	例数	治疗前	7 天	14 天	28 天
九华膏组	30	6.40±1.61	5.60±1.69	4.60±1.19	2.80±1.54
凡士林组	30	6.53±1.38	6.13±1.48	5.06±1.01	3.40±1.30
康复新液组	30	6.33±1.49	4.73±1.70*#	4.06±0.64*#	2.86±1.80
F 值		0.871	5.652	7.879	1.335
P 值		0.139	0.005	0.001	0.269

注：与九华膏组比较 *$P<0.05$；与凡士林组比较 #$P<0.05$。

（4）创面脓腐物情况评分比较：治疗后第 14 天、第 28 天搔爬后 3 组创面脓腐物情况评分相比较差异有统计学意义（$P<0.05$）（见表 6 - 25）。组间比较，治疗后第 14 天、第 28 天凡士林组、康复新液组搔爬后的创面脓腐物评分明显高于九华膏组（$P<0.05$）。说明在第 14 天、第 28 天凡士林组、

康复新液组搔爬出的脓腐物程度较九华膏组更严重。

表 6 - 25　　　　　　　　　创面搔爬脓腐物情况评分比较　　　　　　($\bar{x} \pm s$，分)

分组	例数	14 天	28 天
九华膏组	30	4.73±1.11	2.27±1.26
凡士林组	30	6.00±1.17*	3.27±1.34*
康复新液组	30	5.47±1.17*	3.40±0.93*
F 值		9.153	8.146
P 值		0.000	0.001

注：与九华膏组比较 * $P < 0.05$。

（5）乳房肿块范围评分比较：治疗前 3 组乳房肿块范围评分差异无统计学意义（$P > 0.05$）（见表 6 - 26），具有可比性。治疗后第 7 天、第 14 天、第 28 天 3 组乳房肿块范围评分相比较差异无统计学意义（$P > 0.05$）。说明九华膏组、凡士林组、康复新液组改善肿块范围的作用无明显差异。

表 6 - 26　　　　　　　　　乳房肿块范围评分比较　　　　　　　　($\bar{x} \pm s$，分)

分组	例数	治疗前	7 天	14 天	28 天
九华膏组	30	5.80±1.10	5.60±0.81	5.40±0.93	4.80±1.13
凡士林组	30	5.67±0.76	5.53±0.86	5.47±0.90	4.93±1.26
康复新液组	30	5.73±0.69	5.47±0.90	5.27±1.11	5.00±1.03
F 值		0.178	0.181	0.320	0.240
P 值		0.838	0.835	0.727	0.787

注：经方差分析可得，$P > 0.05$，3 组差异无统计学意义。

（6）术后创腔动态愈合率：治疗后 7 天、14 天、28 天 3 组乳房创腔动态愈合率比较有统计学差异（$P > 0.05$）（见表 6 - 27）。组间比较，治疗后第 7 天九华膏组、康复新液组创腔愈合率明显高于凡士林组（$P < 0.05$），九华膏组、康复新液组创腔愈合率比较差异无统计学意义（$P > 0.05$）。治疗后第 14 天、第 28 天九华膏组创腔愈合率明显高于凡士林组、康复新液组（$P < 0.05$），凡士林组、康复新液组创腔愈合率比较差异无统计学意义（$P > 0.05$）。说明在创腔愈合早期（第 7 天）九华膏和康复新液促愈作用效果相似，但都优于凡士林。在创腔愈合中、后期（14 天、28 天）九华膏的促愈作用明显优于凡士林和康复新液，康复新液与凡士林无差异。

表 6-27　　　　　　　　　　　创腔愈合率比较　　　　　　　　　　$(\overline{x} \pm s, \%)$

分组	例数	7 天	14 天	28 天
九华膏组	30	25.86±7.47	47.53±13.06	78.2±16.01
凡士林组	30	21.47±7.67*	35，20±11.90*	58.3±21.36*
康复新液组	30	28.44±6.84*	41.40±9.20*#	68.7±16.86*#
F 值		6.914	8.679	9.004
P 值		0.002	0.000	0.000

注：与九华膏组比较 * $P<0.05$；与凡士林组比较 # $P<0.05$。

3. 治疗 28 天后临床疗效分析　3 组肉芽肿性小叶性乳腺炎患者治疗 28 天后进行临床疗效比较（见表 6-28）。九华膏组患者 30 例，痊愈 5 例，显效 14 例，好转 11 例，无效 0 例，总有效率 100%；凡士林组患者 30 例，痊愈 2 例，显效 6 例，好转 18 例，无效 4 例，总有效率 86.7%；康复新液组患者 30 例，痊愈 1 例，显效 9 例，好转 16 例，无效 3 例，总有效率 90.0%。经多样本秩和检验得出 $Z=11.018$，$P=0.004<0.05$，说明 3 组间存在统计差异。两两比较，九华膏组与凡士林组相比，$P=0.006<0.05$；九华膏组与康复新液组相比，$P=0.030<0.05$；凡士林组与康复新液组相比，$P=1.000>0.05$。综上所述，九华膏组的临床疗效优于凡士林组和康复新液组，凡士林组和康复新液组的临床疗效差异无统计学意义。

表 6-28　　　　　　　　　治疗 28 天后临床疗效分析　　　　　　　　　（例）

分组	例数	痊愈	显效	好转	无效	总有效率
九华膏组	30	5	14	11	0	100%
凡士林组	30	2	6	18	4	86.7%
康复新液组	30	1	9	16	3	90.0%

注：经秩和检验，$Z=11.018$，$P<0.05$，差异有统计学意义。

4. 随访结果　3 组肉芽肿性小叶性乳腺炎患者术后 3 个月后进行随访，少数患者因各种原因未能完成随访。随访结果表 6-29 所示：九华膏组患者 30 例，随访 28 例，痊愈 21 例，复发 1 例，再发脓肿 5 例，痊愈率 75.0%；凡士林组患者 30 例，随访 25 例，痊愈 16 例，复发 2 例，再发脓肿 4 例，痊愈率 64.0%；康复新液组患者 30 例，随访 28 例，痊愈 17 例，复发 4 例，再发脓肿 4 例，痊愈率 60.7%。经卡方检验得出 $P=0.496>0.05$，表明 3 组患者随访痊愈情况无统计学差异。3 个月后随访，九华膏组、凡士林组、康复新液组痊愈情况无差异。

表 6-29　　　　　　3 个月后随访创腔痊愈情况比较　　　　　　（例）

分组	例数	痊愈	未痊愈	总有效率
九华膏组	28	21	7	75.0%
凡士林组	25	16	9	64.0%
康复新液组	28	17	11	60.7%

注：经卡方检验，$\chi^2=1.401$，$P>0.05$，差异无统计学意义。

5. 药物安全性结果　入组 90 例，无样本脱落，治疗周期 28 天内未发生严重不良事件，患者治疗前后肝肾功能未见异常。

四、讨论

通过本研究可得，九华膏治疗肉芽肿性小叶性乳腺炎脓肿切开引流术后创面的临床疗效明显优于康复新液和凡士林，表明九华膏具有促进肉芽肿性小叶性乳腺炎术后创面愈合的效果，疗效显著，且九华膏治疗肉芽肿性小叶性乳腺炎术后创面具有减缓创面疼痛、改善创面脓腐物情况的优势。但九华膏促进创面愈合的作用机制尚不明确，未来值得从分子生物学水平进一步研究九华膏的促愈机制。目前对于肉芽肿性小叶性乳腺炎的基础医学研究较少，这可能与肉芽肿性小叶性乳腺炎动物模型制作困难有关，在未来的研究中应不断探索，为肉芽肿性小叶性乳腺炎的临床治疗提供理论依据。

第八节　中药内外合治肉芽肿性小叶性乳腺炎 118 例临床疗效观察

肉芽肿性小叶性乳腺炎（GLM）是一类以乳腺小叶为病变中心，以肉芽肿形成为主要病理特征的乳腺炎，好发于育龄期女性，尤其是妊娠后 5 年内，多有生育史或母乳喂养史。临床表现为乳腺肿块、乳腺脓肿，甚至瘘管形成，迁延难愈，反复发作。湖南中医药大学第一附属医院刘丽芳主任采用中药内外合治肉芽肿性小叶性乳腺炎患者 118 例，取得满意的疗效，现报告如下。

一、临床资料

（一）病例来源

118 例患者年龄 22～51 岁，平均 32 岁，其中 22～25 岁 8 例，22～39 岁 106 例，40～51 岁 4 例；孕期发病 4 例，哺乳期发病 1 例；有母乳喂养史 110 例；既往患乳排乳不畅病史 41 例；伴患乳乳头畸形 17 例；既往服用避孕药史或雌激素史 3 例。均为单侧发病，单纯乳腺肿块型 60 例，伴有脓肿形成 43 例，伴有红肿热痛等急性期表现 37 例，伴有乳头溢液 7 例，伴有瘘管形成 20 例，合并乳头内陷 29 例，伴双下肢结节性红斑 12 例。其中有 37 例曾于当地医院行抗生素治疗。

（二）诊断标准

以上患者均行乳腺肿块空心针穿刺活检或肿块切检，镜下可见：以乳腺小叶为中心的非干酪样坏死性肉芽肿形成，伴有上皮样细胞、多核巨细胞及以中性粒细胞为主的炎症浸润，可见多发微脓肿和脂肪坏死。均确诊为肉芽肿性小叶性乳腺炎。

二、治疗方法

（一）内治法

以自拟消痈乳康汤为主，处方：金银花 20 g，鳖甲 15 g，蒲公英 30 g，海藻、附片（先煎）、川芎、连翘、皂角刺、柴胡、青皮、浙贝母、鹿角霜各 10 g，辨证加减。水煎，每天 1 剂，分早晚 2 次服。

1. 肝经郁热　多表现为急性进展期症状，临床见乳房肿块伴局部红肿热痛明显，舌红，苔黄或薄白，脉弦。方以消痈乳康汤为主方疏肝清热，解毒散结。

2. 火毒炽盛　同属急性进展期，表现为肿块软化，应指波动感或 B 超下显示脓腔，舌红、苔黄，脉弦或数。方以透脓散合消痈乳康汤加牛蒡子、瓜蒌皮、天花粉、路路通清热散结，透脓排毒；兼有乳头溢液者加山楂、麦芽、女贞子回乳解郁；伴有下肢结节性红斑者加牛膝、赤芍活血化瘀，引药下行。

3. 痰湿凝滞　见于肿块初起或慢性迁延期，症见乳房肿块，坚硬如石，不溃不消，舌淡、苔薄白或白腻，脉沉弦。方以消痈乳康汤加炮姜、麻黄温阳化痰、软坚散结。

4. 气阴两虚　见于慢性迁延期，症见乳房肿块，伴发乳腺瘘管，脓液清稀，久不收敛，舌淡、苔白，脉弦细。方以消痈乳康汤减少寒凉药剂量，加黄芪、党参、白术、茯苓等益气滋阴、健脾扶正以祛邪。

5. 半阴半阳　见于亚急性期，临床常见脓肿与肿块、瘘管并存，证属于半阴半阳证。若单独使用寒凉药清热解毒，必使邪毒聚集，肿块更难消散，故在寒凉药中加入炮姜、肉桂、麻黄以助阳气，促进肿块消散或成脓。

（二）外治法

根据乳腺局部肿块、脓肿、瘘管情况灵活运用外治方法。

1. 箍围法　乳腺肿块坚硬无脓时，伴或不伴有红肿热痛等急性表现，予院内制剂如意金黄散外敷以软坚散结，消肿止痛。外敷范围应超过肿块范围，厚度应>5 mm，每天6~8小时。若患者出现双下肢结节性红斑，亦可用金黄散外敷消肿止痛。

2. 切排法　肿块脓成，有应指感或B超下显示脓腔，应选取脓腔低垂位切开排脓，彻底排出脓液及脓腔内坏死组织，用医院自制药矾冰液浸湿纱条填塞，其对于乳腺炎切口清热解毒、消肿止痛效果明显。

3. 祛腐生肌法　脓液将尽，肉芽生长缓慢，予引流纱条加象皮生肌膏置入脓腔，促进伤口愈合。

4. 提脓祛腐法　瘘管形成后，脓水淋漓，久不愈合，可予以九一丹或八二丹药线塞入脓腔，提脓祛腐，促进新生肉芽生长。

5. 垫棉绑缚法　切开引流或瘘管塞入引流条后，使用纱布或棉垫在脓腔对应的皮肤表面加压包扎，再予胸带包扎，增大药物与皮肤接触面积，并使脓腔壁贴合，促进脓腔闭合。若脓液较少，脓腔局限，可采取针刺抽脓配合局部垫棉绑缚促使脓腔愈合。

三、疗效标准与治疗结果

（一）疗效判定标准

参照《现代中医乳房病学》拟定。

痊愈：乳房红肿疼痛消退，瘘管愈合，全身症状消失。

好转：瘘管大部分愈合，有浅在疮口未愈，或肿块未消。

无效：乳房仍有红肿热痛，瘘管未愈合，甚至病变范围有扩大。

治疗结束后 6 个月内，若患者再次出现相应临床症状，并确诊为本病则为复发。

（二）结果

1. 疗效　本组 118 例中，痊愈 115 例，好转 3 例，痊愈率为 97.5%，总有效率为 100%。患者普遍对治疗后乳腺外形表示满意。

表 6-30　　　　　中药内外合治 118 例 GLM 患者临床疗效

组别	n	痊愈	好转	痊愈率/%	总有效率/%
内外治疗组	118	115	3	95.7	100

2. 随访　对痊愈患者电话或门诊随访 6 个月，2 例复发，复发率为 1.7%。继续门诊中医内外结合治疗 4～6 周后痊愈，后随访至今未复发。

四、讨论

肉芽肿性小叶性乳腺炎属乳腺良性疾病中一种复杂难治性疾病，其具有起病迅速、病程长、易复发的临床特征，且疾病过程中易出现脓肿、瘘管，对患者的生理和心理造成极大的影响。西医认为本病可能与妊娠、哺乳、体内激素水平紊乱如高催乳素或自身免疫、外伤、感染等相关。中医学对本病也无明确的记载，刘丽芳认为属"粉刺性乳痈"范畴，发病多因乳头畸形、情志内伤、外伤、饮食不节引起肝郁气滞，乳络不通，气血运行不畅，痰瘀凝滞成块，而郁久化热，热盛肉腐，溃后成瘘。本病中药内服以刘丽芳自拟消痈乳康汤为基础方。方中金银花清热解毒；连翘为疮家圣药，与蒲公英共有清热解毒、消肿散结之功；柴胡、青皮疏肝解郁、行气散结，且柴胡入肝经，可引诸药直达病所；海藻、鳖甲软坚散结；浙贝母清热化痰、散结消痈；皂角刺透脓排毒；川芎行气活血；方中大量使用寒凉药物，故加入附片、鹿角霜等辛热之品佐之以温化痰浊，防止引病入阴，邪毒凝滞。临床观察发现，就诊患者初起以痰湿凝滞证型多见，表现为突发乳腺肿块，无明显红肿热痛。而临床肿块消散过程有两类：一类是肿块成脓，脓尽后肿块消失；一类为不经过成脓溃脓的过程，直接消散。大部分患者在疾病进展过程中会出现肿块成脓消散，但部分患者从发病至痊愈的过程中只表现为单纯肿块，消退呈分散样，由一个较大的肿块渐渐变成散在的几个小肿块，后逐渐消退。在治疗上也应区别对待，前者应注重透脓托毒外出，脓尽后注意扶助正气；后者以清消为主，佐少量辛热之物防寒凉太过而滞邪。在治疗过程中还应注意以下几点。①注意饮食禁忌：烟酒、咖啡、发奶的食物（猪脚、鲫鱼等）、海鲜类、避孕药及过于辛辣的食物禁食；②重视局部情况：及时切开排脓或抽脓，防止皮肤溃破，保证乳房外观；③合理应用自制药：根据不同时期采用自制矾冰液、金黄散、九一丹药线、象皮生肌膏等，促进脓腐尽除，伤口愈合；④重视并发症：高催乳素血症应配合服用溴隐亭，血常规白细胞计数升高可予以抗生素等；⑤重视患者心理疏导：部分患者情绪消极，应与患者积极沟通时间，嘱其调整作息，避免熬夜、劳累，保持乐观的心态，树立战胜疾病的信心。

第九节　柴胡清肝汤加减治疗肝郁化热型急性进展期肉芽肿性小叶性乳腺炎临床观察

本实验通过比较肝郁化热型急性进展期肉芽肿性小叶性乳腺炎患者经柴胡清肝汤、激素治疗前后中医证候评分的变化，治疗后两组间肿块大小、疼痛程度、中医证候评分、有效率、白细胞计数等的差异，明确柴胡清肝汤治疗肝郁化热型急性进展期肉芽肿性小叶性乳腺炎的疗效。

一、临床资料

（一）病例来源

选择 2019 年 12 月至 2020 年 11 月在湖南中医药大学第一附属医院乳腺外科门诊就诊的肉芽肿性小叶性乳腺炎患者。

（二）诊断标准

本病的诊断以病理检查为主要标准，病史、临床表现、彩超检查等可作为辅助诊断。参考 2017 年中华中医药学会乳腺分会制定的《肉芽肿性小叶性乳腺炎中医专家诊疗共识》中的诊断标准：①短期内妊娠/流产/生育史。②高催乳素血症史，或泌乳相关诱因，如服用精神病类药物等。③短期内出现乳房疼痛性肿块，进展迅速；多外周起病，病变可波及全乳；多为单乳发病；局部可出现皮温升高、皮色变红等表现。④肿块成脓后易侵袭皮肤，形成瘘管、窦道、溃疡等常见并发症。⑤可有乳腺外表现，如结节性红斑、关节疼痛、发热等。

（三）中医证型诊断标准

参照《中医外科学》及《中医病证诊断临床疗效标准》中粉刺性乳痈的辨证诊断标准并结合临床，符合以下诊断。主症：①乳腺肿块；②乳腺局部皮肤红肿；③乳腺疼痛。次症：①情绪焦虑抑郁，烦躁不安；②口干口苦；③大便干结；④小便短赤；⑤发热。舌脉：舌质红，舌苔黄腻，脉滑数或弦数。根据上述临床表现主症2项＋次症2项，并结合患者舌脉象可辨为肝郁化热型。

（四）纳入标准

1. 符合 GLM 诊断标准且为肝经郁热型。

2. 发病1月之内，未接受激素、抗结核药、免疫治疗、手术治疗（简单脓肿切开引流术除外），要求行药物保守治疗的急性进展期患者。

3. 年龄在18～60周岁（含18周岁和60周岁）之间女性。

4. 了解本研究后表示知情且同意参与试验，并签署知情同意书。

（五）排除标准

1. 合并乳腺恶性肿瘤、其他内分泌疾病、自身免疫性疾病、炎症性疾病可与本病出现类似或相同症状者。

2. 合并其他乳腺疾病，所服用药物可能会对本次试验结果造成影响者。

3. 合并有严重心脑血管疾病、肝肾功能不全等原发性疾病或精神疾病患者。

4. 妊娠期、哺乳期妇女。

5. 易过敏体质或已知对该类药物或组成成分过敏者。

二、治疗方法

入组符合标准的 GLM 患者 60 例，随机分为实验组（柴胡清肝汤组）30 例、对照组（激素组）30 例，填写一般人口学资料，分别于治疗前、治疗后记录相关证候体征、抽血进行血常规检查。用随机数字表法分别将 60 例符合入组要求的患者按 1∶1 比例分配到实验组及对照组，每组 30 例。实验组：柴胡清肝汤（组成：生地黄、川芎、当归、白芍、柴胡、黄芩、天花粉、防风、牛蒡子各 10 g，栀子、连翘、甘草各 6 g 等），由湖南中医药大学第一附属医院药房提供。用法用量：水煎，每天 1 剂，早晚温服，疗程 3 个月，临床具体用药随证加减。对照组：甲泼尼龙片（商品名：尤金），4 mg×24 粒，天津天药药业股份有限公司生产。用法用量：起始剂量 20 mg/d，症状缓解可逐渐减量（由门诊医生决定具体减量时间），每 1～2 周依次减量至 16 mg/d、12 mg/d、8 mg/d、4 mg/d，维持 4 mg/d 直至疗程结束。总疗程 3 个月。

局部外治：肿块未成脓时以如意膏外贴清热消肿；肿块成脓后可选择适当时机行脓肿切开引流术，然后以九华膏外用提脓祛腐，常规外科换药，空腔处以垫棉法加压等处理；皮肤溃疡以象皮生肌膏外用祛腐生肌，常规外科换药。

其他治疗：伴有高催乳素患者予以溴隐亭降催乳素治疗；伴发结节性红斑者以如意金黄散外敷红斑处消肿止痛等。

三、观察指标、疗效标准与治疗结果

（一）观察指标

1. 人口学资料　统计入组患者年龄，身高、体重、婚育史等一般情况。

2. 疼痛程度评分　按照视觉模拟评分法（visual analogue scale，VAS），患者根据自己的痛觉对照"标尺"上的分级标准对自己的疼痛程度进行评分。0 级：无痛；1～3 级：轻微的隐痛、触痛；4～6 级：疼痛较重、胀痛、钝痛或窜痛，尚可忍受；7～10 级：痛甚，坠痛或刺痛不可近衣。

3. 肿块大小　肉芽肿性小叶性乳腺炎体表所扪及肿块常由多个肿块融合而成，在 B 超下表现为一处或多处边界不清、形态不规则、内回声不均匀的低/低无回声区。故肿块大小包括以下两项。体表测量肿块大小：参考 RECIST 标准，以肿块于体表测得的最长直径代表其体积（单位：cm）；B 超下所测得靶肿块大小：选取治疗前 B 超检查时最大肿块作为靶肿块，统计治疗前后靶肿块最大径，以最大径表示靶肿块大小（单位：cm）。

4. 中医证候积分采用证候积分量表评价。

5. 实验室观察指标　血常规中的白细胞计数（WBC）、中性粒细胞百分比（NEUT%）。

6. 不良反应评估　随机记录服药过程中是否出现以下不良反应：皮肤过敏、胃肠道反应、面色潮红、体重增加。

（四）疗效标准

参照《中药新药临床研究指导原则》中证候疗效判定标准，对于疗效的评价具体如下（见表6-31）：

表6-31　　　　　　　　　　疗效评价标准

疗效	标准
痊愈	临床改善率＞90％
显效	70％＜临床改善率≤90％
有效	30％＜临床改善率≤70％
无效	临床改善率≤30％

其中治愈、显效、有效均属于治疗有效。

（三）统计分析

采用SPSS 26.0软件进行统计分析，计量资料采用均数±标准差进行描述，计数资料采用频数及百分比进行描述。计量资料前后比较，若差值满足正态分布，采用配对t检验，不满足则采用Wilcoxon符号秩和检验。计量资料组间比较，两样本均满足正态分布，采用t检验/校正t检验，任何一组呈偏态分布，则采用Mann-Whitney U检验。计数资料采用χ^2检验或校正χ^2检验或确切概率法。等级资料采用Wilcoxon符号秩和检验。

（四）结果

共计入组2019年12月至2020年11月于湖南中医药大学第一附属院乳腺病科门诊治疗患者60人，随机平均分为柴胡清肝汤组、激素组。其中柴胡清肝汤组因治疗期间妊娠无法继续用药剔除1例，激素组因要求手术治疗剔除1例、未按时服药复查脱落2例，共计入组56例（柴胡清肝汤组29例，激素组27例）。

1. 一般资料分析

（1）年龄：共纳入56例患者，年龄最小者25岁，年龄最大者42岁，平均年龄（33.12±4.01）岁。据统计，年龄主要分布在26～40岁（94.6％），其中，26以下3.6％，26～30岁21.4％，31～35岁48.2％，36～40岁25.0％，41～45岁1.8％，（见表6-32）。

表 6 - 32	入组患者年龄分布情况	
年龄/岁	例数	比率
26 岁以下	2	3.6%
26~30	12	21.4%
31~35	27	48.2%
36~40	14	25.0%
41 及以上	1	1.8%

（2）体重指数：统计 56 名女性患者身高、体重，计算体重指数（BMI）*。其中身高区间为 150~171 cm，平均身高（160.5±5.0）cm。体重区间为 42~78 kg，平均体重（61.0±7.9）kg。计算 BMI 值，最低 BMI 为 17.7，最高 BMI 为 30.0，平均数 23.7±3.1。其中，BMI 值主要分布在 18.5~23.9（53.6%）。BMI 值<18.5 者占 5.4%，24.0~27.9 者占 32.1%，≥28.0 者占 8.9%。（见表 6 - 33）

表 6 - 33	入组患者体质指数分布	
BMI 值	例数	比率
<18.5	3	5.4%
24.0~27.9	30	53.6%
≥28.0	18	32.1%
36~40	5	8.9%

注：$BMI^* = $ 体重（kg）/［身高（m）］^{2}。

（3）婚育及哺乳情况：所纳入 56 名患者中，55 位已婚已育，1 位未婚未育。已婚已育的 55 名患者中，51 位有哺乳史。对这 51 位患者距离最近一次生产的时间及哺乳时长做出了以下统计。其中距离最近一次生产时间最短的 1 年，最长的 9 年，发病时间集中在产后 6 年内（94.5%）。有哺乳史的患者中哺乳时长最长者 22 个月，最短者 1 个月。哺乳时长主要集中在 7~12 个月（50.9%）。（见表 6 - 34、表 6 - 35）

表 6 - 34	有生育史患者产后时间分布	
距最近一次生产的时间/年	例数	比率
1~3 年	22	40.0%
4~6 年	30	54.5%
7~9	3	5.5%

表 6-35　　　　　　　　　有生育史患者哺乳时长分布

哺乳时长/月	例数	比率
未哺乳	4	7.3%
1~6 个月	11	20.0%
7~12 个月	28	50.9%
超过 12 个月	12	21.8%

（4）可能与疾病相关因素：据临床经验及流行病学调查显示，肉芽肿性小叶性乳腺炎发病可能与下列因素相关：哺乳期急性乳腺炎病史、乳房外力碰撞史、近期行人流手术、情绪异常。统计 56 名入组患者发病前以上 4 种情况出现的频率。其中出现频率最高的是发病前情绪异常，占比 76.8%，其次是既往哺乳期间罹患急性乳腺炎，占比 21.4%。（见表 6-36）

表 6-36　　　　　　　　　入组患者疾病相关因素情况

可能与疾病相关因素	例数	比率
既往哺乳期间患急性乳腺炎	12	21.4%
发病前乳房受外力撞击	4	7.1%
发病前 3 个月内进行过人工流产	2	3.6%
发病前情绪异常	43	76.8%

（5）其他个人史：对 56 名入组患者不良嗜好、流产史等做出统计，结果如下：在 22 例有流产史的患者中，流产 1 次的有 12 人，流产 2 次的有 8 人，流产 4 次、5 次均为 1 人。（见表 6-37）。

表 6-37　　　　　　　　　入组患者其他个人史情况

不良嗜好	例数	比率
吸烟	2	3.6%
饮酒	6	10.7%
流产史	22	39.3%

2. 临床情况

（1）治疗前中医证候评分情况：56 名入组患者中，治疗前证候评分区间为 15~45 分，大部分评分在 21~40 分之间（80.4%），评分平均值为 28.1±7.6 分。（见表 6-38）

表 6-38 入组患者治疗前中医证候评分情况

中医证候评分/分	例数	比率
≤2	9	16.1%
21~40	45	80.4%
>40	2	3.6%

（2）治疗前主症情况：对 56 例入组患者治疗前所测肿块大小、疼痛程度以及肿块发生象限等主症及乳房主要体征等做出如下统计。

1）肿块大小：肿块最大者 15 cm，最小者 2 cm，平均肿块大小（7.6±3.2）cm。（见表 6-39）

表 6-39 治疗前肿块大小分布情况

初诊肿块大小/cm	例数	比率
无肿块	0	0.0%
肿块最大直径≤2 cm	3	5.4%
2 cm<肿块最大直径≤5 cm	14	25.0%
肿块最大直径>5 cm	39	69.6%

2）疼痛程度评分：评分最低者为 0 分（无痛），最高者 8 分（剧烈疼痛），平均值为（4.8±2.1）分。（见表 6-40）

表 6-40 治疗前疼痛程度评分分布情况

疼痛程度评分/分	例数	比率
无疼痛	4	7.1%
1≤疼痛评分≤3	11	19.6%
4≤疼痛评分≤6	28	50.0%
疼痛评分>6	13	23.2%

3）肿块分布象限：门诊医师根据体格检查结合乳腺彩超，判断肿块所涉及乳房象限的数量。大部分患者肿块超过 1 个象限（78.6%）。肿块涉及象限由肿块位置、肿块大小、乳房容积、是否双乳发病等因素共同决定。（见表 6-41）

表 6 - 41　　　　　　　　　　　入组患者治疗前肿块分布象限情况

肿块分布象限/个	例数	比率
无肿块	0	0.0%
1 个象限	12	21.4%
2～3 个象限	41	73.2%
≥4 个象限	3	5.4%

4）脓肿范围：门诊医师根据体格检查（表现为肿块质软，有波动感，可伴雀啄样疼痛，存在自溃口/引流口）结合乳腺彩超情况（彩超提示病变部位呈无回声区/混合回声区/液暗区，探头加压可见光点流动），判断脓肿范围，以脓肿最长直径代表脓肿体积。治疗前既有脓肿形成者 24 例（42.9%），其中单个/多个脓肿均＜2 cm 者 16 例（28.6%），脓肿最大直径 2.1～5 cm 者 16 例（28.6%）。（见表 6 - 42）

表 6 - 42　　　　　　　　　　　入组患者脓肿范围分布

脓肿范围/cm	例数	比率
无脓肿	24	42.9%
单个/多个均＜2 cm	16	28.6%
脓肿最大直径 2.1～5 cm	16	28.6%

5）皮色改变范围：门诊医师在体格检查时进行测量皮色改变范围，以皮肤颜色改变最大直径代表面积。其中初次就诊出现皮色改变者 35 例（62.5%），其中改变范围≤2 cm 者 13 例（23.2%），改变范围 2～5 cm 者 20 例（35.7%），改变范围≥5 cm 者 2 例（3.6%）。（见表 6 - 43）

表 6 - 43　　　　　　　　　　　入组患者治疗前皮色改变范围情况

皮色改变范围/cm	例数	比率
无改变	21	37.5%
改变范围≤2 cm	13	23.2%
改变范围 2～5 cm	20	35.7%
改变范围≥5 cm	2	3.6%

6）治疗前乳房次要体征及并发症：统计治疗前出现自溃口/引流口、皮肤溃疡、下肢结节性红斑、间质性肺炎、腋窝淋巴结肿大等乳房次要体征及并发症的情况。其中，治疗前乳房部体征中出现自溃口/引流口者 5 例

（8.9％），出现皮肤溃疡者 4 例（7.1％）。并发症中，治疗前出现腋窝淋巴结者比例最高（10.7％）。（见表 6－44）

表 6－44　　　　　　　治疗前乳房次要体征及并发症情况

乳房次要体征/并发症	例数	比率
自溃口/引流口	5	8.9％
皮肤溃疡	4	7.1％
下肢结节性红斑	2	3，6％
间质性肺炎	0	0.0％
腋窝淋巴结肿大	6	10.7％

3. 治疗效果

（1）中医证候评分比较：对两组治疗前后中医证候评分进行横向与纵向比较（见表 6－45）。两组治疗前后中医证候评分进行比较，P 值均<0.05，说明两组治疗前后中医证候评分差异有统计学意义，治疗后评分显著低于治疗前，说明两组治疗均有效；对两组治疗后中医证候评分进行组间比较，P 值<0.05，差异有统计学意义。两组治疗后整体评分不同，柴胡清肝汤组略低于激素组。

表 6－45　　　　　　　治疗后中医证候评分比较

组别	例数	治疗前	治疗后	P 值
柴胡清肝汤组	29	28.59±8.43	10.55±5.41	
激素组	27	27.67±6.78	13.81±6.90	均<0.05
P 值			0.030	

（2）疗效评价：根据中医证候评分标准，将疗效分为痊愈、显效、有效、未愈 4 个等级，统计如下。（见表 6－46）

表 6－46　　　　　　　　　疗效评价及对比

组别	总例数	痊愈	显效	有效	无效	有效率
柴胡清肝汤	29	1	9	17	2	27
		3.45％	31.03％	58.62％	6.90％	93.10％
激素	27	1	1	19	4	21
		3.70％	3.70％	70.37％	14.81％	77.78％
P						0.021

对两组的疗效进行比较，采用 Wilcoxon 符号秩和检验，两组间差异有统计学意义（$P<0.05$），说明两组疗效有差异。

（3）治疗后肿块大小：对两组治疗后肿块大小进行比较，两组间体表所测肿块大小、B超所测靶肿块大小、靶肿块缩小率差异均有统计学意义（$P<0.05$），说明两组治疗后肿块大小有差异，柴胡清肝汤组靶肿块缩小率高于激素组。（见表6-47）

表6-47　　　　　　　　治疗后肿块大小比较

分组	例数	体表所测肿块大小/cm	B超所测靶肿块大小/cm	靶肿块缩小率/%
柴胡清肝汤组	29	2.00 ± 1.558	1.81 ± 0.5	63.81 ± 10.40
激素组	27	3.37 ± 1.597	3.02 ± 0.98	38.02 ± 8.21
P 值				均<0.05

（4）疼痛程度评分：对两组治疗后疼痛评分进行比较，两组治疗后疼痛评分差异无统计学意义（$P>0.05$），说明两组对疼痛的改善程度无差异。（见表6-48）

表6-48　　　　　　　　治疗后疼痛评分比较

分组	例数	疼痛评分/分
柴胡清肝汤组	29	1.48 ± 1.21
激素组	27	1.81 ± 1.11
P 值		0.433

（5）实验室观察指标：对两组治疗后血常规中 WBC、NEUT% 两项指标进行比较。（见表6-49）

表6-49　　　　　　　　两组 WBC、NEUT% 比较

	柴胡清肝汤组	激素组	P 值
WBC	7.07 ± 0.82	7.21 ± 0.85	均>0.05
NEUT%	69.99 ± 4.49	71.38 ± 5.90	

对两组血常规中 WBC、NEUT% 两项指标进行比较，数据满足正态性和方差齐性，采用独立样本 t 检验，P 值均>0.05，说明两组差异无统计学意义。

（6）不良反应评估：对治疗过程中出现以下不良反应情况进行统计与分析。（见表 6 - 50）

表 6 - 50 不良反应情况

分组	例数	不良反应				总计
		皮肤过敏	胃肠道反应	面色潮红	体重增加	
柴胡清肝汤组	29	0	0	0	0	0
激素组	27	0	0	3	5	8
P 值						0.003

四、讨论

本研究探讨柴胡清肝汤加减治疗肝郁化热型急性进展期肉芽肿性小叶性乳腺炎患者临床疗效，证实了柴胡清肝汤及激素对肝郁化热型急性进展期肉芽肿性小叶性乳腺炎有明确治疗作用，均能缩小肿块、减轻疼痛、降低白细胞水平及中性粒细胞百分比；柴胡清肝汤在缩小肿块方面优于激素，在缓解疼痛、降低白细胞水平及中性粒细胞百分比方面两组效果相当，整体疗效柴胡清肝汤组优于激素组；柴胡清肝汤组不良反应更少，安全性更高。但本研究不满足双盲原则，出于医学伦理学的要求，及患者就医需求，本病的入组对象皆为需要药物干预的疾病患者，无法设置空白对照组。目前关于本病的诊治，尚未有意见统一的方案，不同的治疗方法仍是争论的重点与临床治疗的难点。因此值得更加深入、全面地研究以得出更优的质量方案，从而制定合理有效的肉芽肿性小叶性乳腺炎治疗规范。

第十节　煨脓生肌法治疗浆细胞性乳腺炎临床观察

浆细胞性乳腺炎（plasma cell mastitis，PCM）是一种非细菌性的以导管扩张及浆细胞浸润为主的乳腺炎症，在西方国家发病率约 5%，我国发病率稍低约 3%，但近年来其发病率呈上升趋势。该病病程长，易反复发作。给患者带来了巨大的经济压力和精神压力。导师刘丽芳临床治疗浆细胞性乳腺炎有自己独特的经验，运用分期辨证的方法，内服药物以消痈乳康汤为主加减，而外用药物则以矾冰液为主，取得了较好的临床疗效。导师将浆细胞性乳腺炎分为肿块期、脓肿期、慢性期。后期往往肿块、脓肿、瘘管并存，为慢性期。一般慢性期时间较长，病情容易反复。而疮疡中后期脓腐减少，新肉渐生，则宜重在煨脓长肉。本文主要观察运用煨脓生肌法治疗浆细胞性乳腺炎慢性期的临床疗效。

一、临床资料

（一）病例来源

病例来源于 2015 年 6 月至 2017 年 6 月在湖南中医药大学第一附属医院乳腺外科门诊及住院就诊的浆细胞性乳腺炎的女性患者，病程在慢性期，肿块、瘘管并存，共 120 例，年龄在 20～60 岁，平均年龄（35.2±12.5）岁，均为单侧发病，病程在 5 天至 3 年，平均病程 6.9 个月，约 68 例患者有乳头内陷。

（二）诊断标准

1. 西医诊断标准　参照《现代中医乳房病学》符合浆细胞性乳腺炎诊断标准：乳晕周围出现肿块，肿块质地硬、界限不清楚、活动度差，可伴有红肿热痛；伴有乳头内陷，单侧或双侧乳头溢液，溢液为浆液性或黄色分泌物。

2. 中医诊断标准　参照国家中医药管理局颁发的《中医病证诊断疗效标准》。

（1）发病以一侧乳晕旁多见。

（2）乳晕旁肿块疼痛，皮色微红，7～10 天成脓。溃后久不收口，或愈合后又复发。

（3）反复发作，在乳晕部出现僵硬之肿块。

（4）溃后久不收口，形成瘘管。

（三）纳入标准

符合中西医诊断标准，且自愿加入临床研究的患者。

（四）排除标准

排除器质性疾病及其他系统性疾病患者，哺乳期及妊娠期妇女除外。

二、治疗方法

基础治疗：采用消痈乳康汤加减。药用：

牛蒡子 10 g	金银花 20 g	连翘 10 g	柴胡 10 g
青皮 5 g	山楂 15 g	白花蛇舌草 30 g	夏枯草 15 g
猫爪草 15 g	皂角刺 10 g	附片 10 g	鹿角霜 10 g

水煎服，每天 1 剂，早晚温热服，以 28 天为 1 个疗程。肿块期则酌加温阳之药加速化脓，脓肿期则重用清热解毒之药，使脓有出路，慢性期则加补益气血之药，托毒外出。

（一）治疗组

肿块期患者采用如意金黄散箍围消肿，成脓期则切开排脓，慢性期则根据局部情况，治疗组外用矾冰液纱条内塞，及矾冰液纱布外敷加压包扎。

（二）对照组

常规无菌换药。

三、观察指标、疗效标准与治疗结果

（一）观察指标

治疗前 1 天记录症状体征，评价治疗前积分，治疗 28 天后症状体征积分，为治疗后积分。积分标准根据中医辨证标准及《中药新药临床研究指导原则》制定的浆细胞性乳腺炎中医症状体征积分表。

（二）疗效判定标准

分为治愈、显效、有效、无效 4 个等级。

治愈：症状、体征积分减少≥90%，乳房无红肿疼痛，瘘管愈合。

显效：60%≤症状、体征积分减少＜90%，瘘管基本愈合。

有效：30%≤症状、体征积分＜60%，疼痛减轻，瘘管大部分愈合。

无效：症状、体征积分＜30%，或病变范围增大。

$$疗效率＝（治疗前积分－治疗后积分）/治疗前积分×100\%$$

$$有效率＝（治愈＋显效＋有效例数）/总例数×100\%$$

（三）统计学方法

采用 SPSS 20.2 软件进行统计分析，计量资料符合正态分布的采用（$\bar{x}±s$）表示，组间比较采用方差分析；计数资料用例数和百分比（%）表示，组间比较采用卡方检验，$P < 0.05$ 为差异有统计学意义。

（四）结果

1. 两组患者临床疗效比较　治疗后，治疗组有效率与对照组比较，差异有统计学意义（$P < 0.05$）。结果（见表6-51）。

2. 两组患者各症状中医症状积分比较　乳房肿块、红肿、疼痛、脓肿及瘘管等症状较前明显好转，且治疗组明显优于对照组，差异有统计学意义（$P < 0.05$），疗效率治疗组明显优于对照组，差异有统计学意义（$P < 0.05$），（见表6-52）。

表6-51　　　　　　　　　　两组患者临床疗效比较　　　　　　　　　　（例）

组别	例数	治愈	显效	有效	无效	有效率/%
对照组	60	31	8	10	11	81.7
治疗组	60	40	9	6	5	91.7*

注：与对照组比较 * $P < 0.05$。

表6-52　　　　　　　　两组患者各症状中医症状积分比较　　　　　　（分，$\overline{x} \pm s$）

组别	例数	时间	乳房肿块	乳房红肿	乳房疼痛	乳房脓肿	乳房瘘管	疗效率/%
对照组	60	治疗前	5.50±0.87	5.03±1.36	5.10±1.35	4.97±1.45	3.47±2.32	57.2
		治疗后	2.81±0.26*	2.45±0.23*	1.64±0.98*	1.78±1.16*	1.69±1.25	
治疗组	60	治疗前	5.48±1.25	5.20±1.34	5.17±1.12	5.07±1.25	3.27±2.36	75.2#
		治疗后	1.21±1.58*#	1.11±0.21*#	1.35±1.15*#	1.08±1.19*#	1.20±1.28	

注：与本组治疗前比较 * $P < 0.05$；治疗后组间比较 # $P < 0.05$。

四、讨论

有关"煨脓长肉"的论述，最早见于申斗垣《外科启玄·明疮疡宜贴膏药论》中"……赤肉无其遮护，风冷难以抵挡，故将太乙膏等贴之则煨脓长肉，风邪不能侵，内当补托里……"煨脓长肉是指在腐去肌生、肌平皮长之时，通过药物外敷，经疮周皮肤和创面肉芽组织的吸收，发挥药疮交互作用，局部温通气血，培补正气，增强抗病防御能力，使创面脓液变稠变多，并保持创面的湿润，从而起到润肤、收敛、生肌之用。通过提脓祛腐拔毒促进创面肉芽、表皮的生长，或用于创面腐肉已尽，新肉不生或生长缓慢的阶段。吴允波等发现煨脓长肉法能促进蛇伤后溃疡的愈合。李守营发现煨脓生肌膏不仅具有保护创面、缓解疼痛、安全稳定等优点，而且对足跟部组织损伤、肛瘘、创伤性指端缺损、臁疮都具有良好的疗效。煨脓生肌法煨出之脓与西医学认识的脓不同，中医学认为创面的脓液是邪毒与气血相搏的病理产物。中药所煨之脓是血浆内的各种成分外渗出的，如单核巨噬细胞、中性粒细胞、淋巴细胞、成纤维细胞等，能增强创面的抗感染能力，促进微循环使血管再生及细胞增生、分化。象皮生肌膏"煨"出之"脓"中含有大量形态和功能活跃的巨噬细胞，且细胞内酶活性极强。脓既是药疮交互作用的产物，又是药疮交互作用的媒介。中医学认为"有土无水万物不生"，疮疡的愈合过程中需要有"津液"的环境，这与湿性愈合理论不谋而合。西医学也认为使创面保持在一定的湿度及温度能明显加速愈合。刘丽芳认为浆细胞性乳腺炎初期多以肿块为主，为肿块期，病情进一步发展，则可见肿块变软，红肿疼痛，范围局限，为脓肿期，因其发展迅速，如未及时治疗或治疗不敏感，往往出现肿块自行破溃，溃而成瘘，气血耗损，病情迁延，往往肿块、脓肿、瘘管并存，为慢性期。一般慢性期时间较长，病情容易反复。目前认为其发病可能与先天乳头凹陷、乳腺导管扩张、外伤、自身免疫功能紊乱、服用药物如避孕药、吸烟及内分泌紊乱等有关。西医治疗认为手术是治疗浆细胞性乳腺炎最彻底最有效的方法。此外抗生素、糖皮质激素、他莫西芬、抗结核药也是西医常用的方法。但浆细胞性乳腺炎发病范围一般较大，直接手术治疗，对乳房外形影响大，而糖皮质激素往往会使病情反弹，加剧患者病情。目前中医药治疗包括中药内服及外敷是浆细胞性乳腺炎的主要治疗方法。本文主要观察煨脓生肌法治疗浆细胞性乳腺炎的临床疗效，主要观察对象为慢性期浆细胞性乳腺炎患者，对比内服中药配合外用生理盐水换药的患者，外用矾冰液换药的患者有效率有明显优势，且差异有统计学意义，而症状体征的积分也明显优于对照组。因此，本研究说明煨脓生肌法对慢性期浆细胞性乳腺炎临床疗效显著，这为研究其进一步机制提供临床论据。

第十一节　柴胡清肝汤颗粒剂和汤剂治疗肉芽肿性小叶性乳腺炎临床疗效对比研究

肉芽肿性小叶性乳腺炎为一种自身免疫性疾病，发病率逐渐增高，因其临床表现为巨大坚硬乳房肿块，常伴皮肤溃破、流脓血，且复发难愈，严重影响患者生活质量，故有"不死的癌症"之称。肉芽肿性小叶性乳腺炎患者需要长期服药，中药汤剂煎煮复杂、味苦难咽、不便携带、不易储存，难以符合现代患者要求，而中药配方颗粒剂与传统汤剂相比有质量稳定、携带服用方便等诸多优势，但其疗效与传统煎法的差异尚未得到循证医学的证实，且不同方剂的药物之间相互作用亦不相同。因此临床医师多有疑虑，尚不常用。本研究从解决临床实践问题角度出发，通过临床试验来明确临床治疗肉芽肿性小叶性乳腺炎的共识用方柴胡清肝汤中药配方颗粒剂与汤剂治疗效果是否存在差异，总结报道如下。

一、临床资料

（一）病例来源

选取湖南中医药大学第一附属医院乳腺病科 2023 年 1 月至 2024 年 11 月门诊就诊的 70 例肉芽肿性小叶性乳腺炎患者。

样本量计算：使用 G * power 软件计算样本量，效应量设置为高效应量 0.8，检验水准：α 取 0.05，检验效能：$1-\beta=0.95$，组数取 2，计算后得出总样本量为 70，故每组患者应搜集 35 例患者。

因患者意愿导致受试者脱落 1 例（颗粒剂组 1 例），最终纳入有效病例 69 例，总脱落率为 1.4%，脱落情况差异无统计学意义。脱落数据不纳入统计分析。颗粒剂组 34 例，观察组 35 例，两组患者的基线资料（年龄、BMI）比较差异均无统计学意义（$P>0.05$），（见表 6-53）。

表 6-53　　　　　　　　　　两组一般资料比较

组别	年龄/岁	BMI/kg·m^{-2}	哺乳史		乳头凹陷病史		发病乳房侧别	
			是	否	是	否	是	否
颗粒剂组	33.21±5.03	23.63±2.95	33	1	18	16	15	19
汤剂组	32.49±5.24	22.71±2.64	34	0	24	11	19	16
P	0.562	0.174	0.493	0.184	0.398			

（二）诊断标准

1. 西医诊断标准　参照《肉芽肿性小叶性乳腺炎中医诊疗专家共识（2021 版）》中的诊断标准。①以病理诊断为"肉芽肿性小叶性乳腺炎"为主要诊断标准；②临床表现：乳房肿块，质地坚硬，多发于乳房外周，进展迅速，可有乳腺外表现，如结节性红斑、关节疼痛、发热、皮疹等；③辅助检查：B超检查见不规则混合回声，伴或不伴少量液性暗区。

2. 中医辨证分型标准　参照"十四五"《中医外科学》中的粉刺性乳痈肝经蕴热证辨证标准：乳房结块红肿疼痛，肿块边界不清。肿块皮温高或发热，大便干结，尿黄，或伴有乳头有粉刺样物溢出，舌质红，舌苔黄腻，脉弦数或滑数。

（三）纳入标准

1. 符合肉芽肿性小叶性乳腺炎西医诊断标准。

2. 属于中医辨证分型中肝经蕴热证者。

3. 年龄在 18～60 周岁（含 18 周岁和 60 周岁）之间女性患者。

4. 无严重器质性疾病患者。

5. 受试者知情同意，志愿受试并签署知情同意书者。

（四）排除标准

1. 已接受激素、免疫抑制剂、三联抗结核治疗或手术等有关治疗，或合并其他乳腺疾病，服用其他药物等可能影响本实验研究结果者。

2. 合并乳腺恶性肿瘤、炎症性疾患及其他自身免疫性疾病者。

3. 合并有心脑血管、肝脏、肾脏等严重原发性疾病。

4. 妊娠期、哺乳期妇女。

5. 近 1 个月内参加其他临床药物试验者。

二、治疗方法

柴胡清肝汤颗粒剂试验组予以柴胡清肝汤颗粒剂（组成：川芎、当归、白芍、生地黄、柴胡、黄芩、栀子、天花粉、防风、牛蒡子、连翘各 10 g，甘草 6 g）冲服，每天 1 剂，1 天 2 次。药物均由广东一方制药有限公司提供。柴胡清肝汤颗粒剂试验组予以柴胡清肝汤汤剂（组成：川芎、当归、白芍、生地黄、柴胡、黄芩、栀子、天花粉、防风、牛蒡子、连翘各 10 g，甘草 6 g），水煎服，每天 1 剂，1 天 2 次，药物均由湖南中医药大学第一附属医院药房统一煎药。连续治疗 28 天，经期不停药。

三、观察指标、疗效标准与治疗结果

（一）观察指标

1. 临床疗效评价　参照《肉芽肿性小叶性乳腺炎诊治湖南专家共识

（2021版）》中的疗效评价标准，分为治愈、有效、无效 3 个等级。治愈：乳房不可触及肿块，无疼痛，乳腺彩超未见明显病灶，乳房皮肤无创面；有效：乳房肿块缩小，患处红热疼痛消失，影像学提示病灶较前缩小，GMDAI评分降低；无效：乳房肿块无缩小甚至较前增大，体表红肿范围较前变大，临床症状无缓解，影像学提示病变范围稳定或扩大），GMDAI评分不变或增加。

2. 中医证候积分变化　参照《中医外科学》及《肉芽肿性小叶性乳腺炎中医诊疗专家共识（2021版）》中关于肝经蕴热证诊断标准，制定评分标准。具体评分（见表 6-54）。

表 6-54　中医证候评分标准

分值	皮肤颜色	发热程度	情绪
0	皮肤不红	局部皮温及体温正常	情绪平和
1	稍红	皮温稍高，体温正常	偶有心烦
2	鲜红	皮温高，体温偏高	经常心烦
3	紫红	皮温高，体温＞38 ℃	暴躁易怒

3. GMDAI评分　单一症状或指标很难描述肉芽肿性小叶性乳腺炎疾病的程度及状态，GMDAI 是《肉芽肿性小叶性乳腺炎中医诊疗专家共识（2021版）》综合了多项临床指标，如肿块大小、脓肿、疼痛等局部症状，发热、关节疼痛等全身症状，以用来评估肉芽肿性小叶性乳腺炎的炎性活动度以及对治疗的反应。满分 128 分，分数越高，说明疾病严重程度越高。

4. 体液免疫指标　入组第 1 天以及第 29 天抽取患者血液，送检至湖南中医药大学第一附属医院检验科，检测体液免疫指标 IgG、IgM、IgA，观察治疗前后体液免疫指标变化。

5. 安全性评价　试验过程中密切随访并记录患者的不适情况，同时观察患者治疗前后血、尿常规、肝肾功能、心电图的变化。

6. 统计学方法　采用 SPSS 26.0 统计软件进行数据分析。计量资料采用 $\bar{x} \pm s$ 表示，组间比较符合正态分布采用 t 检验，不符合正态分布采用秩和检验；对于计数资料采用频数、构成比进行描述，分类资料采用 χ^2 检验，等级资料采用秩和检验。以 $P < 0.05$ 为差异有统计学意义。

（二）结果

1. 疗效比较　观察组总有效率为 76.47%，对照组有效率为 85.71%，两组间比较差异无统计学意义（$\chi^2 = 0.964$，$P = 0.326 > 0.05$）。（见表 6-55）。

表 6-55　　　　　　　　　两组患者临床疗效比较　　　　　　　　　（$\bar{x} \pm s$）

组数	例数	痊愈/例	有效/例	无效/例	总有效	
					例	率/%
观察组	34	2	24	8	26	76.47
对照组	35	3	27	5	30	85.71

2. 中医证候积分变化　两组患者治疗前肝经蕴热证证候积分比较无统计学意义（$P = 0.256\,1 > 0.05$），具有可比性。同组治疗前后比较，两组患者治疗后中医证候积分均明显降低（$P < 0.001$）。观察组治疗后与对照组治疗后的中医证候积分相比较，差异无统计学意义（$P = 0.802\,5 > 0.05$）。（见表6-56）

表 6-56　　　　　　　两组患者治疗前后中医证候积分比较　　　　　　　（$\bar{x} \pm s$）

组别	例数	时间	中医证候积分
观察组	34	治疗前	4.539±1.05
		治疗后	2.15±1.46[1]
对照组	35	治疗前	4.23±1.03
		治疗后	2.11±1.21[1]

注：与本组治疗前比较 [1]$P < 0.001$。

3. GMDAI 评分变化　两组患者治疗前 GMDAI 评分相比较无统计学意义（$P = 0.0.934\,3 > 0.05$），具有可比性。同组治疗前后比较，两组患者治疗后 GMDAI 评分均明显降低（$P < 0.001$）。观察组治疗后与对照组治疗后的 GMDAI 评分相比较，差异无统计学意义（$P = 0.356\,9 > 0.05$）。（见表6-57）。

4. 体液免疫指标　两组治疗前体液免疫指标 IgG、IgM、IgA 水平差异均无统计学意义（$P > 0.05$）。同组治疗前后比较，两组患者治疗后血清 IgG、IgM、IgA 水平均明显降低（$P < 0.001$）。与对照组治疗后相比，观察组治疗后的血清体液免疫指标 IgG、IgM、IgA 水平差异无统计学意义（$P >$

0.05)。（见表 6-58）。

表 6-57　　　　　　　两组患者治疗前后 GMDAI 评分比较　　　　　　　$(\overline{x}\pm s)$

组别	例数	时间	GMDAI 评分
观察组	34	治疗前	21.50±5.29
		治疗后	15.68±6.37[1)
对照组	35	治疗前	21.43±5.74
		治疗后	14.63±7.20[1)

注：与本组治疗前比较 [1) $P<0.001$。

表 6-58　　　　　　　两组体液免疫指标比较　　　　　　　$(\overline{x}\pm s,\ g/L)$

组别	例数	时间	IgG	IgM	IgA
观察组	34	治疗前	16.49±3.77	2.70±0.68	5.49±1.19
		治疗后	12.58±2.68[1)	1.51±0.58[1)	3.38±1.36[1)
对照组	35	治疗前	17.92±4.03	2.92±0.70	5.13±1.02
		治疗后	12.46±2.91[1)	1.68±0.79[1)	3.27±1.35[1)

注：与本组治疗前比较 [1) $P<0.001$。

四、讨论

肉芽肿性小叶性乳腺炎在中医学中属于"粉刺性乳痈""肉芽肿性乳痈"范畴。《疡科心得集》云："有肝胃湿热凝聚或风邪客热壅滞，而成者……亦有忧郁暴怒伤肝，肝气结滞而成者……亦有伏邪聚结或湿火挟肝阳逆络，而成者……湿火乳痈也。"因此肉芽肿性小叶性乳腺炎成因与肝气郁滞，火热伏于肝经有关。国医大师林毅认为此病发生发展可总结为："情志不畅，肝气郁滞，气血运行不畅，痰瘀交阻，发为乳房肿疡。"因此此病病因病机皆不离肝气郁滞，郁而化火，火蕴肝经之机要。因此在治法上应予以疏肝清热，行气活血消肿，从而使蕴火得清，滞气得散。

本研究使用柴胡清肝汤目前是肉芽肿性小叶性乳腺炎中医专家共识以及教材所推荐治疗肝经蕴热证的首选方剂，方中柴胡、黄芩清散肝火，共为君药；栀子清三焦之热，牛蒡子性味辛、苦，能升能降，味苦能清火，带辛能疏风，防风辛散，可开郁结之气，三者合用能散解乳中壅塞之气，清解乳中郁遏之火。金银花、连翘、天花粉为清热解毒，消热毒痈疽之要药，用之以增清热解毒消肿之力。《灵枢·痈疽》云："营卫稽留于经脉之中，则血泣而不行，不行则卫气从之而不通，壅遏而不得行，故热。大热不止，热盛则肉腐，肉腐则为脓……故命曰痈。"营卫不和，乃为痈疽发病的重要病机，故还以当归、川芎、生地黄、赤芍养血和营。全方共奏清肝散火之功，为清消法的代表方剂，正中肉芽肿性小叶性乳腺炎初起之肝经蕴热之病机。目前已有研究发现使用柴胡清肝汤内治联合外治可有效治疗肉芽肿性小叶性乳腺炎，但单独使用柴胡清肝汤治疗肉芽肿性小叶性乳腺炎的临床试验目前较少。

体液免疫，即以效应 B 细胞产生 IgG、IgM、IgA 等抗体来达到保护目的的免疫机制。IgM 是体液免疫中发生初次免疫应答的主要抗体，可激活补体，促进吞噬细胞的吞噬作用。IgA 可直接与病原体结合，阻止病原体附着在细胞上，从而中和毒性。还可促进巨噬细胞的吞噬作用。IgG 激活补体系统后可有效提高总补体水平，从而加重乳腺的免疫应答，对乳腺腺体组织产生损伤。IgG 水平升高后还易引起抗体依赖性细胞毒性作用以及继发性细胞损伤。多项研究表明，乳腺炎外周血的体液免疫指标较健康女性高。如李爱辉等以及许锐等均发现肉芽肿性小叶性乳腺炎患者 IgA、IgG、IgM 均显著高于健康女性。这表明肉芽肿性乳腺炎患者体内发生了较强的机体体液免疫应答反应。

汤剂具有煎煮复杂、味苦难咽、不便携带、不易储存难以符合现代患者要求，而颗粒剂保存了汤剂吸收快、显效迅速等优点，同时还具有延长制剂储存时间，运输、携带和服用更方便，口感更好的优点。本研究中分别使用柴胡清肝汤汤剂和颗粒剂治疗肉芽肿性小叶性乳腺炎，结果发现二者均具有良好的临床疗效，均能显著降低肝经蕴热证的证候积分、GMDAI 评分以及体液免疫指标 IgG、IgM、IgA 水平。二者相比，无论是在临床疗效、证候积分、临床症状、体液免疫指标上的差异均无统计学意义，说明柴胡清肝汤汤剂和颗粒剂对于治疗肉芽肿性小叶性乳腺炎肝经蕴热证的临床疗效二者无差别。

综上所述，柴胡清肝汤颗粒剂和汤剂在治疗肉芽肿性小叶性乳腺炎以及改善临床症状上均无明显差别，临床上可使用柴胡清肝汤颗粒剂替换汤剂治疗肝经蕴热证肉芽肿性小叶性乳腺炎以提高患者日常用药的便利性，可推荐临床使用。本研究也存在着一定的局限性，如肉芽肿性小叶性乳腺炎是一种较易复发的疾病，本研究未进行远期随访观察，还需进一步研究以明确其复发率等。

第十二节 肉芽肿性小叶性乳腺炎中医证型流行病学和生命质量研究

肉芽肿性小叶性乳腺炎是最早由 Kessler 于 1972 年报道的一种以乳腺小叶为中心的非干酪样坏死、以肉芽肿为主要病理特征的慢性炎症性疾病。目前病因尚未明确，根据目前国内外文献报道，本病的发生可能与自身免疫性疾病、IV型超敏反应、局部感染、催乳素增高、口服避孕药、外伤等相关。此病好发于育龄期、既往有哺乳史的女性，尤其是妊娠后的 5 年内。常见短期内出现的大范围肿块，肉芽肿形成，整个乳腺甚至对侧乳腺的多发病灶，反复发作并伴有局部脓肿、溃烂。严重降低女性患者的生活质量，导致患者的身心健康受到巨大影响。根据中医"疮疡"初期、成脓、溃后 3 个不同阶段，确立"消、托、补"总的治疗原则。依据分型辨证论治，将其按照病灶形态区分为肿块型、脓肿型、溃后型及多型并存型，整体与局部辨证结合，加减用药。刘丽芳结合 GLM 的分期分型辨证论治，内治以"消痈乳康汤""阳和消块汤"等为基础方，辨证论治进行药物加减；外治以院内制剂如意金黄散外敷消肿散结止痛、脓肿切开引流、中药换药、垫棉法等中医外治手段促进肿块缩小、伤口愈合，疗效确切。本研究旨在通过回顾性分析湖南中医药大学第一附属医院乳腺科门诊及住院部收治的 402 例女性肉芽肿性小叶性乳腺炎患者的一般资料及生命质量测定量表，总结本病发病的流行病学特征，探索其中医证候分布特征及生命质量。

一、临床资料

（一）病例来源

搜集 2019 年 1 月至 2020 年 3 月期间湖南中医药大学第一附属医院乳腺科门诊及住院部的 GLM 患者。

（二）纳入标准

1. 湖南中医药大学第一附属医院门诊及住院部的 GLM 患者。

2. 经组织活检病理证实为 GLM 的患者。

3. 门诊复诊、网络或电话随访的患者。

（三）排除标准

1. 病理诊断不明确或不符合 GLM 诊断的病例。

2. 资料缺失影响统计分析的病例。

3. 未能随访到的患者。

（四）中医辨证标准

本病辨证分型参考 2012 版中国中医药版《中医外科学》及 2017 年 3 月中华中医药学会乳腺病分会的《肉芽肿性小叶性乳腺炎中医专家诊疗共识》肉芽肿性乳痈辨证方法，并结合本人导师及其他医家临床诊治经验，分为以下几类证型：

1. 痰湿凝滞证 乳房肿块皮肤苍白或紫暗或皮色不变，皮温凉或不热，肿势平塌下陷，根盘散漫，坚硬如石或柔软如棉，疼痛和缓、隐痛、不痛或酸麻，溃口往往脓水淋漓，一处愈合，他处又起，缠绵不愈，脓质稀薄，肉芽苍白或紫暗。临床常可见本病患者体型肥胖，或嗜食肥甘厚味，进食油腻之物后，病情加重。舌苔白厚腻、脉滑数。

2. 痰热瘀结证 肿块较大，坚硬木实，重坠不适；伴胸胁牵痛，烦闷急躁，或月经不调、痛经等证。舌质暗红，苔黄腻，脉弦滑数或弦细数。

3. 肝经郁热证 善郁易怒，乳头溢液或乳头凹陷有粉刺样物，乳晕部结块红肿疼痛；伴发热，头痛，大便干结，尿黄。舌质红，舌苔黄腻，脉弦数或滑数。

4. 肝郁脾虚证 乳房胀痛，经前较甚，胸胁胀满窜痛，腹胀纳呆，腹痛欲泻，泻后痛减，或便溏不爽，肠鸣矢气，兼见善太息，情志抑郁，或急躁易怒。舌苔白，脉弦或缓。

5. 热毒炽盛证 乳房疼痛加剧，拒按，皮肤红赤，皮温焮热，肿势高肿突起，根盘收束，质地软硬适度，或肿块变软，有应指感，脓质稠厚，溃后脓出不畅，红肿热痛不消，肉芽红活润泽，初期常伴形寒发热、口渴、纳呆、大便秘结、小便短赤，溃后渐消。舌红，苔黄，脉有余。

6. 正虚毒恋证 脓肿自溃或切开后久不收口，脓水淋漓，形成乳漏，时愈时发，局部有僵硬肿块，微红微热；常伴面色无华，神疲乏力，食欲不振。舌质淡红或红，舌苔薄黄，脉弦。

二、研究方法

（一）调查方法

调查医师为本科室博士、硕士研究生，调查人员相对固定，调查医师应熟悉 GLM 的诊断及治疗，对调查医师进行严格培训，统一调查程序和方法，对调查全过程进行监督和质量控制。采用流行病学调查方法，对湖南中医药大学第一附属医院乳腺科 GLM 患者进行一般信息及四诊信息采集，并由经过培训的调查人员统一录入电脑。证型分类由高年资医师对患者做出证候诊断结论。

（二）统计方法

使用 Excel 软件录入汇总数据信息，运用 SPSS 25.0 数据软件包进行统计学处理。计数资料进行卡方检验，计量资料进行正态性检验，若符合正态分布，则采取方差分析法，若不符合正态分布，则采取非参数检验。均数±标准差用 $\bar{x} \pm s$ 表示。用秩和检验对初诊患者与停药患者的生命质量进行比较，以 $P < 0.05$ 为具有显著性差异。

三、研究结果

（一）一般资料

2019 年 1 月至 2020 年 3 月期间通过门诊、电话、网络等手段搜集了湖南中医药大学第一附属医院乳腺科门诊及住院部的共 418 例患者信息，剔除 16 例资料不全的无效问卷，一共收集 402 例 GLM 患者有效信息。GLM 高发于育龄期女性，收集的 402 例患者中，年龄波动在 21～53 岁，其中 30～39 岁之间发病人数最多为 318 例（79.10%），平均年龄为（33.02±4.299 5）岁，中位数为 32 岁，具体见（表 6-59）。

表 6-59　　　　　　　　年龄分布

年龄	例数	百分比
<20 岁	0	0%
20～29 岁	53	13.18%
30～39 岁	318	79.10%
40～49 岁	30	7.46%
≥50 岁	1	0.25%

（二）发病季节分布

402例患者中绝大多数在春夏（3—8月）发病，共有253人，占62.94％；秋季（9—11月）发病人数最少，共有69人，占17.16％；冬季（12—2月）发病人数为80人，占19.90％。具体见（表6-60）。

表6-60　　　　　　　　　　　　发病季节分布

发病季节	例数	百分比
春季	110	27.36％
夏季	143	35.57％
秋季	69	17.16％
冬季	80	19.90％

（三）发病区域分布

402例中城镇发病人数较多，共有295人，占73.38％；农村发病人数较少，共有107人，占26.62％。具体见（表6-61）。

表6-61　　　　　　　　　　　　发病区域分布

发病季节	例数	百分比
城镇	295	73.38％
农村	107	26.62％
城镇	295	73.38％

（四）体重指数分布

本院病例体重指数为16.65~34.63，402例患者中有116例超重（BMI≥24），占28.86％，其中有85例偏胖（占21.14％），有25例肥胖（占6.22％），有6例重度肥胖（占1.49％）；17例患者偏瘦，占4.23％；269例患者体重指数正常，占66.92％。中位数为22.58，平均值为22.84±2.738，具体见（表6-62）。

表6-62　　　　　　　　　　　　体重指数分布

BMI分类	BMI	例数	百分比
偏瘦	<18.5	17	4.23％
正常	18.5~23.9	269	66.92％
偏胖	24~26.9	85	21.14％
肥胖	27~29.9	25	6.22％
重度肥胖	≥30	6	1.49％

（五）发病前妊娠情况

402 例患者中，未生育发病 46 例（11.44%）；孕期发病 11 例（2.74%）；妊娠后 1 年内发病 54 例（13.43%）；妊娠后 2～5 年发病 223 例（55.47%），为 GLM 发病高峰期；妊娠后大于 5 年发病 68 例（16.92%）。具体见（表 6-63）。

表 6-63　　　　　　　　　　妊娠情况

距发病最近 1 次妊娠	例数	百分比
无	46	11.44%
正在孕期	11	2.74%
0～1 年	54	13.43%
2～5 年	223	55.47%
>5 年	68	16.92%

（六）发病前哺乳情况

402 例患者中有 318 例（79.10%）既往有哺乳史，84 例（20.90%）发病前未曾哺乳；有 4 例（1.00%）在哺乳期发病；有 123 例（30.60%）在发病前 6～18 个月内有哺乳史；有 164 例（40.80%）在哺乳期 18 个月后发病；27 例（6.72%）在发病前 6 个月内有哺乳史。具体见（表 6-64）。

表 6-64　　　　　　　　　　哺乳情况

距发病最近 1 次哺乳时间	例数	百分比
未哺乳	84	20.90%
正在哺乳中	4	1.00%
6 个月内	27	6.72%
6～18 个月	123	30.6%
>18 个月	164	40.8%

（七）吸烟饮酒史

401 例患者中有 12 例（2.99%）有吸烟史，其中有 5 例（1.24%）经常吸烟；40 例（9.95%）患者有饮酒史，1 例（0.25%）患者经常饮酒。具体见（表 6-65）。

频率	吸烟史		饮酒史	
	例数	百分比/%	例数	百分比/%
无	390	97.01%	362	90.05%
偶尔	7	1.74%	39	9.7%
经常	5	1.24%	1	0.25%

（八）特殊病史

402 例患者中，有 223 例（55.47%）患乳既往有乳汁淤积史；有 115 例（28.61%）患乳既往有急性乳腺炎病史；159 例（39.55%）患乳有先天性乳头凹陷或乳头形态不良；67 例（16.67%）既往口服雌激素或避孕药；81 例（20.15%）患乳在发病前 1 个月内有过乳房外伤史；20 例（4.98%）患者有多囊卵巢综合征（PCOS）病史；28 例（6.97%）发病前 6 个月内有流产史；11 例（2.74%）患有特发性高催乳素血症病史；6 例（1.49%）有垂体腺瘤病史；5 例（1.24%）既往口服抗精神类或抗抑郁类药物。具体见（表 6－66）。

表 6－66　　　　　　　　　　　　　　特殊病史

特殊病史	例数	百分比
垂体腺瘤病史	6	1.49%
多囊卵巢综合征（PCOS）	20	4.98%
特发性高催乳素血症史	11	2.74%
发病前 6 个月流产史	28	6.97%
患乳乳汁淤积史	223	55.47%
患乳急性乳腺炎史	115	28.61%
患侧乳头凹陷或乳头形态不良	159	39.55%
发病前 1 个月患乳外伤史	81	20.15%
口服雌激素或避孕药	67	16.67%
抗精神类或抗抑郁类药物	5	1.24%

（九）症状及体征

402 例患者中单侧乳房发病有 358 例（89.05%），双侧乳房发病有 44

例（10.95%）；初诊患者现有乳房脓肿及停药患者既往乳房脓肿史共314例（78.11%）；初诊患者现有乳房疼痛及停药患者既往乳房疼痛史共332例（82.59%），其中大部分为Ⅰ度（轻度痛，为间歇痛，可不用药）疼痛，共282例（70.15%）；初诊患者现有四肢结节性红斑及停药患者既往四肢结节性红斑史共60例（14.93%）；初诊患者现有乳房窦道及停药患者既往乳房窦道史共84例（20.90%）。具体见（表6-67）。

表6-67 症状体征

症状体征	例数	百分比
单侧乳房发病	358	89.05%
双侧乳房发病	44	10.95%
乳房脓肿	314	78.11%
乳房疼痛	332	82.59%
四肢结节性红斑	60	14.93%
乳房窦道	84	20.90%

（十）初诊患者的临床特征

1. 299例GLM初诊患者症状体征　299例GLM初诊患者排在前三位的症状体征依次是乳房疼痛（81.27%）、乳房脓肿（75.59%）及善郁易怒（67.22%）。具体见（表6-68）。

表6-68 299例GLM初诊患者症状体征分布表

症状/体征	例数	百分比
发热	14	4.68%
头晕	64	21.40%
胸胁胀闷	149	49.83%
神疲乏力	92	30.77%
善郁易怒	201	67.22%
月经不调	115	38.46%
寐差	57	19.06%
纳多	38	12.71%
纳少	37	12.37%

续表

症状/体征	例数	百分比
厌油腻	5	1.67%
大便稀溏	15	5.02%
大便干结	107	35.79%
小便短黄	59	19.73%
小便清长	5	1.67%
乳房脓肿	226	75.59%
乳房疼痛	243	81.27%
病灶皮温高	166	55.52%
病灶皮温低	8	2.68%
病灶皮肤苍白	2	0.67%
病灶皮肤赤红	109	36.45%
病灶皮肤紫红	66	22.07%
病灶皮肤暗紫	40	13.38%
四肢结节红斑	46	15.38%
乳房窦道	49	16.39%

2. 299 例 GLM 初诊患者舌象 所收集的 299 例初诊 GLM 患者舌象分布见（表 6-69）所示。

表 6-69　　　　　　　299 例 GLM 初诊患者舌象分布表

舌象	例数	百分比
舌暗	10	3.34%
舌暗红	10	3.34%
舌淡	72	24.08%
舌淡红	64	21.40%
舌红	143	47.83%
苔白	35	11.71%
苔白腻	54	18.06%
苔薄黄	62	20.74%
苔淡	1	0.33%

舌象	例数	百分比
苔淡黄	51	17.06%
苔黄	60	20.07%
苔少	36	12.04%

3. 299 例 GLM 初诊患者脉象　所收集的 299 例初诊 GLM 患者脉象分布见（表 6-70）所示。

表 6-70　　　　　　　299 例 GLM 初诊患者脉象分布表

脉象	例数	百分比
脉洪	5	1.67%
脉滑	66	22.07%
脉滑数	36	12.04%
脉濡	19	6.35%
脉数	3	1.00%
脉细	5	1.67%
脉细滑	29	9.70%
脉细弱	1	0.33%
脉细数	10	3.34%
脉弦	14	4.68%
脉弦滑	41	13.71%
脉弦紧	33	11.04%
脉弦细	37	12.37%

4. 299 例 GLM 初诊患者证型分布　402 例患者中有 299 例初诊患者，多以肝经郁热证就诊，有 131 例，占（43.81%）；其次痰湿凝滞证有 57 例（19.06%）；热毒炽盛证有 44 例（14.72%）；痰热瘀结证有 33 例（11.04%）；肝郁脾虚证有 30 例（10.03%）；正虚毒恋证有 4 例（1.34%）。具体见（表 6-71）。

（十一）GLM 初诊患者与停药患者生命质量比较

将初诊患者和停药患者生命质量量表得分进行正态性检验 $P=0.00<0.05$，不符合正态分布，即用非参数检验秩和检验：由（表 6-72）可见停药患者组量表总分及各条目总分的中位数均高于初诊患者组；初诊患者与停

药患者在生命质量上有显著性差异（$P=0.000<0.01$）；初诊患者组及停药患者组的生理状态有显著性差异（$P=0.000<0.01$）；初诊患者组及停药患者组的社会/家庭状态有明显差异（$P=0.017<0.05$）；初诊患者组及停药患者组的情感状态有明显差异（$P=0.000<0.01$）；初诊患者组及停药患者组的功能状态有明显差异（$P=0.001<0.05$）；初诊患者组及停药患者组的附加关注有明显差异（$P=0.000<0.01$）。

表 6 - 71   证型分布

证型	例数	百分比
肝经郁热证	131	43.81%
痰热瘀结证	33	11.04%
肝郁脾虚证	30	10.03%
痰湿凝滞证	57	19.06%
热毒炽盛证	44	14.72%
正虚毒恋证	4	1.34%

表 6 - 72   初诊患者与停药患者生命质量比较

分组	初诊患者		停药患者		P 值	Z 值
	中位数	四分位间距	中位数	四分位间距		
量表总分	78	21	95	33	$0.000<0.05^*$	-6.588
生理状态 PWB	18	10	24	5	$0.000<0.05^*$	-8.049
社会/家庭状态 SWB	15	7	17	10	$0.017<0.05^*$	-2.385
情感状态 EWB	12	7	16	4	$0.000<0.05^*$	-6.195
功能状态 FWB	13	7	16	11	$0.001<0.05^*$	-3.189
附加关注 AC	22	6	25	7	$0.000<0.05^*$	-4.863

四、讨论

（一）肉芽肿性小叶性乳腺炎流行病学特点的讨论

本研究分析研究本院 402 例 GLM 患者的一般资料，临床病例及文献病例发病季节均多集中在春夏（3—8 月），临床病例有 253 人（62.94%），提示 GLM 发病可能与生活环境及生活节奏有一定相关。

本病好发于育龄期女性，年龄范围波动为 21～53 岁，其中 30～39 岁之间发病人数最多为 318 例（79.10%），平均年龄为（33.02±4.299 5）岁。

发病患者多有妊娠史及哺乳史，妊娠后 2～5 年为 GLM 发病的高峰期，共 223 例，比例高达 55.47%，还有极少数见于妊娠期发病，既往有哺乳史的患者有 318 例占 79.10%，说明此病与妊娠哺乳有密切关系，一方面可能是妊娠哺乳引起的体内激素变化诱发，另一方面妊娠哺乳时乳腺导管内乳汁淤积，乳络不通则成乳房肿块，郁久化热，热盛肉腐发为乳房脓肿，妊娠哺乳期气血亏虚，外邪易感，内外之邪交加，正虚邪恋则使得病情迁延难愈。55.47% 的患者患乳既往有乳汁淤积，28.61% 既往患过急性乳腺炎，39.55% 患者患乳有先天性乳头凹陷或乳头形态不良，20.15% 患者患乳在发病前 1 个月内有过乳房外伤史，以上病史都可导致乳腺导管内分泌物堆积从而增加患此病的风险。体重指数与 GLM 有一定相关性，402 例患者中有 116 例（28.86%）超重（BMI≥24）。此外垂体腺瘤病史、特发性高催乳素血症病史、口服雌激素或避孕药、口服抗精神类或抗抑郁类药物、多囊卵巢综合征（PCOS）病史及发病前期流产史也与此病有一定相关性，可能是因为导致体内激素的变化而诱发本病。

（二）肉芽肿性小叶性乳腺炎中医证型分布的临床流行病学调查研究

我院所收集 402 例患者中有 299 例初诊患者，初诊时最常见的症状体征是乳房疼痛（81.27%）、乳房脓肿（75.59%）及善郁易怒（67.22%），说明本病局部症状体征明显，能够让患者早期发觉并及时就医。GLM 患者常伴善郁易怒，说明情绪因素可能对 GLM 的发病影响较大，治疗过程中要以局部治疗为主，全身治疗为辅，并且还要注重患者的情志调节。此外，初诊患者常见舌脉象主要为舌红（47.83%）苔薄黄（20.74%）脉滑（22.07%），这也正好与初诊常见证型肝经郁热证对应。肝郁气滞导致血液、津液运行失调，血瘀痰凝，在肝经循行部位的乳房发生肿物，如果肝郁化火，则热盛肉腐化为脓肿，肝郁久而克脾，脾虚水液不得行则生痰，痰湿凝滞而成乳房肿块或流脓清稀。《丹溪治法心要》云："乳房阳明所经，乳头厥阴所属，乳子之母，或厚味，或忿怒，以致气不流行，而窍不得通，汁不得出，阳明之血，热而化脓。"说明情志郁闷，肝经郁结，厥阴之气失于疏泄则乳窍不通；产后饮食失于节制，喜辛辣厚腻，脾胃运化失司，阳明胃经热毒壅滞，导致乳络淤阻发为肿块；肝胃受损，邪气聚于乳房，郁久化热，气血不畅，乳汁淤积，郁而化热，热盛肉腐成脓，形成乳痈。

GLM 患者初诊常见证型肝经郁热证有 131 例，占（43.81%）；排在 2、

3 位的为痰湿凝滞证有 57 例（19.06%）以及热毒炽盛证有 44 例（14.72%）；正虚毒恋证在初诊患者中最少见，有 4 例（1.34%）。文献病例中一共出现 19 种中医证型，病例人数共 1 144 例，其中排在前三位的分别是热毒炽盛/火毒炽盛证为 336 例（约占 29.24%）；肝郁痰凝证为 265 例（约占 23.06%）；肝郁化热/肝郁化火/肝经郁热为 166 例（约占 14.44%）。提示本病的中医证型分布与地域环境及生活习惯的不同而有些许差异。

（三）肉芽肿性小叶性乳腺炎生命质量的研究

GLM 患者在病程中反复出现的乳房脓肿及治疗过程中长期换药均会极大程度的破坏其乳房外形，对女性的身心影响是巨大的，测定其生命质量有助于医生更好地了解患者的心理状态，从而在治疗过程中有目的的对患者进行心理辅导，促进患者身心的恢复。

笔者对乳腺癌生命质量测定 FACT-B 量表进行改良后用于 GLM 患者进行生命质量测定，检验其信度及效度符合可行性研究。对所收集的 299 例初诊患者和 103 例停药患者均进行了生命质量测定，可见停药患者组量表总分及各条目分的中位数均高于初诊患者组，初诊患者组及停药患者组在量表总分、生理状态、社会/家庭状态、情感状态、功能状态及附加关注方面均有显著性差异（$P<0.05$）。原因可能是 GLM 病程长、易反复发作、乳房外观毁形大以及换药痛苦导致患者不论在生理还是心理方面都受到了极大的伤害，以后的治疗中需要我们加强患者的心理健康教育，及时给予患者生活的希望，这样也能有效地提高治愈率。

第十三节　矾冰纳米乳调和如意金黄散外敷配合手法通乳治疗早期急性乳腺炎临床观察

急性乳腺炎是产后哺乳期妇女的常见病、多发病，属于中医学"乳痈"的范畴。其诱发的危险因素包括饮食不节、情绪不良、哺乳姿势不当或哺乳不及时、天生乳头内陷等，该病往往起病迅速，早期阶段以乳房出现硬块以及红肿热痛为主要特点，若治疗不及时则会快速发展为急性化脓性乳腺炎，甚至脓毒血症，对母婴健康造成极大影响。过去学者常认为哺乳期急性乳腺炎只是简单的细菌入侵导致的感染性疾病，治疗上大多采用抗菌药物控制炎症感染，但治疗效果不理想。笔者发现早期的通乳治疗可以提高继续哺乳率，矾冰纳米乳调和如意金黄散外敷可以明显改善局部症状、缓解疼痛。因此，笔者采用矾冰纳米乳调和如意金黄散外敷配合手法通乳治疗早期急性乳腺炎 48 例取得了较好的临床疗效，现报道如下。

一、临床资料

（一）病例来源

48 例病例均来源于 2019 年 8 月至 2020 年 7 月在湖南中医药大学第一附属医院乳腺科门诊就诊的急性乳腺炎患者，均为女性；年龄 21～33 岁，平均年龄（27.10±3.04）岁，48 例均为单侧发病，其中左侧 22 例，右侧 26 例，均为初诊患者，通过电话回访以及患者复诊了解患者病情恢复情况。

（二）诊断标准

参照《外科学》及《中医病证诊断疗效标准》制定。

1. 患侧乳房胀痛，乳汁排出不畅，未形成脓液。

2. 患部压痛，可触及硬块，皮肤微红或不红，患侧腋下可有肿大淋巴结。

3. 全身多伴有恶寒发热，头疼，食欲不振等症状。

4. 外周血白细胞计数（WBC）、中性粒细胞比（NE%）及 C 反应蛋白（CRP）正常或升高。

（三）纳入标准

1. 符合上诉诊断标准的早期急性乳腺炎患者。

2. 无矾冰纳米乳及如意金黄散使用禁忌证。

3. 无手法通乳禁忌证。

4. 知情并同意参加本研究的患者。

（四）排除标准

1. 不符合诊断标准者。

2. 对矾冰纳米乳调和如意金黄散外敷过敏者。

3. 患处皮损溃破，不适合敷药者。

4. 合并有心脑血管、肝肾等严重危及生命的原发性疾病及精神病患者。

5. 急性乳腺炎乳房已成脓或乳头内陷严重的患者。

6. 拒绝参加本研究或不能按时接受回访的患者。

二、治疗方法

（一）矾冰纳米乳调和如意金黄散外敷

使用矾冰纳米乳（院内制剂，规格：500 ml/瓶）调和如意金黄散（院内制剂，规格：60 g/包）至糊状，外敷于患处，厚度约 2 mm、宽度以超过患缘 1 cm 为度，使药物充分覆盖皮肤，外盖纱布，医用胶带固定，1 天 1 次，每次敷药 4～6 小时，5 天为 1 个疗程，治疗 1 个疗程。

（二）手法通乳

1. 首先进行手指点穴，以 10 分钟为宜，穴位主要是任脉、足少阴肾经、足厥阴肝经、足太阴脾经、足阳明胃经上的穴位，如乳根、乳中、屋翳、胸乡等穴位，点穴时需要用指尖、指腹适量力度点按穴位。

2. 然后进行手法推拿，推拿过程中用橄榄油或药油润滑皮肤，减轻按摩中的摩擦，结合中医推拿中的推、拿、按、揉、捏等形式多样的手法达到疏通经络、推行气血、调和阴阳的目的，要求动作均匀、柔和、深透，不会给患者带来额外的痛苦和损伤，此过程 20 分钟左右，直到将淤积的导管推通，可挤出乳汁为止。

三、观察指标、疗效标准与治疗结果

（一）观察指标

1. 视觉模拟疼痛评分表　采用视觉模拟疼痛评分表（VAS）评估观察乳房胀痛程度。

0 级：无痛，记 0 分。

1～3 级：轻度疼痛，不影响睡眠，可忍，记 1 分。

4～6 级：疼痛明显，影响睡眠，记 2 分。

7～10 级：痛甚，无法入睡，难以忍受，记 3 分。

2. 乳痛病中医症候量表　主症为乳汁排泄不畅、乳房结块、乳房胀痛，次症为胸胁胀痛、恶寒发热等，主症从重度、中度、轻度无分别按 6 分、4 分、2 分、0 分计分，次症按 3 分、2 分、1 分、0 分计分。

3. 实验室指标　检测对比治疗前后中性粒细胞比及 C 反应蛋白变化

情况。

（二）疗效判定标准

治愈：局部红肿、疼痛消失。

好转：局部红肿、疼痛减轻。

无效：局部红肿、疼痛不减轻，甚至疼痛加重或化脓。

（三）统计学方法

所有实验数据采用 SPSS 21.0 软件进行统计分析，定量数据以 $\bar{x} \pm s$ 表示，若符合正态性及方差齐性用 t 检验，否则用秩和检验，$P<0.05$ 表明差异具有统计学意义，$P<0.01$ 表明差异具有显著的统计学意义。

（四）结果

1. 疗效分析　经过一个疗程治疗，全部 48 例患者均成功回访，总有效率为 97.9%，（见表 6-73）。

表 6-73　　　　　　　　　患者治疗后疗效情况

组别	n	治愈/例	好转/例	无效/例	总有效率/%
观察组	48	30	17	1	97.9

2. 治疗前后乳痈病中医证候量表得分比较　患者治疗后的乳痈病中医症候量表评分以及 VAS 评分均低于治疗前，$P<0.01$，有显著性差异，（见表 6-74）。

表 6-74　　　　　　　　患者治疗前后评分对比　　　　　　　　（$n=48$）

评分时间	中医症候量表得分	VAS 评分
治疗前	7.98 ± 0.81	2.09 ± 0.503
治疗后	$0.79 \pm 0.79^{\triangle}$	$0.06 \pm 0.323^{\#}$

注：与治疗前比较 $^{\triangle}P<0.01$，$^{\#}P<0.01$。

3. 治疗前后实验室指标比较　患者治疗后 WBC、NE（%）及 CRP 均低于治疗前，$P<0.01$，有显著性差异，见表 6-75。

表 6-75　　　　　　　　患者治疗前后实验室指标对比　　　　　　（$n=48$）

治疗时间	WBC/$\times 10^9 \cdot L^{-1}$	NE/%	CRP/mg $\cdot L^{-1}$
治疗前	11.01 ± 1.12	85.16 ± 3.30	12.87 ± 1.07
治疗后	$5.89 \pm 1.01^{*}$	$53.91 \pm 3.45^{\triangle\triangle}$	$6.79 \pm 0.81^{\#\#}$

注：与治疗前比较 $^{*}P<0.01$，$^{\triangle\triangle}P<0.01$，$^{\#\#}P<0.01$。

四、讨论

近年来，随着国家生育政策的调整，哺乳期妇女越来越多，急性乳腺炎给哺乳期妇女带来了很大的困扰，很多女性因无法忍受疼痛而终止哺乳，进而影响哺乳质量、加重家庭经济负担。早期急性乳腺炎在很多医院多以抗生素抗感染为主，但治疗效果有限，中医认为抗生素属寒凉之品，寒性收引凝滞，而乳房应以通为顺，寒凉之品易导致局部气机阻滞，肿块欲消不消，欲脓不脓，形成"僵块"，后期和临床上的积乳囊肿颇为相似，肿块日久不消，给患者身心带来压力，但如果炎症控制不及时，出现乳房脓肿，将给患者带来巨大的痛苦。中医学认为女性乳头属肝，乳房属胃，乳汁源出于胃，足厥阴肝经和足阳明胃经的通畅与否直接关系到乳房的健康，产后体虚，饮食不节，导致肝气郁结，胃热壅盛，从而乳汁淤积于内，乳房出现硬块并伴红肿热痛，在治疗上贵在清热解毒，消肿散淤，传统的中医药治疗包括中药内服和外用、推拿排乳，中医理疗等，但疗效各有不同。矾冰纳米乳是一种由冰片及白矾配制成的 O/W 复合纳米乳，为我院自制药，方中冰片性味辛、苦，有清热止痛生肌之效，白矾性味酸、涩，有燥湿止痒、解毒止血之功效，两药合用能清热解毒，消肿散痈排脓。药效学研究证实矾冰纳米乳具有明显的促进创面愈合、抗炎、止痒、镇痛作用，有广谱体外抑菌及杀菌活性，毒理学试验证实矾冰纳米乳无明显毒性，是一种安全性高的药物。如意金黄散为我院查阅古籍制成的自制药，有清热解毒，消肿排痈之效，由天花粉 320 g，白芷 160 g，姜黄 160 g，大黄 160 g，黄柏 160 g，苍术 64 g，厚朴 64 g，陈皮 64 g，生天南星 64 g，甘草 64 g，研磨成细粉，装袋成品。明代医家陈实功称其为"凡外科一切诸般顽恶肿毒，随手用之，无不应效，诚为疮家良便方也"。现代药理研究表明，该方具有显著的抗炎、抗菌、抗病毒及镇痛作用。刘丽芳采用矾冰纳米乳调和如意金黄散外敷配合手法通乳治疗早期急性乳腺炎，矾冰纳米乳和如意金黄散均具有清热解毒，消肿排痈的作用，但矾冰纳米乳可以增强如意金黄散药物的透皮性，使药物更多地作用于炎性肿块，如意金黄散可以增强矾冰纳米乳作用的时效性，减少矾冰纳米乳的蒸发，两药起到了协同作用，再配合手法通乳，使已堵塞的导管重新开放，促进乳汁分泌，有效地排出乳房内淤积的乳汁和乳凝块状物，使得乳汁通畅。本法治疗早期急性乳腺炎有较好的疗效。但遇到脓肿形成时仍应切开排脓，此时的手法通乳可能会加重炎症的扩散，切开排脓后依旧可继续配合矾冰纳米乳调合如意金黄散外敷治疗。如遇到脓肿范围深且波及范围大时，可采用手术治疗的方式。在本组治疗结果中，治疗的总有效率为97.9%，治疗后乳痈病中医症候量表评分、VAS评分、白细胞计数、中性粒细胞比及C反应蛋白均明显优于治疗前（$P<0.01$）。综上所述，在早期急性乳腺炎的治疗过程中，使用矾冰纳米乳调合如意金黄散外敷配合手法通乳治疗，能有效地减少患者痛苦，有利于急性乳腺炎的治愈，是我们临床上治疗早期急性乳腺炎的一种行之有效的方法，值得临床推广。

第十四节　瓜蒌牛蒡颗粒加减配合三才疗法治疗哺乳期急性乳腺炎初期临床观察

刘丽芳在临床治疗中发现，对于哺乳期急性乳腺炎初期患者，在使用内服中药瓜蒌牛蒡汤加减的基础上，配合使用"三才"疗法临床疗效卓著成效，可以减轻患者痛苦，同时有一定的降低复发率、退奶率的作用。本研究拟通过观察瓜蒌牛蒡颗粒加减联合三才疗法治疗哺乳期急性乳腺炎初期的临床疗效，为临床治疗郁滞期乳痈探寻新的手段并提供依据。现报告如下：

一、临床资料

（一）病例来源

本研究病例均来源于湖南中医药大学第一附属医院乳腺科二十四病区住院部诊断为哺乳期急性乳腺炎初期的病例。

（二）诊断标准

依照中华人民共和国卫生部2002年颁布的《中药新药临床研究指导原则》制定，内容如下：

1. 初期乳痈诊断标准

（1）初起乳汁排出不畅，乳内胀痛难忍，发热，头痛，食欲不振，大便干结等症。

（2）乳头皲裂感染邪毒，乳汁排出不畅，乳内胀痛难忍，有结块，皮色不红或微红，全身多伴有恶寒发热，头痛，食欲不振等。

具备（1）、（2）两项中之一即可诊断。

2. 中医证候诊断标准

（1）气滞热壅证（肝胃郁热证）：

主症：乳汁淤积结块，乳内胀痛难忍；脉弦数。

次症：皮色不变或微红；恶寒发热；头痛，或周身酸痛；口渴，便秘。

（2）邪毒壅滞证：

主症：乳头破碎染毒，乳汁淤积结块，肿胀疼痛；脉数。

次症：皮色不变或微红；头痛，身痛；恶寒发热；口渴。

3. 证候、体征程度分级　见表 6－76

表 6－76　　　　　　　　　　证候、体征程度分级

证候体征	"0"级	"Ⅰ"级	"Ⅱ"级	"Ⅲ"级
乳汁排泄不畅或淤积结块	乳汁排泄正常	乳汁排泄欠通畅	乳汁排泄不通畅	乳汁不能排出或点滴而下或淤积结块
乳房胀痛	不胀痛	胀痛轻而可忍	胀痛明显	胀痛难忍
局部皮色灼热	皮色正常	皮色正常或局部微热	皮色微红或局部灼热	
乳房结块	无结块	乳房结块局限于一侧乳房某一象限	发生于单侧乳房多个象限或双侧乳房单一象限	乳房结块发生于双侧乳房多个象限
恶寒发热	无恶寒发热	有恶寒发热		
头痛/身痛	无头痛/身痛	轻微头痛/身痛	头痛/身痛明显	
口渴/便秘	无口渴/便秘	轻微口渴/无便秘	口渴明显/便秘	
脉象	脉和缓有力	脉数或弦数		

（三）病例选择标准

1. 纳入标准

（1）符合上述初期乳痈（哺乳期急性乳腺炎初期）的诊断；并且具备上述气滞热壅证（即肝胃郁热证）的诊断标准主症，并具备 2 项及 2 项以上次证。

（2）愿意接受相关治疗并配合观察者。

（3）年龄 18～50 周岁（包括 18 周岁、50 周岁），女性，发病 3 天内就诊者。

（4）乳腺彩超报告有乳房结块者。

（5）查血常规提示：WBC＞$10 \times 10^9/L$。

（6）未针对本病进行过相关治疗。

（7）无其他乳腺方面的疾病、严重的内科疾病、系统性疾病者。

2．排除标准

（1）不符合纳入标准者，如年龄在18岁以下，或50岁以上者。

（2）妊娠期患者。

（3）曾对本研究将要使用的药物有过不良反应表现者。

（4）乳房肿块已软化成脓者。

（5）有乳头矫形术病史者。

（6）乳房周围有明显的外伤破损、脓肿破溃、慢性溃疡者。

（7）病情危重，难以坚持治疗，或在治疗前无法对将要使用的治疗方案安全性作出确切评价者。

（8）合并有心血管、脑血管和造血系统等严重原发性疾病、肝肾功能异常、患有精神病等疾病者。

（9）有非哺乳期乳腺炎、乳房结核、乳房窦道及瘘管、乳房梅毒、乳房丹毒、乳腺癌等合并症影响实验者。

（10）其他研究者认为不宜纳入本试验者，例如同时参加其他类似试验项目。

3．剔除标准

（1）不符合纳入标准而被纳入者。

（2）未按规定用药，无法判断疗效，或资料不全影响疗效或安全性判断者。

4．中止标准

（1）试验过程出现严重不良反应问题。

（2）试验方案治疗效果太差，大于等于三分之二病例无效。

（3）出现各种意外，难以评价药物效应。

（4）其他试验者认为符合中止情况的。

5．脱落标准

（1）观察中失访者。

（2）试验未完成前，患者撤回知情同意书并主动退出。

二、研究方法

（一）实验设计方法

1. 试验总体设计　随机、重复、齐同可比对照临床试验设计。

2. 对照　采用平行对照法，设立一组对照，保证组间的均衡性。不设置安慰剂对照组。

3. 例数设计　本次临床试验设治疗组与对照组，平行对照，按照 1∶1 的比例分为 2 组，根据统计学一般要求及相关文献报道，设检验水准 $\alpha=0.05$（双侧），$\beta=0.10$（单侧），f（0.05，0.10）$=10.5$。经验参数参考瓜蒌牛蒡汤及传统手法排乳治疗急性乳腺炎研究文献中有效率和相关参数。代入公式，按偏大估计，选择最大样本量为本次研究样本量，每组约为 25，考虑依从性问题，增加 20%，估算本次临床试验纳入例数：治疗组 30 例，对照组 30 例。

4. 随机　本实验采用完全随机设计。以就诊顺序排序，按照随机数字表法将患者分至各组。

5. 观察和记录　治疗组与对照组均接受 5 天连续治疗，入组的首天为使用研究疗法的第 1 天，分别于第 3 天、第 5 天进行短期疗效评定。

（二）治疗药物与方法

治疗组与对照组均予以基础治疗＋中医特色外治治疗，治疗组予以基础治疗＋三才治疗仪治疗；对照组予以基础治疗＋传统手法排乳治疗。

1. 基础治疗

（1）抗生素治疗：抗生素治疗首选青霉素及先锋霉素，若患者为青霉素、先锋霉素过敏者，则根据抗菌药物使用原则选用其他适用的抗生素。（基础治疗所用的抗生素均来自湖南中医药大学第一附属医院药剂科，均由本院专业药师鉴定，符合药典标准。）

（2）内服中药治疗：瓜蒌牛蒡颗粒加减（瓜蒌牛蒡颗粒，主要药物为瓜蒌子 10 g、牛蒡子 10 g、天花粉 10 g、黄芩 10 g、连翘 10 g、皂角刺 10 g、金银花 10 g、王不留行 10 g、小通草 10 g、蒲公英 10 g、生甘草 6 g、青皮 6 g、柴胡 5 g 等中药配方颗粒。若合并有乳汁过多的患者，随症加用山楂 15～30 g、麦芽 15～30 g。若合并乳房局部疼痛明显患者，随症加用延胡索 10～15 g。中药配方颗粒均来自湖南中医药大学第一附属医院药剂科，由四川新绿色药业科技发展股份有限公司提供，所有药物均来自本院专业药师鉴定，符合中药药典标准。）每次1格，每天2次，分早晚2次开水冲服。

2. 中医特色外治治疗

（1）治疗组：患者每天在乳腺科中医治疗室内由固定操作员进行三才治疗仪治疗（治疗过程为：先予以生理盐水冲洗患侧乳管5分钟，其次使用三才治疗仪生物电探头对患者合谷、膻中、乳根、期门、阿是穴、三阴交进行不等幅脉冲串刺激10分钟，再使用三才治疗仪磁疗探头对患者上述相同穴位进行持续刺激10分钟，最后持三才治疗仪红外探头配合手法排乳循经对全乳刺激5分钟），每次治疗共30分钟，不能变更治疗顺序及时长。

（2）对照组：患者每天在乳腺科中医治疗室内由固定手法排乳专员进行传统手法排乳治疗，每次治疗30分钟，不能变更时长。

（三）观察指标

1. 主要相关症状及体征　根据病区体温记录表、临床观察表、VAS评分表、症状体征评分表，治疗前后进行计分评价（详见附录C）。

2. 血常规及C反应蛋白测定　所有患者在治疗前后空腹抽取前臂静脉血，测定白细胞计数（WBC）、中性细胞比率（N％）、C反应蛋白（CRP）。

3. 回乳率　完成治疗后对每一个受试者追踪随访2周，对不同实验组的患者回乳率进行统计分析。

（四）疗效标准

参照中华人民共和国卫生部2002年颁布的《中药新药临床研究指导原则》制定。

根据症状、体征程度分级："0"级计0分、"Ⅰ"级计3分、"Ⅱ"级计6分、"Ⅲ"级计9分。计算公式采用尼莫地平法

证候疗效率＝（治疗前总积分－治疗后总积分）/治疗前总积分＊100％

1. 治愈　体温恢复正常，症状消失，肿块消散，排乳正常，WBC、N％、CRP均阴性。

2. 显效　体温恢复正常，症状、体征积分减少≥60％，＜90％；肿块消散≥60％，排乳基本通畅，WBC、N％、CRP中≥2项阴性。

3. 有效　体温恢复正常，症状、体征积分减少≥30％，＜60％；肿块消散≥30％，排乳部分通畅，WBC、N％、CRP中≥1项阴性。

4. 无效　体温未恢复正常，症状、体征积分减少＜30％，或已化脓者，

WBC、N％、CRP均阳性。

（五）统计方法

采用SPSS 22.0软件（美国SPSS公司）进行统计处理，计量数据以$\bar{x} \pm s$表示，组间比较行t检验或秩和检验，计数资料的比较采用χ^2检验，当组间配对差值d不满足正态性时，用配对比较的符号秩和检验，疗效分析比较采用等级资料Ridit分析。$P < 0.05$为差异有统计学意义。

三、结果与分析

（一）一般资料分析

见表6-77。

表6-77 两组一般情况比较

项目	治疗组	对照组	t	P
例数	30	30		
年龄	27.2 ± 0.79	26.7 ± 0.91	0.432	0.669
病程	1.8 ± 0.10	2.03 ± 0.10	-1.882	0.07

注：两组对比均$P > 0.05$，提示两组年龄及病程差异无统计学意义。具有可比性。

（二）疗效分析

见表6-78。

表6-78 两组治疗前后体温（℃）比较

	时间	对照组	治疗组	F	P
体温	第1天	38.28 ± 0.15	37.97 ± 0.16	-1.069	0.294
	第3天	37.32 ± 0.06	37.26 ± 0.06	0.717	0.479
	第5天	36.20 ± 0.08	36.34 ± 0.08	1.549	0.132

注：采用重复测量的多因素方差分析，各时间观察体温$F = 230.544$，$P = 0.000 < 0.01$，说明各个时间点的数据的差异有统计学意义，时间 * 分组的$F = 2.399$，$P = 0.095 > 0.05$，说明时间和分组无交互作用，说明时间因素的作用不随分组（即治疗组和对照组）的不同而不同。

采用多变量方差分析，各时间观察体温，第1天、第3天、第5天两组相比较均$P > 0.05$，说明对照组和治疗组之间体温差异无统计学意义（见表6-79）。而第1天和第3天、第3天和第5天、第1天和第5天相对比均$P < 0.05$，说明两组在治疗过程中，随着时间的推移，体温存在统计学差异。

表 6-79		两组治疗前后 VAS 评分比较			
	时间	对照组	治疗组	F	P
VAS 评分	第 1 天	7.43 ± 0.18	7.47 ± 0.18	0.018	0.895
	第 3 天	3.33 ± 0.11	3.33 ± 0.09	0.000	1.000
	第 5 天	2.13 ± 0.06	1.83 ± 0.08	8.128	0.006

注：采用重复测量的多因素方差分析，各时间观察 VAS 评分 $F=1\,501.413$，$P=0.000<0.01$，说明各个时间点的数据的差异有统计学意义，时间 * 分组的 $F=1.396$，$P=0.242>0.05$，说明时间和分组无交互作用，说明时间因素的作用不随分组（即治疗组和对照组）的不同而不同。

采用多变量方差分析，各时间观察 VAS 评分，第 1 天、第 5 天两组相比较均 $P>0.05$，说明对照组和治疗组之间 VAS 评分无统计学差异（见表 6-80~表 6-83）。而组间比较提示第 5 天对照组和治疗组之间 VAS 评分存在统计学差异，治疗组优于对照组。第 1 天和第 3 天、第 3 天和第 5 天、第 1 天和第 5 天相对比均 $P<0.05$，说明两组在治疗过程中，随着时间的推移，VAS 评分存在统计学差异。

表 6-80	两组治疗前后白细胞计数比较			
	白细胞 $/ *10^9/L$		t	P
	对照组	治疗组		
n	30	30		
第 1 天	16.58 ± 0.52	16.46 ± 0.50	0.146	1.247
第 5 天	7.66 ± 0.38	7.02 ± 0.37	0.885	0.222
t	13.719	14.603		
P	0.000	0.000		

注：治疗前两组间比较 $t=0.146$，$P=1.247>0.05$，提示治疗前两组白细胞计数差异无统计学意义；治疗后两组间比较 $t=0.885$，$P=0.222>0.05$，提示治疗后两组白细胞计数差异无统计学意义。对照组治疗第 1 天和第 5 天比较 $t=13.719$，$P=0.000<0.05$，提示对照组治疗前后白细胞计数有统计学意义。治疗组治疗第 1 天和第 5 天比较 $t=14.603$，$P=0.000<0.05$，提示治疗组治疗前后白细胞计数比较有统计学意义。

表 6-81	两组治疗前后中性粒细胞比率比较			
	中性粒细胞比率 $/\%$		t	P
	对照组	治疗组		
n	30	30		
第 1 天	79.14 ± 1.12	78.87 ± 6.36	0.174	0.863

丽珠流芳——刘氏乳科临证经验撷要

续表

	中性粒细胞比率/%		t	P
	对照组	治疗组		
第5天	63.42±8.17	66.93±10.38	−1.637	0.112
t	7.422	5.500		
P	0.000	0.000		

注：治疗前两组间比较 $t=0.174$，$P=863>0.05$，提示治疗前两组中性粒细胞比率差异无统计学意义；治疗后两组间比较 $t=-1.637$，$P=0.112>0.05$，提示治疗后两组中性粒细胞比率差异无统计学意义。对照组治疗第1天和第5天比较 $t=7.422$，$P=0.000<0.05$，提示对照组治疗前后中性粒细胞比率有统计学意义。治疗组治疗第一天和第五天比较 $t=5.500$，$P=0.000<0.05$，提示治疗组治疗前后中性粒细胞比率比较有统计学意义。

表 6‑82　　　　　　　两组治疗前后血清 CRP 水平比较

	血清 CRP 水平/(mg/L)		t	P
	对照组	治疗组		
n	30	30		
第1天	37.29±1.37	38.21±0.69	−0.924	0.359
第5天	9.11±0.17	8.91±0.05	0.908	0.368
t	21.496	39.383		
P	0.000	0.000		

注：治疗前两组间比较 $t=-0.924$，$P=0.359>0.05$，提示治疗前两组血清 CRP 水平差异无统计学意义；治疗后两组间比较 $t=0.908$，$P=0.368>0.05$，提示治疗后两组血清 CRP 水平差异无统计学意义。对照组治疗第1天和第5天比较 $t=21.496$，$P=0.000<0.05$，提示对照组治疗前后血清 CRP 水平有统计学意义。治疗组治疗第1天和第5天比较 $t=39.383$，$P=0.000<0.05$，提示治疗组治疗前后血清 CRP 水平比较有统计学意义。

表 6‑83　　　　　　两组治疗前后症状、体征程度分级评分比较

	症状、体征程度分级评分		t	P
	对照组	治疗组		
n	30	30		
第1天	40.9±1.10	39.50±1.13	0.913	0.369
第5天	8.20±0.57	8.90±0.63	−0.851	0.402

	症状、体征程度分级评分		t	P
	对照组	治疗组		
t	-11.346	56.883		
P	0.000	0.000		

注：治疗前两组间比较 $t=0.913$，$P=0.369>0.05$，提示治疗前两组症状、体征程度分级评分差异无统计学意义；治疗后两组间比较 $t=-0.851$，$P=0.402>0.05$，提示治疗后两组症状、体征程度分级评分差异无统计学意义。对照组治疗第 1 天和第 5 天比较 $t=-11.346$，$P=0.000<0.05$，提示对照组治疗前后症状、体征程度分级评分有统计学意义。治疗组治疗第 1 天和第 5 天比较 $t=56.883$，$P=0.000<0.05$，提示治疗组治疗前后症状、体征程度分级评分比较有统计学意义。

　　治疗组、对照组共 60 例哺乳期急性乳腺炎初期患者，均按实验设计方案完成治疗，其中无一例出现不良反应，说明瓜蒌牛蒡颗粒加减配合三才治疗疗法与瓜蒌牛蒡颗粒加减配合传统手法排乳治疗一样，安全性较好，但仍需更大样本量及更长的随访周期去验证这一结论（见表 6‐84、表 6‐85）。

表 6‐84　　　　　　　　　　两组治疗前后有效率比较

组别	n	痊愈	显效	有效	无效	总有效率/%
对照组	30	18	8	3	1	96.55
治疗组	30	26	3	1	0	100
χ^2				1.017		
P				0.500		

注：两组治疗前后中医证候疗效评分比较 $\chi^2=1.017$，$P=0.500>0.05$，提示两组治疗有效率无统计学意义。

表 6‐85　　　　　　　　　　　两组回乳率比较

组别	n	回乳	未回乳	回乳
对照组	30	5	25	16.7%
治疗组	30	1	29	3.3%
χ^2			5.192	
P			0.026	

注：两组治疗前后中医证候疗效评分比较 $\chi^2=5.192$，$P=0.026<0.05$，提示两组治疗回乳率有统计学意义，治疗组优于对照组。

三、讨论

哺乳期急性乳腺炎是临床上常见的乳腺疾病，治疗上强调及早处理。初期哺乳期急性乳腺炎常因重视程度不足而失治误治导致进一步发展，甚至发生"传囊"等严重病变。故在哺乳期急性乳腺炎初期即早期干预，予以规范抗生素治疗并配合中药内服可阻断病程发展，减轻患者痛苦，提高母乳喂养率；而传统手法排乳疏通乳汁淤积则是目前临床推荐的一类治疗。

本研究选取诊断为哺乳期急性乳腺炎初期的住院患者作为受试者，以抗生素治疗、瓜蒌牛蒡颗粒加减为基础治疗，选择配合三才治疗为治疗组，与配合传统手法排乳治疗进行对照。研究结果表明均能降低体温、减轻疼痛、改善症状，且瓜蒌牛蒡颗粒加减配合三才治疗组的疼痛改善率明显优于瓜蒌牛蒡颗粒加减配合手法排乳的对照组，治疗组复发回乳率明显低于对照组。

哺乳期急性乳腺炎初期即中医乳痈郁滞期，中医辨证主要以气滞热壅常见，故治以疏肝清胃，通乳消肿，可选用瓜蒌牛蒡汤。选用中药浓缩颗粒剂型可以一定程度上提高患者依从性，而得到更符合预期的治疗效果

乳腺以通为顺，以堵为逆，以塞为因。郁滞期乳痈治疗定当以通为主，重视疏通乳导管和排尽残乳。故对于乳汁淤积而成的肿块，局部治疗以排乳通乳导管成为郁滞期乳痈治疗中不可忽视的一环。本研究使用的"三才"治疗仪使用的是基于"三才"理论，结合现代电磁、红外光等技术设计的一种局部外治治疗仪。行三才治疗急性乳腺炎时，常以仪器消毒细导管进行乳管冲洗配合按摩排乳治疗。治疗原理与传统手法排乳一致，均以排出残乳、疏通导管为目标。且三才治疗法先冲洗导管的治疗步骤减少了用力挤压排乳时乳导管可能受到的损伤，这可能是配合三才治疗组复发回乳率明显低于配合传统手法排乳组的原因。本次研究观察发现，由于参数可固定设置，仪器治疗配合排乳较单一传统手法排乳更温和、标准化，故患者疼痛感较仅使用传统排乳手法操作轻，耐受度好，配合程度高。

综上，瓜蒌牛蒡颗粒加减配合三才疗法治疗初期哺乳期急性乳腺炎，与予以瓜蒌牛蒡颗粒加减配合传统手法排乳治疗方案疗效相当，但在疼痛的改善程度及降低回乳复发率方面有显著优势。可以在今后的临床工作中作为内治法结合传统手法排乳的替代治疗，减轻医务工作者的治疗压力，提高患者的依从性和治疗舒适度，具有实用推广价值。

第十五节 穴位按摩联合和胃止呕方防治乳腺癌化学治疗恶心呕吐临床观察

化学治疗药物最常见的不良反应即为化学治疗相关恶心呕吐（chemotherapy Induced nausea and vomiting，CINV），患者不仅出现消化道反应，甚至发生电解质、酸碱平衡紊乱及焦虑抑郁等严重并发症，导致患者依从性下降，因此，对于CINV的防治具有重要的临床意义。目前临床上，运用中药汤剂及中医外治法治疗化疗性恶心呕吐的临床观察研究均取得了一定的疗效。和胃止呕方具有益气健脾和胃，佐以祛邪的作用，是刘丽芳临床治疗乳腺癌化学治疗所致恶心呕吐的常用方剂，疗效明确。本研究结合中医药的优势，通过对穴位按摩联合和胃止呕方治疗乳腺癌化学治疗恶心呕吐的临床观察，以明确穴位按摩联合和胃止呕方的治疗效果及其相对优势所在，为以后的临床施治和临床研究提供依据。现报告如下：

一、临床资料与方法

（一）病例来源

来源于2018年1月至2019年1月湖南中医药大学附属第一医院乳腺科住院部乳腺癌化疗患者共90例。

（二）诊断标准

所有患者均经穿刺活检或术后病理明确诊断为乳腺癌。具体诊断临床分期标准参照第七版美国癌症联合委员会（AJCC）TNM分类及临床分期。

（三）病例选择标准

1. 纳入标准

（1）确诊为乳腺癌并首次接受AC-T化疗方案患者。

（2）年龄在20～65岁。

（3）无严重器质性损害者，卡氏评分70分以上者。

（4）愿意签署知情同意书。

2. 排除标准

（1）孕妇、哺乳期及年老体弱妇女。

（2）严重肝肾功能不全及心脑血管疾病者。

（3）合并严重胃肠道病史（如肠梗阻等）者。

3. 剔除和脱落标准

（1）无法配合治疗或其他原因要求退出者。

（2）研究过程中失访；资料不全或缺失，不能进行正常分析者。

（四）服药方法

1. 化疗方案及用量［根据 2017 年中国临床肿瘤学会（CSCO）乳腺癌诊疗指南］

AC-T 方案（第 1、第 2 周期）：吡柔比星 50 mg/m^2，CTX（环磷酰胺）600 mg/m^2。

注：吡柔比星为深圳万乐药业有限公司生产注射液盐酸吡柔比星。批号：国药准字 H10930106，10 mg。环磷酰胺为 Baxter Oncology GmbH 生产环磷酰胺注射剂，批号：H20160467。

2. 基础用药 化疗前半小时予以盐酸帕洛诺司琼 0.25 mg 静脉注射，加地塞米松 5 mg 配生理盐水 10 ml 静脉注射。

注：盐酸帕洛诺司琼（止若）。规格：5 ml：0.25mg/支，由江苏正大天晴药业有限公司生产。药品批准文号：国药准字 H20080716。地塞米松磷酸钠注射液：规格：1 ml：5mg/支，由天津药业焦作有限公司生产。药品批准文号：国药准字 H41020036。

3. 各组用药

（1）穴位按摩组：在基础用药同时予以穴位按摩。

取穴：内关（双）、中脘、足三里（双）。

操作时间：化疗当天开始，2 次/d，持续 4 天，共 2 周期。

取穴及方法：内关穴。定位在手腕内侧远端横纹上 2 寸（患者手指三横指），掌长肌腱与桡侧腕屈肌腱之间；用右手拇指按揉内关穴 1 分钟，以酸胀感为得气；中脘穴：定位在两乳头连线中点至脐中连线的中点，约脐上 4 寸；用中指按压约 30 秒后顺时针按摩 1 分钟，以局部酸胀为佳；足三里穴：定位在小腿外侧，犊鼻下 3 寸，犊鼻与解溪的连线上，用大拇指指腹在足三里穴处按压 30 秒，再按揉约 1 分钟，两侧交替进行。

（2）和胃止呕方组：在基础用药同时服用和胃止呕方。药物组成：黄芪30 g、党参 10 g、白术 10 g、茯苓 10 g、法半夏 10 g、黄芩 6 g、薏苡仁15 g、山药 15 g、竹茹 10 g、炙甘草 6 g 组成，临床随证加减。中药均由湖南中医药大学第一附属医院中药房统一煎煮，每剂 100 ml。从当天开始服用，约 100 ml，早晚各 1 次，连续服用 21 天，共 2 周期。

（3）穴位按摩联合和胃止呕方组：在基础用药同时予穴位按摩及和胃止呕方口服，从化疗当天开始服用和胃止呕方，约 100 ml，早晚各 1 次，连续服用 21 天；化疗当天开始分别按摩内关穴、中脘穴、足三里穴，2 次/d，持续 4 天，共 2 个周期。

4. 化疗期间解救处理措施　化疗期间产生严重呕吐（Ⅲ度）则予盐酸帕洛诺司琼 0.25 mg 静脉注射，并予以记录。

（五）观察指标

1. 疗效观察指标　根据恶心呕吐、食欲分度评价标准记录患者化疗后恶心呕吐的情况（见表 6 - 86）。急性呕吐、恶心、食欲根据《1990 年欧洲临床肿瘤会议》推荐的标准进行分度；迟发性呕吐根据 1982 年《美国东部肿瘤协作组》的化疗药物毒副反应记录要求，按照轻重反应的程度进行分度。

表 6 - 86　　　　　恶心、呕吐、食欲等不良反应分度标准

症状	0 度	Ⅰ度	Ⅱ度	Ⅲ度
恶心	无	稍恶心，不影响进食	明显恶心，影响进食	重度恶心，不能进食，需卧床
急性呕吐	无	轻微呕吐（1～2 次/d）	明显呕吐（3～5 次/d）	重度呕吐（>5 次/d）
迟发性呕吐	无恶心呕吐	仅恶心，无呕吐	恶心伴呕吐	顽固性呕吐
食欲	进食正常	食量稍减少，进食在正常食量的 1/2 以上	食量明显减少，进食在正常食量的 1/2 以下	不能进食

2. 安全性观察指标

（1）血常规：于治疗前、治疗后各记录 1 次。

（2）肝、肾功能：于治疗前、后各记录 1 次。

（3）记录治疗过程中便秘、腹胀、头晕等发生情况。

3. 解救治疗时间及用量。

4. Karnofsky 评分　对所有患者治疗前进行评分（见表 6 - 87）。

表 6 - 87　　　　　　　　　　一般情况 KPS 评分标准

体力状况	评分
能进行正常活动，无症状和体征	100
能进行正常活动，轻微症状和体征	90
勉强可进行正常活动，有一些症状和体征	80
生活可自理，但不能维持正常工作	70
有时需人扶助，但大多数时间可自理	60
常需人照料	50
生活不能自理，需特殊照顾	40
生活严重不能自理	30
病重，需住院积极支持治疗	20
病危，临近死亡	10
死亡	0

（六）疗效评价标准

根据《1990 年欧洲临床肿瘤会议》推荐的标准进行疗效评价。

恶心：0 度和Ⅰ度为有效，Ⅱ度、Ⅲ度为无效。

急性呕吐：0 度和Ⅰ度为有效，Ⅱ度、Ⅲ度为无效。

迟发性呕吐：0 度和Ⅰ度为有效，Ⅱ度、Ⅲ度为无效。

食欲：0 度和Ⅰ度为有效，Ⅱ度、Ⅲ度为无效。

（七）记录时间及方法

化学治疗当天从开始上化疗药物起，观察患者 24 小时内身体状况，化疗第 2 天、第 3 天、第 4 天每晚 8 点左右记录患者恶心呕吐次数及食欲情况。

（八）统计方法

采用统计学软件 SPSS 22.0 进行统计分析，计量资料用均数±标准差（$\bar{x} \pm s$）描述，一般资料组间比较用单因素方差分析；计数资料采用 χ^2 检验；等级资料用 Kruskal-Wallis H 检验，以 $P < 0.05$ 为具有显著性差异。

二、结果与分析

（一）一般资料比较

1. 年龄比较　　3 组患者均为女性乳腺癌患者，年龄比较采用单因素方差分析方法，结果显示 $F=0.814$，$P=0.447>0.05$，3 组间差异无统计学意义，具有可比性（见表 6-88）。

表 6-88   3 组患者年龄的比较 $(\overline{x}\pm s)$

组别	例数	$(\overline{x}\pm s)$
A 组	30	43.83 ± 9.16
B 组	30	44.60 ± 8.46
C 组	30	46.77 ± 10.03

注：所有表格中 A 组、B 组、C 组分别代表穴位按摩组、和胃止呕方组及穴位按摩联合和胃止呕方组。

2. 体表面积比较   通过 3 组患者身高体重计算出体表面积，进行统计分析，结果显示 $F=0.905$，$P=0.408>0.05$，A、B、C 组间体表面积差异无统计学意义，具有可比性（见表 6-89）。

3. 肿瘤分期比较   3 组患者肿瘤病理类型均属于浸润性导管癌，肿瘤分期具体（见表 6-90），采用 Person χ^2 检验，$\chi^2=1.86$，$P=0.761>0.05$，3 组间差异无统计学意义，有可比性。

表 6-89   三组患者体表面积的比较 $(\overline{x}\pm s)$

组别	例数	$\overline{x}\pm s$
A 组	30	1.58 ± 0.13
B 组	30	1.54 ± 0.11
C 组	30	1.54 ± 0.11

表 6-90   3 组患者肿瘤分期的比较 $(\overline{x}\pm s)$

组别	Ⅰ 期	Ⅱ 期	Ⅲ 期
A 组	9	15	6
B 组	10	13	7
C 组	7	13	10

4. 治疗前 KPS 评分比较   比较 3 组患者治疗前 KPS 评分情况（见表 6-91），采用单因素方差分析，$F=0.748$，$P=0.476>0.05$，3 组间差异无统计学意义，具有可比性。

表 6 - 91　　　　　　　　　　3 组患者治疗前 KPS 评分比较　　　　　　　　　　$(\overline{x}\pm s)$

组别	例数	评分（$\overline{x}\pm s$）
A组	30	98.00±4.84
B组	30	97.67±5.68
C组	30	96.33±6.15

（二）疗效比较

1. 恶心疗效比较　本研究通过对 3 组患者化疗 2 周期第 2～4 天恶心情况进行观察记录，数据经整理后进行统计学分析。因该资料属多样本等级资料，故采用 Kruskal-Wallis H 检验方法，结果显示，化疗第 2～4 天穴位按摩联合和胃止呕方组患者恶心有效率均高于另外两组，$P<0.05$，具有统计学意义。具体统计结果见表 6 - 92、表 6 - 93。

表 6 - 92　　　　　　　　3 组患者恶心疗效比较（第 1 周期）

时间	组别	0 度	Ⅰ度	Ⅱ度	Ⅲ度	有效率	P
2	A组	5	16	9	0	70.0%	
	B组	7	15	7	1	73.3%	0.043
	C组	12	15	3	0	90.0%	
3	A组	9	16	5	0	83.3%	
	B组	9	17	4	0	86.7%	0.031
	C组	17	12	1	0	96.7%	
4	A组	11	16	3	0	90.0%	
	B组	13	15	2	0	93.3%	0.021
	C组	20	10	0	0	100%	

表 6 - 93　　　　　　　　3 组患者恶心疗效比较（第 2 周期）

时间	组别	0 度	Ⅰ度	Ⅱ度	Ⅲ度	有效率	P
2	A组	6	16	8	0	73.3%	
	B组	8	15	7	0	76.7%	0.042
	C组	13	15	2	0	93.3%	
3	A组	10	16	4	0	86.7%	
	B组	10	17	3	0	90.0%	0.026
	C组	18	12	0	0	100%	

时间	组别	0度	Ⅰ度	Ⅱ度	Ⅲ度	有效率	P
4	A组	11	16	3	0	90.0%	
	B组	14	15	1	0	93.3%	0.037
	C组	20	10	0	0	100%	

2. 急性呕吐疗效比较 观察3组患者化疗2周期自开始24小时内出现呕吐的情况并记录。采用多个样本等级资料检验，Kruskal-Wallis H检验方法，第1周期：$\chi^2 = 6.027$，$P = 0.049 < 0.05$，第2周期：$\chi^2 = 6.499$，$P = 0.039 < 0.05$，均有统计学意义，说明穴位按摩联合和胃止呕方组对急性呕吐的疗效优于单独穴位按摩组及和胃止呕方组，且第2周期有效率高于第1周期。具体统计结果见表6-94、表6-95。

表6-94　　　　　　3组患者急性呕吐的疗效比较（第1周期）

组别	急性呕吐分度				有效率	P
	0度	Ⅰ度	Ⅱ度	Ⅲ度		
A组	9	14	7	0	76.7%	
B组	7	13	9	1	66.7%	0.049
C组	16	9	5	0	83.3%	

表6-95　　　　　　3组患者急性呕吐的疗效比较（第2周期）

组别	急性呕吐分度				有效率	P
	0度	Ⅰ度	Ⅱ度	Ⅲ度		
A组	9	14	7	0	76.7%	
B组	8	14	8	0	73.3%	0.028
C组	17	10	3	0	90.0%	

3. 迟发性呕吐、食欲疗效比较 因迟发性呕吐多发生在化疗第2～4天，本研究通过临床观察3组患者两周期化疗分别在第2～4天迟发性呕吐及食欲分度所获得的数据，进行Kruskal-Wallis H检验分析提示，第1周期第2～3天患者迟发性呕吐控制及食欲改善的有效率二者联合组均高于单独穴位按摩组及和胃止呕方组，$P < 0.05$，差异有统计学意义。第2周期第4天3组患者迟发性呕吐疗效无明显差异。具体见表6-96～表6-99。

表 6-96　　　　　3 组患者迟发性呕吐疗效比较（第 1 周期）

时间	组别	0 度	Ⅰ度	Ⅱ度	Ⅲ度	有效率	P
2	A 组	5	16	9	0	70.0%	0.039
	B 组	6	16	8	0	73.3%	
	C 组	9	19	2	0	93.3%	
3	A 组	9	15	6	0	80.0%	0.014
	B 组	9	17	4	0	86.7%	
	C 组	18	11	1	0	96.7%	
4	A 组	12	16	2	0	93.3%	0.039
	B 组	14	15	1	0	96.7%	
	C 组	21	9	0	0	100%	

表 6-97　　　　　3 组患者迟发性呕吐疗效比较（第 2 周期）

时间	组别	0 度	Ⅰ度	Ⅱ度	Ⅲ度	有效率	P
2	A 组	6	15	9	0	70.0%	0.029
	B 组	8	15	7	0	76.7%	
	C 组	12	17	1	0	96.7%	
3	A 组	9	16	5	0	83.3%	0.013
	B 组	10	17	3	0	90.0%	
	C 组	18	12	0	0	100%	
4	A 组	13	16	1	0	96.7%	0.087
	B 组	15	15	0	0	100%	
	C 组	21	9	0	0	100%	

表 6-98　　　　　3 组患者食欲疗效比较（第 1 周期）

时间	组别	0 度	Ⅰ度	Ⅱ度	Ⅲ度	有效率	P
2	A 组	4	17	9	0	70.0%	0.036
	B 组	5	17	8	0	73.3%	
	C 组	9	19	2	0	93.3%	
3	A 组	8	16	6	0	80.0%	0.016
	B 组	9	17	4	0	86.7%	
	C 组	17	12	1	0	96.7%	

时间	组别	0 度	Ⅰ度	Ⅱ度	Ⅲ度	有效率	P
4	A组	12	17	1	0	96.7%	0.016
	B组	13	16	1	0	96.7%	
	C组	22	8	0	0	100%	

表 6-99　　　　　　　　3 组患者食欲疗效比较（第 2 周期）

时间	组别	0 度	Ⅰ度	Ⅱ度	Ⅲ度	有效率	P
2	A组	5	17	8	0	73.3%	0.038
	B组	6	17	7	0	76.7%	
	C组	10	19	1	0	96.7%	
3	A组	8	17	5	0	83.3%	0.015
	B组	10	17	3	0	90.0%	
	C组	17	13	0	0	100%	
4	A组	13	16	1	0	96.7%	0.015
	B组	14	15	1	0	96.7%	
	C组	23	7	0	0	100%	

4. 解救治疗记录分析　3 组中和胃止呕方组出现重度呕吐患者 1 例，予以盐酸帕洛诺司琼注射液 0.25 mg 静推后症状缓解，其余两组未出现重度呕吐患者。经 Person χ^2 检验，$\chi^2 = 2.022$，$P = 0.364 > 0.05$，两组间差异无统计学意义，具有可比性。

5. 安全性及不良反应评价　治疗前后均对患者进行血常规、肝肾功能检查，治疗前 3 组患者血常规、肝肾功能均正常，治疗后穴位按摩组和和胃止呕方组均出现 1 例肝功能异常，其他未见明显异常。说明该治疗安全性良好。化疗时使用止呕药会出现便秘、腹胀、头晕等不良反应，经统计，3 组患者便秘、腹胀、头晕的发生率见表 6-100，经统计，穴位按摩组联合和胃

表 6-100　　　　　　　　3 组患者不良反应发生率比较

	组别	例数	发生率	χ^2	P
便秘	A组	10	33.3%	8.377	0.015
	B组	5	16.7%		
	C组	3	10.0%		

续表

	组别	例数	发生率	χ^2	P
腹胀	A组	1	3.0%	2.022	0.364
	B组	0	0.0%		
	C组	0	0.0%		
头晕	A组	8	6.0%	8.907	0.012
	B组	2	3.0%		
	C组	1	0%		

止呕方组可减少便秘、头晕发生率，差异有统计学意义（$P<0.05$），对腹胀的改善，3组间差异无统计学意义。

三、讨论

中医学认为，乳头属足厥阴肝经，乳房为足阳明胃经所循行，由此可见，乳腺癌的发病与肝胃二经关系密切。乳腺癌具有本虚标实的特性，手术后本虚加重，加上化学治疗药物的药毒危害，损伤脾胃。和胃止呕方是刘丽芳通过临床治疗乳腺癌化疗恶心呕吐经验总结，以益气健脾，和胃止呕为治则，由四君子汤合半夏泻心汤加减拟定而成。

通过穴位按摩刺激穴位通其经脉，调其气血，使阴阳归于平衡，脾胃气机和调，从而达到治疗目的。现代相关临床研究表明治疗化疗所致恶心呕吐取穴有效者较多依次为：足三里、内关、中脘、涌泉、神阙等。遂本课题研究穴位按摩取穴则以此为基础，观察其临床疗效。

本研究通过临床观察探讨穴位按摩、和胃止呕方及二者合用对于乳腺癌化疗恶心呕吐的临床疗效的比较及分析，得出结论：穴位按摩联合和胃止呕方对急性呕吐的改善优于单纯穴位按摩及和胃止呕方；对恶心、迟发性呕吐控制及食欲改善优势显著；穴位按摩联合和胃止呕方可减少患者不良反应的发生率，且安全性良好。该研究结果为临床进一步大样本研究中医内外结合防治化疗恶心呕吐提供一定的指导意义，提高化疗患者的生存质量及生活指数，增强患者治疗信心。

第七章

实验研究

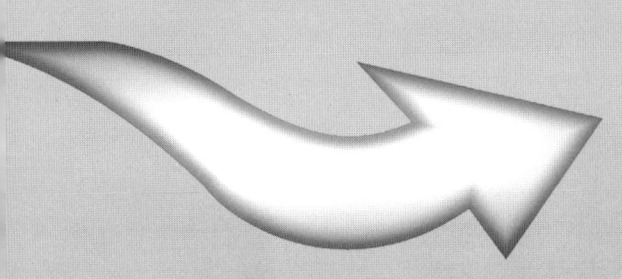

第一节 黄芪解毒汤对乳腺癌细胞凋亡和 Notch1 基因表达的影响

黄芪解毒汤是刘丽芳依据乳腺癌的病因病机特点拟定的经验方，在乳腺癌术后恢复及抗复发转移方面具有一定的疗效。有研究报道，乳腺癌组织中 Notch1 基因的表达率和标准化系数均明显高于癌旁正常乳腺组织。本研究拟通过观察黄芪解毒汤对人乳腺癌细胞 MCF-7 细胞凋亡及 Notch1 基因表达的影响，探讨该方抑制乳腺癌复发转移的可能机制。现报告如下：

一、材料与方法

（一）动物和细胞株

16 只 SPF 级雌性 SD 大鼠，体重（200±20）g，来源于北京维通利华实验动物技术有限公司；人乳腺癌细胞株 MCF-7 细胞，购于北京协和医学院细胞资源中心。

（二）药物

1. 黄芪解毒汤　由黄芪 30 g、龙葵 15 g、山慈菇 10 g、半枝莲 30 g、茯苓 10 g、太子参 15 g、薏苡仁 30 g、白术 10 g、浙贝母 10 g、玄参 15 g、麦冬 10 g、女贞子 15 g、白花蛇舌草 30 g、甘草 6 g 组成，所用中药饮片均购自湖南中医药大学第一附属医院，常规煎煮中药，用旋转蒸发仪浓缩药液至 5 倍常用量（4.32 g/ml）。

2. 参一胶囊　10 mg/粒，以双蒸水配制为 5 倍常用量（0.33 g/L）。

3. 多柔比星　10 mg/支，以双蒸水配制为 5 倍常用量（0.7 g/L）。

（三）含药血清的制备

将 16 只大鼠按随机分配表分为 4 组：黄芪解毒汤组、多柔比星组、参一胶囊组及生理盐水组，并常规喂养 3 天以适应环境。各药物组以相应药物浓缩液（4.32 g/ml）每次 3 ml、每天 2 次灌胃，共 3 天，灌胃结束后禁食不禁水 12 小时；生理盐水组则以等量的 0.9% NaCl 溶液灌胃。灌胃结束 1

小时后，各组大鼠以 10％水合氯醛腹部注射麻醉，腹主动脉取血，将血液以 0.22 μm 的微孔滤膜滤过除菌，−20 ℃保存备用。

（四）细胞悬液的制备

实验分为 4 组：黄芪解毒汤血清组、多柔比星血清组、参一胶囊血清组及生理盐水血清组。取生长旺盛或对数生长期的乳腺癌细胞 MCF-7，以 $1.25 \times 10^5 / ml$ 的密度定植于 25 cm² 培养瓶中，置于 5％ CO_2、37 ℃及饱和湿度的恒温培养箱培养 24 小时。待细胞贴壁后，弃上清，实验组的培养瓶中分别加入相应的 20％浓度的含药血清 5 ml，再次于恒温培养箱中培养 24 小时后，以 0.25％胰酶消化，培养液稀释，计数板计数，调整细胞浓度至 $10^6 / ml$ 为细胞悬液。

（五）观察指标和方法

MTT 法检测 MCF-7 细胞增殖；流式细胞仪检测 MCF-7 细胞凋亡；实时荧光定量 PCR 检测 MCF-1 细胞 Notch1 基因表达。

二、结果

（一）对 MCF-7 细胞增殖的影响（见表 7-1）

表 7-1　　　　各组不同浓度含药血清对乳腺癌细胞 MCF-7 细胞生长的影响

（OD 值，$n=3$，$\overline{x} \pm s$）

组别	含药血清浓度						F 值	P
	5％	10％	15％	20％	25％	30％		
生理盐水血清组	0.984± 0.020#	0.952± 0.014#	1.035± 0.022	1.061± 0.022	1.054± 0.014	1.050± 0.017	78.521	0.000
黄芪解毒汤血清组	0.837± 0.022*#	0.869± 0.008*#	0.884± 0.012*#	1.021± 0.016*	0.958± 0.020*	0.986± 0.011*	67.365	0.000
参一胶囊血清组	0.969± 0.019*#	0.989± 0.030*#	0.937± 0.010*#	0.892± 0.008*	0.922± 0.015*	0.932± 0.013*	79.431	0.000
多柔比星血清组	0.952± 0.014*#	0.991± 0.004*#	0.860± 0.006*#	0.773± 0.003*	0.787± 0.007*	0.815± 0.013*	69.325	0.000
F 值	53.765	61.453	57.732	55.567	51.231	52.381		
P 值	0.000	0.000	0.000	0.000	0.000	0.000		

注：与生理盐水血清组比较 * $P < 0.05$；与同组 20％浓度比较 # $P < 0.05$。

各组 MTT 结果显示：与生理盐水血清组比较，黄芪解毒汤血清组、参一胶囊血清组、多柔比星血清组含药血清 OD 值均低于生理盐水血清组（P

<0.05）；且其作用具有一定的量效关系，在含药血清浓度 20% 以前随着血清浓度的增加，抑制作用增强（$P<0.05$），但含药血清浓度达到 20% 以后抑制作用无明显差异（$P>0.05$）。提示 20% 含药血清对 MCF-7 细胞生长抑制效果较好，故后续实验采用 20% 含药血清浓度进行干预。

（二）对 MCF-7 细胞凋亡的影响（见表 7-2）

表 7-2　　　　　　　各组 MCF-7 细胞凋亡率比较　　　　　$(n=3, \overline{x}\pm s, \%)$

组别	细胞凋亡率
生理盐水血清组	3.8±0.0
黄芪解毒汤血清组	13.8±1.4*
参一胶囊血清组	15.1±2.4*△
多柔比星血清组	18.1±6.6*△
F 值	8.881
P 值	0.006

注：与生理盐水血清组比较 * $P<0.05$；与黄芪解毒汤血清组比较 △$P<0.05$。

含药血清作用 24 小时后流式细胞检测结果显示：黄芪解毒汤血清组、参一胶囊血清组、多柔比星血清组细胞凋亡率明显高于生理盐水血清组（$P<0.05$）；多柔比星血清组和参一胶囊血清组细胞凋亡率明显高于黄芪解毒汤血清组（$P<0.05$）。

（三）对 MCF-7 细胞 Notch1 mRNA 表达的影响（见表 7-3）

表 7-3　各组 MCF-7 细胞 Notch1 mRNA 表达比较　　$(n=3, \overline{x}\pm s)$

组别	Notch1
生理盐水血清组	4.137 2±0.330 1
黄芪解毒汤血清组	1.356 7±0.291 4*
参一胶囊血清组	1.521 6±0.450 9△
多柔比星血清组	1.078 4±0.131 7*△△
F 值	58.439
P 值	0.000

注：与生理盐水血清组比较 * $P<0.01$；与黄芪解毒汤组比较 △$P<0.05$，△△P <0.01。

实时荧光定量 PCR 结果示，与生理盐水血清组比较，黄芪解毒汤血清组、参一胶囊血清组、多柔比星血清组 Notch1 mRNA 表达明显降低（均 P <0.01）；黄芪解毒汤血清组 Notch1 mRNA 表达明显高于多柔比星血清组（P<0.01），低于参一胶囊血清组（P<0.05）。

三、讨论

大多数的化疗药物及生物靶向治疗均是以不同的方式来诱导肿瘤细胞的凋亡，而 Notch 通路及其配体被证实与乳腺癌细胞的分化、增殖和凋亡有密切关系，同时它还可以被恶性肿瘤激活。有研究显示，高表达 Notch1 基因的患者其无病生存率低于低表达者，且有利用 sh-RNA 介导使 Notch1 沉默的实验提示通过抑制 Notch1 可以诱导相关癌细胞的凋亡。中医学以"扶正为主，祛邪为辅"的原则，综合调整患者机体的阴阳气血及脏腑功能，以"益气解毒法"来治疗乳腺癌。而黄芪解毒汤正是"益气解毒法"的具体应用，全方主益气养阴解毒。在临床中也证实黄芪解毒汤能改善临床症状，提高生存质量；体外实验也表明，黄芪解毒汤能够有效抑制人乳腺癌裸鼠移植瘤的生长及干预癌基因表达，从而抑制乳腺癌的复发转移。

本实验通过流式细胞仪及实时荧光定量 PCR 检测发现，经黄芪解毒汤含药血清干预后，乳腺癌 MCF-7 细胞凋亡率明显高于生理盐水血清组（P<0.05），Notch1 mRNA 表达明显降低（P<0.01）。提示黄芪解毒汤可能通过诱导 MCF-7 细胞凋亡、降低 Notch1 基因表达起到抑制乳腺癌复发转移的作用。黄芪解毒汤促进凋亡及抑制 Notch1 基因表达的能力低于多柔比星，但多柔比星为细胞毒性药物，有一定的毒副作用，从而限制了其在临床上的应用；而黄芪解毒汤为传统中药方剂并无明显毒副作用，且相比中成药参一胶囊价格更为优惠。

第二节　黄芪解毒汤诱导乳腺癌细胞凋亡和对 β-catenin、C-myc 基因表达影响的研究

乳腺癌的发生和发展与 Wnt 信号通路功能的失调有密切的关系，其中 β-catenin 是 Wnt 信号转导通路中的关键调节因子，C-myc 是 Wnt 信号转导通路非常重要的靶基因。本实验以生药量 1.467 g/ml 黄芪解毒汤浓缩液、0.316 μg/ml 多柔比星液干预 MCF-7 细胞，并以流式细胞仪及实时荧光定量 PCR 的手段，从分子生物学角度研究黄芪解毒汤对诱导 MCF-7 细胞凋亡及 β-catenin 和 C-myc 基因表达的影响。现报告如下：

一、材料与方法

（一）细胞株

人乳腺癌细胞株 MCF-7 购于北京协和医学院细胞资源中心。

（二）药物

1. 黄芪解毒汤　由黄芪、太子参、茯苓、白术、薏苡仁、女贞子、半枝莲、白花蛇舌草、龙葵、浙贝母、山慈菇、玄参、麦冬、甘草等组成，购于湖南中医药大学第一附属医院。常规煎煮，以旋转蒸发仪上定容至生药量 1.467 g/ml，将药液以 2 000 r/min 离心，取上清液以微孔滤膜（0.22 μm）滤过，备用。

2. 多柔比星　10 mg/瓶，以双蒸水配制为 1 mg/ml。

（三）细胞培养及分组

取对数生长期的 MCF-7，以 1.25×10^5/ml 密度接种于培养瓶中，置于 37 ℃ CO_2 培养箱中常规培养 24 小时。细胞瓶中细胞长满单层时，分为 3 组：黄芪解毒汤组、多柔比星组及空白对照组，在镜下观察取处于对数生长期的 MCF-7，以 1.25×10^5/ml 密度接种于培养瓶中，置于培养箱中孵育 24 小时。待细胞贴壁后，吸弃旧液，空白对照组加入 4 ml 培养液培养，黄芪解毒汤组加入黄芪解毒汤含药培养基（1.467 g/ml），多柔比星组加入多柔比星含药培养基（0.316 μg/ml），置于培养箱中孵育 24 小时后，常规收获细胞。

（四）观察指标和方法

流式细胞仪检测 MCF-7 细胞凋亡；实时荧光定量 PCR 检测 β-catenin 及 C-myc 基因表达。

二、结果

（一）流式细胞仪检测 MCF-7 细胞凋亡（见表 7-4）

黄芪解毒汤及多柔比星组与空白对照组间差异有显著统计学意义（$P <$

0.01)，黄芪解毒汤组与多柔比星组组间无统计学意义（$P>0.05$）。由数据分析得出，在未药物干预的 MCF-7 中凋亡细胞较少，而经过药物干预后的 MCF-7 人乳腺癌细胞凋亡率有不同程度的增高。

表 7-4　　　　　　不同药物对 MCF-7 细胞诱导凋亡作用　　　　（$\overline{x} \pm s$, $n=3$）

组别	凋亡率/%
空白对照组	22.2±0.96
黄芪解毒汤组	51.1±1.15△
多柔比星组	53.0±4.14△
F 值	112
P 值	0.000

注：与空白对照组比较△ $P<0.01$。

（二）实时荧光定量 PCR 检测 β-catenin 及 C-myc 基因表达（见表 7-5）

β-catenin 及 C-myc 基因熔点曲线图均显示只有一个峰值，没有出现杂峰，提示无非特异性荧光信号，目的基因扩增产物单一，有利于结果分析。与空白对照组相比，被药物组干预的细胞中 β-catenin 及 C-myc 基因表达明显降低且有显著统计学意义（$P<0.05$ 或 $P<0.01$）；且多柔比星组表达最低，其次为黄芪解毒汤组，两组比较差异有显著统计学意义（$P<0.01$）。

表 7-5　　　　　不同药物组中 β-catenin 及 C-myc 的相对含量　　　　（$\overline{x} \pm s$, $n=3$）

组别	mRNA（β-catenin）	mRNA（C-myc）
空白对照组	4.088±0.2805	4.262±0.1635
黄芪解毒汤组	3.344±0.1897△*	2.501±0.2947△*
多柔比星组	1.091±0.0917△△	1.123±0.1849△△
F 值	178.2	673.7
P 值	0.000	0.000

注：与空白对照组相比 △ $P<0.05$，△△ $P<0.01$；与多柔比星组比较 * $P<0.01$。

三、讨论

本实验从分子生物学角度探讨黄芪解毒汤治疗乳腺癌复发转移的机制，以黄芪解毒浓缩液及多柔比星液干预 MCF-7 细胞，并用流式细胞仪检测药物干预后 MCF-7 细胞的凋亡率、实时荧光定量 PCR 检测 β-catenin、C-myc 基因的表达。其实验结果显示与空白对照组相比，黄芪解毒汤组及多柔比星组中 MCF-7 细胞凋亡率明显升高，且黄芪解毒汤组及多柔比星组中 β-catenin、C-myc 基因的表达明显下降（$P<0.05$）。

黄芪解毒汤主治乳腺癌术后放化疗后正气不足、体质虚弱，以防止其复发和转移为组方。多柔比星为常用乳腺癌化疗药物，其作用早已得到临床及实验研究的证实。但在临床运用中发现黄芪解毒汤作为传统的中药汤剂其毒副作用较小，而多柔比星作为常见的细胞毒性药物，毒副作用较大，故在乳腺癌的抗复发转移中黄芪解毒汤值得推广运用。但是黄芪解毒汤作为一种中药煎剂其本身药物组成及成分较多，故还需要更多的体内及体外实验来进一步探讨其在防治乳腺癌复发转移中的机制，更好地指导中医药在临床治疗中的应用。

第三节 黄芪解毒汤对乳腺癌细胞 Jag1 基因和 CyclinD1 蛋白表达影响的研究

为探讨黄芪解毒汤抑制乳腺癌复发转移的机制是否与其干预 Jag1 基因和 CyclinD1 蛋白在人乳腺癌 MCF-7 细胞中的表达有关，我们对 15 只大鼠进行随机分组，通过实验证实了黄芪解毒汤可显著降低 MCF-7 细胞 Jag1 基因和 CyclinD1 蛋白表达，为黄芪解毒汤在乳腺癌术后治疗中的作用提供依据。

一、材料与方法

（一）动物与细胞

SPF 级 SD 大鼠，雌性，15 只，由北京维通利华实验动物技术有限公司提供，动物使用许可证 SCXK（京）2012—0001，体重 180～220 g。

人乳腺癌细胞株 MCF-7 由北京协和医学院细胞资源中心提供。

（二）试验药物及试剂

黄芪解毒汤：由湖南中医药大学第一附属医院提供。药物组成包括黄芪 30 g，白术 10 g，半枝莲 30 g，白花蛇舌草 30 g，薏苡仁 30 g，太子参 15 g，茯苓 10 g，玄参 15 g，女贞子 15 g，麦冬 10 g，龙葵 15 g，山慈菇 10 g，浙贝母 10 g，甘草 6 g。制备方法参照文献，药物浓度为 4.32 g/ml。多柔比星：10 mg/支，购于深圳万乐药业有限公司，批号：1307E1，配制为 5 倍常用量（0.7 mg/ml）。参一胶囊：购于吉林亚泰制药有限公司，批号：20140903，配制为 5 倍常用量（0.33 mg/ml）。PBS 磷酸缓冲盐溶液（500 ml，北京索莱宝）。DMEM 高糖培养基（500 ml，美国 Hyclone 公司）。胎牛血清（500 ml：美国 Gibco）；0.25％胰蛋白酶消化液及双抗（100 ml，中国医学科学院生物医学工程研究所）。二甲基亚砜 DMSO（100 ml，北京索莱宝）。Anti RabbitIg G/HRP（SANTA，sc-2030）。Goat Anti MouseIg G/HRP（ZYMED，62‑64201）。FITC Annexin VA poptosis Detection 试剂套装（美国 BD 公司）。Trizol（Invitrogen）；Rabbit Cyclin Dlantibody Goat（CST）。Mouse GAPD Hantibody（SANTA）。

（三）试验方法与分组

雌性 SD 大鼠适应性喂养 3 天。3 天后将动物称质量，按照随机数字表分为 4 组，分别为黄芪解毒汤组、多柔比星组、参一胶囊组、生理盐水组。各组大鼠均用相应的药物浓缩液进行灌胃，每次 5 ml，每天固定时间点给药 2 次，共连续灌胃 3 天〔于第 3 天灌胃结束后禁食，正常给水（禁食超过 12 小时）〕。生理盐水组以等量的生理盐水灌胃。于第 4 天各组大鼠均采用 10% 水合氯醛麻醉，用腹主动脉取血的方式采血。

细胞培养：用 0.22 μm 的微孔滤膜滤过除菌，−20 ℃ 保存备用。细胞培养将人乳腺癌细胞株 MCF-7 细胞置于 37 ℃、5％ CO_2 的培养箱中孵育。待细胞生长旺盛，处于对数生长期，加入各组含药血清进行干预。

将所有大鼠处死后收集血清样本，MTT 法检测药物对 MCF-7 细胞增殖的影响，进行细胞悬液制备，实时荧光定量 PCR 检测 Jag1 基因表达，Western-blot 检测 CyclinD1 蛋白表达，最后进行统计学处理。

二、结果

（一）各组 MTT 结果

发现黄芪解毒汤血清组、参一胶囊血清组、多柔比星血清组除 5％ 浓度外其他浓度 OD 值均低于生理盐水组（$P<0.05$）。且有一定的量效关系，抑制作用随血清浓度的升高而增强，但浓度达到 20％ 以后，抑制效果趋于平

稳，提示 20％含药血清对 MCF-7 细胞生长抑制效用较好。故后续实验以 20％含药血清浓度干预检测。

（二）实时荧光定量 PCR 检测 Jag1 基因表达

与生理盐水血清组比较，其他各含药血清组 Jag1 表达均明显降低（$P <$ 0.05）；与其他各血清组比较，多柔比星血清组抑制作用最明显（$P <$ 0.05），黄芪解毒汤血清组与参一胶囊血清组比较无统计学意义（$P >$ 0.05），提示黄芪解毒汤对 Jag1 基因抑制作用明显。Jag1 基因的熔解曲线及扩增曲线显示只有一个峰值，没有出现杂峰，提示无非特异性荧光信号，目的基因扩增产物单一，有利于结果分析。

（三）Western-blot 检测 CyclinD1 蛋白表达（见表 7-6）

与生理盐水血清组相比，含药血清干预后的细胞中 CyclinD1 蛋白表达减少，差异具有统计学意义（$P < 0.05$）；与其他各血清组比较，多柔比星血清组对 CyclinD1 蛋白表达的抑制最强（$P < 0.05$），黄芪解毒汤血清组与参一胶囊血清组比较差异无统计学意义（$P > 0.05$）。

表 7-6	不同组中 Jag1 及 CyclinD1 蛋白的表达	($\overline{x} \pm s$, $n = 3$)
组别	mRNA（SHH）	mRNA（PTCH1）
生理盐水血清组	4.159±0.189	0.790±0.163
黄芪解毒汤血清组	1.908±0.025*#	0.578±0.057*#
参一胶囊血清组	2.143±0.214*#	0.606±0.285*#
多柔比星血清组	1.104±0.171*	0.257±0.152*
F 值	181.9	80.15
P 值	0.000	0.000

注：与生理盐水血清组比较 * $P < 0.05$；与多柔比星血清组比较 # $P < 0.05$。

三、讨论

黄芪解毒汤是导师刘丽芳的经验用方，前期实验研究证明其能干预乳腺癌的发展。方中以黄芪为君药益气健脾，太子参为臣药解毒养阴，君臣药配合以扶正；辅以白术、茯苓健脾益气；薏苡仁渗淡利湿、健脾益气；玄参、麦冬养阴；白花蛇舌草、半枝莲清热解毒抗癌；女贞子补肝肾滋阴；浙贝母清热散结，龙葵散结消肿；甘草调和诸药为使药。全方配伍共奏益气养阴扶正解毒之效，对乳腺癌术后及放疗、化疗后正气不足，体质虚弱有明显的提高正气之效。

本实验证实了黄芪解毒汤抑制乳腺癌复发转移的作用是通过抑制 Jag1 基因与 CyclinD1 蛋白的表达，其效果差于多柔比星。多柔比星虽在临床应用广泛，但是其毒副作用大。相比而言，黄芪解毒汤毒副作用小，在患者术后及放疗、化疗后应用能够明显减轻患者的不良反应。

本实验从分子生物学角度探讨黄芪解毒汤对乳腺癌 MCF-7 细胞的 Jag1 基因及 CyclinD1 的调节机制，为改善患者术后复发转移提供实验依据，也为中医药对乳腺癌的防治提供思路，拓宽乳腺癌的治疗方法，缓解患者在治疗过程中的不适。

第四节　黄芪解毒汤含药血清对乳腺癌细胞 MCF-7 中 SHH、PTCH1、SMO、GLI1 基因和 CyclinD1 蛋白表达的影响

课题组为探讨黄芪解毒汤体外干预对人乳腺癌细胞（MCF-7）的 SHH、PTCH1、SMO 及 GLI1 基因和特异性周期蛋白 - D1（CyclinD1）表达的影响，对大鼠进行随机分组，通过实验验证了黄芪解毒汤可诱导乳腺癌细胞 MCF-7 凋亡，降低 SHH、PTCH1、SMO 及 GLI1 基因和 CyclinD1 蛋白表达。

一、材料与方法

（一）动物与细胞

动物 SPF 级雌性 SD 大鼠，15 只，体重 180～220 g，北京维通利华实验动物技术有限公司，动物合格证号：SCXK（京）2012 - 0001。

细胞株 MCF-7 细胞株购于北京协和医学院细胞资源中心。

（二）试验药物及试剂

药物黄芪解毒汤：黄芪 30 g，浙贝母 10 g，白术 10 g，薏苡仁 30 g，玄参 15 g，半枝莲 30 g，太子参 15 g，女贞子 15 g，茯苓 10 g，龙葵 15 g，山

慈菇 10 g，麦冬 10 g，白花蛇舌草 30 g，甘草 6 g。购于湖南中医药大学第一附属医院。多柔比星（10 mg，深圳万乐药业有限公司，批号：1307E1）。参一胶囊（吉林亚泰制药有限公司，批号：20140903）。DMEM 高糖培养基（500 ml，美国 Hyclone 公司，批号：N2M1277）。PBS 磷酸缓冲盐溶液（北京索莱宝科技有限公司，批号：20110725）。BSA 胎牛血清（500 ml，美国 Gibco 公司，批号：1478158）。非免疫山羊血清（福建迈新）。一抗：Anti-CyclinD1 抗体［EP272Y］（稀释度：1∶400）（Rabmab 公司，批号：ab40754）。二抗：Anti-RabbitIgG（H＋L），F（ab'）2Fragment（Alexa Fluor 488 Conjugate）［（稀释度：1∶200），美国 CST 中国分公司，批号：4412］。25％胰蛋白酶消化液（100 ml）及双抗（100 ml）［中国医学科学院生物医学工程研究所，批号：PS2004HY］。Trizol（中国 Invit-rogen 公司，批号：15596－026）。Revert Aid HM inus First Strand cDNASyn thesis Kit（Fermentas，批号：K1631）。DeoxyribonucleaseI（DNaseI）［富酶泰斯生物技术（深圳）有限公司，批号：EN0521］。Ribo Lock RibonucleaseInhibitor［富酶泰斯生物技术（深圳）有限公司批号：EO0381］。SYBR Green PCR Master Mix（美国 ABI 公司，批号：4309155）。

（三）试验方法与分组

配置药物浓缩液（黄芪解毒汤、多柔比星溶液、参一胶囊溶液）；将 SPF 级雌性 SD 大鼠在实验前常规喂养 3 天以适应环境。将动物以随机分配表分为 4 组，每组 3 只，以配制好的药物浓缩液灌胃，每天 8 点及 6 点各 1 次，3 天（第 6 次灌胃后）后，当夜禁食不禁水（12 小时以上）。空白对照组为生理盐水血清组：以等量的生理盐水同法灌胃。于第 4 天上午予第 7 次灌胃，1 小时后采用 10％水合氯醛麻醉大鼠，腹主动脉取血，分离血清后用 0.22 μm 的微孔滤膜滤过除菌，－20 ℃保存备用。

将细胞进行培养及传代，制备细胞悬液，用 RealTimeQuantitative-PCR 检测 SHH、PTCH1、SMO 及 GLI1 基因表达，再用免疫荧光检测 CyclinD1 表达，最后进行统计学处理。

二、结果

（一）SHH、PTCH1、SMO 及 GLI1 基因表达（见表 7－7）

RealTimeQuantitative-PCR 是比较 CT 值法（$2^{-\triangle\triangle CT}$ 法），$2^{-\triangle\triangle CT}$ 值越

小，说明 SHH、PTCH1、SMO 及 GLI1 基因的相对含量越低，抑制作用越明显。与生理盐水血清组比较，其他各含药血清组 SHH、PTCH1、SMO 及 GLI1 基因表达均明显降低（$P<0.01$）；除 SMO 基因，多柔比星血清组与黄芪解毒汤血清组及参一胶囊血清组比较，差异有统计学意义（$P<0.05$）；SHH、PTCH1 及 GLI1 基因中多柔比星血清组抑制率最高，且与黄芪解毒汤血清组及参一胶囊血清组比较，差异有统计学意义（$P<0.01$）；黄芪解毒汤血清组与参一胶囊血清组比较，差异无统计学意义（$P>0.05$）。

表 7-7　　　各组 SHH、PTCH1、SMO 及 GLI1 的 mRNA 表达　　（$\bar{x}\pm s$，$n=3$）

组别	SHH	PTCH1	SMO	GLI1
生理盐水血清组	5.363 1±0.148 5	4.756 6±0.312 5	6.103 6±0.549 3	5.057 1±0.073 4
黄芪解毒汤血清组	2.147 8±0.588 8[abc]	1.611 5±0.364 5[abd]	3.148 4±0.163 6[abc]	2.964 6±0.526 6[abd]
参一胶囊血清组	2.110 3±0.424 9[ab]	1.428 7±0.069 9[ab]	3.711 5±0.203 4[ab]	3.278 8±0.412 9[ab]
多柔比星血清组	1.115 9±0.102 0[ac]	1.089 8±0.082 8[ac]	1.129 2±0.182 9[ac]	1.025 2±0.027 5[ac]

注：与生理盐水血清组比较 [a]$P<0.01$；与多柔比星血清组比较 [b]$P<0.01$；与参一胶囊血清组比较 [c]$P<0.01$，[d]$P>0.05$。

（二）CyclinD1 蛋白表达（见表 7-8）

CyclinD1 蛋白阳性信号定位于细胞膜及细胞质内，呈绿色荧光；Anti-RabbitIgG（H+L）定位于细胞核，定义为视野下的所有细胞，呈蓝色荧光。与生理盐水血清组相比，含药血清干预后的细胞中 CyclinD1 蛋白表达减少。

表 7-8　　　　　　　各组 CyclinD1 蛋白的表达　　　（$\bar{x}\pm s$，$n=4$）

组别	mRNA（SHH）
生理盐水血清组	77，768，317.2±2.410，625.8
黄芪解毒汤血清组	42，167，871.4±1，095，403.9[abc]
参一胶囊血清组	48，352，406.8±2，972，424.2[ab]
多柔比星血清组	25，805，564.8±1，779，364.2[a]

注：与生理盐水血清组比较 [a]$P<0.01$；与多柔比星血清组比较 [b]$P<0.01$；与参一胶囊血清组比较 [c]$P>0.05$。

以 ImageJ 软件分析图片得出其累计密度。由分析所得累计密度可得出 CyclinD1 蛋白的阳性表达率；与生理盐水血清组比较，其他各含药血清组表达均明显降低（$P<0.01$）；其中多柔比星血清组阳性表达率低于其他含药血清组（$P<0.01$），黄芪解毒汤血清组与参一胶囊血清组比较，差异无统

计学意义（$P > 0.05$）。

三、讨论

CyclinD1 是目前公认的癌基因，其在 G_1 中、后期可与细胞周期依赖素酶 CDK4 蛋白结合，形成复合物来调控细胞周期，从而影响肿瘤的发生与发展。

乳腺癌在中医学中称为"乳岩"，大多数的乳腺癌患者需要手术及放疗、化疗治疗，其治疗之的毒素和放疗、化疗之毒残留体内，临床上表现为"正气虚弱，邪气可侵"。中医学以"扶正祛邪"为原则，治以补气养阴、清热解毒，因此选用益气扶正、解毒抗癌之黄芪解毒汤，主治患者乳腺癌术后恢复及抗复发转移。

本课题从分子生物学角度探讨了黄芪解毒汤对乳腺癌 MCF-7 细胞的干预机制，为该复方特异性靶向调控乳腺癌干细胞提供了实验依据。

第五节 黄芪解毒汤干预癌基因表达抑制乳腺癌复发转移的研究

课题组为探讨黄芪解毒汤体外干预乳腺癌细胞基因（突变型 p53 及 Ki67）表达的影响，对 20 只大鼠进行随机分组，通过实验验证了黄芪解毒汤能下调突变型 p53 及 Ki67 基因阳性表达水平的作用，为黄芪解毒汤在乳腺癌术后治疗中的作用提供实验依据。

一、材料与方法

（一）动物与细胞

动物：雌性 SD 大鼠，20 只，体重 $180 \sim 220$ g，由湖南中医药大学实验动物中心提供。

细胞：人乳腺癌细胞株 MCF-7 购于中南大学湘雅中心实验室。

（二）试验药物及试剂

药物：黄芪解毒汤及其制备。由黄芪、太子参、白术、薏苡仁、茯苓、女贞子、半枝莲、白花蛇舌草、龙葵、浙贝母、玄参、麦冬、甘草组成，购于湖南中医药大学第一附属医院；多柔比星（10 mg）：深圳万乐药业有限公司。

试剂：MK-3 酶标仪，芬兰 LABSYSTEMS 集团；新生小牛血清为美国 GIBCO 公司；MTT 噻唑蓝（250 mg）及二甲基亚砜 DMSO，北京索莱宝科技有限公司。

（三）试验方法与分组

制备含药血清：雌性 SD 大鼠于实验前常规喂养 3 天以适应环境。将动物随机分为两组，药物组将中药浓缩液进行灌胃，每天上午 8 时及下午 6 时各 1 次，共 3 天，第 3 天（即第 6 次灌胃后）当夜禁食不禁水（12 小时以上）。空白对照组以等量的生理盐水灌胃。于第 4 天（即第 7 次灌胃 1 小时后），采用 10%水合氯醛麻醉，腹主动脉取血，无菌分离血清，－20 ℃保存备用。

随后培养细胞，用 MTT 比色法检测药物对 MCF-7 细胞增殖的影响，制备细胞玻片，SV-0001 两步法免疫组化染色，图像分析，最后进行统计学处理。

二、结果

（一）各组 MTT 结果比较（见表 7-9～表 7-11）

本实验观察不同浓度的黄芪解毒汤、黄芪解毒汤血清及多柔比星作用 24 小时后，对 MCF-7 人乳腺癌细胞生长的影响。结果表明：黄芪解毒汤（和含药血清）及多柔比星随着给药剂量的增加，MCF-7 细胞生长抑制率增加用 Excel 软件计算出 IC50 黄芪解毒汤是 1.467 g/ml，多柔比星是 0.316 μg/ml；20%黄芪解毒汤含药鼠血清抑制率达到 22.89%，其后随着浓度的增加，但抑制效果趋于平稳，提示 20%含药血清对 MCF-7 细胞生长抑制效用较好。

表 7-9　　　　　黄芪解毒汤不同浓度对 MCF-7 细胞生长的影响　　　　　（$\bar{x}\pm s$）

分组	OD 值	抑制率/%
对照组	0.83±0.04	
黄芪解毒汤（1.9 g/ml）	0.12±0.02**	83.79
黄芪解毒汤（1.7 g/ml）	0.30±0.03**	70.15
黄芪解毒汤（1.5 g/ml）	0.41±0.03**	55.20

续表

分组	OD 值	抑制率/%
黄芪解毒汤 (1.3 g/ml)	$0.60 \pm 0.03^{**}$	30.59
黄芪解毒汤 (1.1 g/ml)	$0.70 \pm 0.07^{\#}$	17.86
黄芪解毒汤 (0.9 g/ml)	$0.82 \pm 0.06^{\#}$	0.82

注：与对照组比较 $^{*}P<0.05$；$^{**}P<0.001$；$^{\#}P>0.05$；$F=107.810$。

表 7 - 10　　　　黄芪解毒汤含药血清组对 MCF-7 细胞的体外抑制作用

分组	OD 值	抑制率/%
5%正常鼠血清	0.99 ± 0.03	—
5%含药鼠血清	$0.95 \pm 0.03^{\#}$	4.12
10%正常鼠血清	1.02 ± 0.03	—
10%含药鼠血清	$0.89 \pm 0.01^{*}$	13.84
15%正常鼠血清	1.03 ± 0.03	—
15%含药鼠血清	$0.86 \pm 0.02^{**}$	17.62
20%正常鼠血清	1.06 ± 0.05	—
20%含药鼠血清	$0.83 \pm 0.03^{**}$	22.89
25%正常鼠血清	1.04 ± 0.03	—
25%含药鼠血清	$0.83 \pm 0.02^{**}$	22.41
30%正常鼠血清	1.05 ± 0.04	—
30%含药鼠血清	$0.84 \pm 0.05^{*}$	22.19

注：与对照组比较 $^{*}P<0.05$；$^{**}P<0.001$；$^{\#}P>0.05$。

表 7 - 11　　　　多柔比星不同浓度对 MCF-7 细胞生长的影响　　　　$(\bar{x} \pm s)$

分组	OD 值	抑制率/%
对照组	1.03 ± 0.20	—
多柔比星 (1.6 μg/ml)	$0.20 \pm 0.02^{*}$	87.06
多柔比星 (0.8 μg/ml)	$0.27 \pm 0.02^{*}$	79.78
多柔比星 (0.4 μg/ml)	$0.35 \pm 0.02^{*}$	71.55
多柔比星 (0.2 μg/ml)	$0.62 \pm 0.07^{\#}$	42.95
多柔比星 (0.1 μg/ml)	$0.78 \pm 0.02^{\#}$	26.21
多柔比星 (0.05 μg/ml)	$0.99 \pm 0.10^{\#}$	4.34

注：与对照组比较 $^{*}P<0.05$；$^{**}P<0.001$；$^{\#}P>0.05$；$F=90.193$。

（二）免疫细胞化学检测 p53 及 Ki67 基因蛋白比较（见表 7-12）

应用 imagepro 图像分析系统对光学显微镜下所拍图像中基因蛋白阳性区测得的积分光密度值（IOD）值输入 SPSS 17.0 软件进行分析，对 p53 及 Ki67 癌基因阳性细胞表达进行半定量分析。

表 7-12　p53 及 Ki67 表达的 IOD 比较 $(\overline{x} \pm s)$

组别	p53	F	Ki67	F
	积分光密度值		积分光密度值	
对照组	12 329.60±518.19		1 141.71±276.80	
黄芪解毒汤组	465.07±300.91*	9.043	611.84±366.64*	7.904
黄芪解毒汤血清组	677.54±277.40*		509.52±297.58*	
多柔比星组	257.62±79.91**		382.96±195.42	

注：与对照组比较 $*P<0.05$；$**P<0.001$。

三、讨论

实验结果提示黄芪解毒汤及多柔比星能引起人乳腺癌 MCF-7 细胞的增殖停滞，通过免疫组化的方法，我们发现药物抗肿瘤作用可能与调节与细胞增殖、凋亡有关的基因 p53 及 Ki67 的表达水平有关。但是黄芪解毒汤作为一种中药煎剂，其在体内会受到各种复杂因素的综合作用；而黄芪解毒汤含药血清本身内源性成分复杂，会存在体内、外的实验结果有时不一致的矛盾，因此还需要更多的体内、外实验及临床研究来开发黄芪解毒汤在治疗肿瘤中的应用。

第六节　黄芪解毒汤干预 Notch/JAG1 信号通路抑制 EMT 抗乳腺癌肺转移作用机制的研究

刘丽芳团队前期临床疗效观察发现，黄芪解毒汤可降低 TNBC 患者复发转移风险，尤其是远处转移风险，可以延缓 TNBC 术后复发转移的时间，特别是术后 4、5 年，以改善患者的生活质量。该方对于乳腺癌荷瘤裸鼠原位移植瘤的生长抑制效果显著，这可能与其干预乳腺癌的癌基因表达有关，最终抑制乳腺癌的复发和转移。黄芪解毒汤可以有效抑制 Notch 转导通路的信号活性，影响乳腺癌细胞的增殖和凋亡。通过降低 JAG1、Notch1 的基因表达及 CyclinD1 的蛋白表达，来抑制体外 MCF-7 细胞的生长情况。但中药汤剂药味多，成分复杂，因此，为了深入了解它在治疗乳腺癌及其肺转移的作用机制，必须进行大量的临床研究和实验。

近年来 EMT 作为一个新的抗肿瘤靶点而受到越来越多的关注，乳腺癌、肺癌、食管癌等上皮肿瘤，其转移和扩散依赖于 EMT 过程。目前以 EMT 过程介入乳腺癌转移的中医药研究较多，但对肺转移的研究较少。基于以上，我们初步分析了黄芪解毒汤与乳腺癌肺转移的关系，提出科学假说：黄芪解毒汤可以通过调控 Notch/JAG1 信号通路，逆转 EMT 从而抑制乳腺癌肺转移。有助于揭示黄芪解毒汤抑制乳腺癌肺转移的生物学效应、调控途径和作用机制，丰富中医中药抗肿瘤复发转移的科学理论。

一、材料与方法

（一）实验动物与细胞

本实验选用 BALB/c-nu 雌性裸鼠 30 只，周龄 5～7 周；体重 18～22 g；培育于 SPF 环境。采购自湖南斯莱克景达实验动物有限公司。许可证号 SCXK（湘）2019-0004，饲养在恒温恒湿和人工光照明暗各 12 小时条件下，先适应性喂养一周后再进行实验。本次实验已获湖南中医药大学实验伦理委员会批准，批号 LLBH-202105190001。

本实验使用 4T1 小鼠乳腺癌细胞株。购自武汉 Procell 公司，批号 CL-0007。

（二）试验药物与试剂

磷酸盐酸缓冲液（PBS），胰酶，1640 完全培养基，无血清非程序性冻存液，0.25% 胰蛋白酶溶液（Procell 公司）；石蜡、中性树胶（Sigma 公司）；苏木素、PBS、伊红（Wellbio 公司）。

黄芪解毒汤中组方饮片由湖南中医药大学第一附属医院的药剂中心进行提供，并已鉴定为道地药材。黄芪解毒汤：黄芪 30 g、太子参 15 g、白术

10 g、茯苓 10 g、薏苡仁 30 g、麦冬 10 g、玄参 15 g、酒女贞子 15 g、半枝莲 30 g、白花蛇舌草 30 g、浙贝母 10 g、龙葵 15 g、山慈菇 10 g、甘草 5 g。将上述中药混合以传统方法熬煮：以清水盖过药面 2~3 cm 浸泡持续 30 分钟，然后用武火继续熬至煮沸，最终用文火煎煮 30 分钟左右。煎熬 2 遍，将 2 次熬制药液进行混合，弃去中药渣后即得。将药液浓缩为 100 ml 以便给药。

注射用盐酸多柔比星（深圳万乐药业有限公司，批号 20210115）。

临床多柔比星（阿霉素）用量为每次 60 mg/m²，每周 20 mg/m²，每 3 周 1 次，得知每周用量为：0.5 mg/kg。根据人类和动物的体表面积的比例进行调整，本实验裸鼠平均体重为 20 g，剂量约为 0.1 mg/只，药物浓度设为 0.5 mg/ml，单只裸鼠腹腔注射剂量为 0.2 ml/周。在这项实验中，100ml NS＋50mg 的多柔比星配置。

总 RNA 提取试剂盒（天根）；cDNA 反转录试剂盒（ThermoFisher）；蛋白抽提试剂，BCA 蛋白定量试剂盒，山羊抗兔 IgG（H＋L），山羊抗小鼠 IgG（H＋L）（天德悦）；β-catenin 兔多抗，β-tubulin 鼠单抗（Immunoway）；E-Cadherin 兔多抗，Vimentin 鼠单抗（proteintech）。各引物由湖南赛思维生物科技有限公司合成。

（三）试验分组与方法

先适应性喂养 1 周，再将 30 只裸鼠随机分为 5 组，分别是：模型组、多柔比星组、黄芪解毒汤低剂量组、黄芪解毒汤中剂量组和黄芪解毒汤高剂量组，每组 6 只裸鼠。为避免造模时发生选择性偏移，所以在造模前保持混养。从第 5 天开始，多柔比星组给予多柔比星（0.05 g/kg）腹腔注射，每周注射 1 次，黄芪解毒汤低、中、高 3 个治疗组每天给予黄芪解毒汤进行灌胃，按人体和小鼠的等效剂量换算后得出其含生药量分别为 17.82 g/kg、35.64 g/kg、71.28 g/kg。模型组则每天予等量的生理盐水灌胃，各组均持续给药 21 天。取材前夜禁食，在第 22 天对裸鼠进行脱颈处死处理，原位瘤组织、肺组织进行无菌剥离，称质量、测体积、迅速包埋、冻存。

二、结果

（一）一般情况观察

模型组裸鼠出现活动减少，精神状况不佳，或烦躁不安，易激惹，进食进水量明显减少；多柔比星组裸鼠活动减少，进食进水量明显减少，形体消瘦；其他组裸鼠活动欠灵敏，进食进水量稍有减少；其中，黄芪解毒汤高剂量组裸鼠，活动灵敏，进食进水量正常。

（二）成瘤情况观察

接种后 3 天，右侧第二乳头下方，肉眼可见一小肿瘤结节，瘤体质较硬，边界尚清楚，形态尚规则，活动度较差，包膜完整，部分皮肤可见出现粘连。各组肿瘤大小均随时间变化增长，不同实验组增长的速度不同。在取材过程中，可见模型组原位瘤与周围组织有粘连明显的粘连情况，其表面还可见明显溃疡面，面积较大，个别溃疡处可见脓性坏死组织。剖开其原位瘤，瘤组织呈现鱼肉状，质地硬偏脆，于瘤体中心可以见到灰白色或暗红色的坏死组织，偶伴有液化。

（三）原位瘤生长体积比较

裸鼠原位瘤体积增长结果显示，在给药 21 天时，与模型组相比，多柔比星组及黄芪解毒汤低剂量组、中剂量组、高剂量组 3 个治疗组的瘤体积均明显减小，差异有显著统计学意义（$P < 0.01$）。见表 7 - 13。

表 7 - 13　　　黄芪解毒汤对乳腺癌荷瘤裸鼠肿瘤体积的影响　　（$\bar{x} \pm s$, $n = 6$）

组别	第 9 天/mm²	第 15 天/mm²	第 21 天/mm²
模型组	242.61±80.42	804.22±70.15	1620.19±207.90
多柔比星组	194.84±91.71	275.26±157.00[b]	795.13±143.97[b]
黄芪解毒汤低剂量组	205.04±68.29	577.38±147.95	1053.13±181.43[b]
黄芪解毒汤中剂量组	218.73±87.87	498.37±158.69	950.77±354.33[b]
黄芪解毒汤高剂量组	163.11±75.99	437.40±211.48	946.51±183.95[b]

注：与模型组相比 [b]$P < 0.01$。

（四）原位瘤质量及抑瘤率比较

与模型组比较，多柔比星组及黄芪解毒汤低剂量组、中剂量组、高剂量组 3 个治疗组瘤质量明显减小，差异有显著统计学意义（$P < 0.01$），多柔比星组、黄芪解毒汤低剂量组、中剂量组、高剂量组抑瘤率分别为 47%、28%、40%、50%。见表 7 - 14。

（五）肺转移结节数及肺转移抑制率的比较

与模型组相比，多柔比星组、黄芪解毒汤高剂量组肺转移结瘤结节数显著减少，差异有显著统计学意义（$P < 0.01$）。多柔比星组、黄芪解毒汤低剂量组、中剂量组、高剂量组肺转移抑制率分别为 66%、33%、38%、

66%。见表 7-15。

表 7-14　　黄芪解毒汤对乳腺癌荷瘤裸鼠瘤质量及抑瘤率的影响（$\bar{x} \pm s$, $n=6$）

组别	瘤质量/g	抑瘤率/%
模型组	3.10 ± 0.70	—
多柔比星组	1.6 ± 0.34^b	47
黄芪解毒汤低剂量组	2.2 ± 0.44^b	28
黄芪解毒汤中剂量组	1.8 ± 0.22^b	40
黄芪解毒汤高剂量组	1.5 ± 0.30^b	50

注：与模型组相比 $^b P < 0.01$。

表 7-15　　各组荷瘤裸鼠肺转移结瘤节数及肺转移抑制率的比较（$\bar{x} \pm s$, $n=6$）

组别	肺结节数	肺转移抑制率/%
模型组	20.5 ± 4.23	—
多柔比星组	6.83 ± 3.87^b	66
黄芪解毒汤低剂量组	13.67 ± 5.57	33
黄芪解毒汤中剂量组	12.16 ± 7.98	38
黄芪解毒汤高剂量组	$6.83 \pm 3.43b$	66

注：与模型组相比 $^b P < 0.01$。

（六）裸鼠肺组织中 JAG1、E-cadherin、Vimentin mRNA 的表达

与模型组相比，多柔比星组、黄芪解毒汤低剂量组、黄芪解毒汤中剂量组 JAG1 均减少，差异有统计学意义（$P < 0.01$）；黄芪解毒汤高剂量组 E-Cadherin 明显减少，差异有显著统计学意义（$P < 0.01$）。见表 7-16。

表 7-16　　黄芪解毒汤对乳腺癌荷瘤裸鼠肺组织中 JAG1、E-Cadherin、

VimentinmRNA 表达的影响　　　　　　（$\bar{x} \pm s$, $n=6$）

组别	JAG1	E-Cadherin	Vimentinm
模型组	1.03 ± 0.58	0.29 ± 0.04	1.81 ± 0.14
多柔比星组	0.38 ± 0.20^a	0.49 ± 0.10	1.26 ± 0.12^b
黄芪解毒汤低剂量组	0.40 ± 0.04^a	0.38 ± 0.11	1.06 ± 0.35^b
黄芪解毒汤中剂量组	0.42 ± 0.07^a	0.45 ± 0.07	0.97 ± 0.10^b
黄芪解毒汤高剂量组	0.23 ± 0.21^b	0.51 ± 0.11^b	0.70 ± 0.12^b

注：与模型组相比 $^a P < 0.05$；与模型组相比 $^b P < 0.01$。

（七）裸鼠肺组织中 JAG1、E-cadherin、Vimentindan 蛋白的表达

JAG1 指标：与模型组相比多柔比星组、黄芪解毒汤低剂量组、中剂量组、高剂量组显著减少，差异具有显著统计学意义（$P<0.01$）；与多柔比星组相比，黄芪解毒汤中剂量组、黄芪解毒汤高剂量组显著增加，差异具有显著统计学意义（$P<0.01$）；与黄芪解毒汤低剂量组相比，黄芪解毒汤中剂量组、黄芪解毒汤高剂量组显著增加，差异具有显著统计学意义（$P<0.01$）；与黄芪解毒汤中剂量组相比，黄芪解毒汤高剂量组显著增加，差异具有显著统计学意义（$P<0.01$）。

E-Cadherin 指标：与模型组相比多柔比星组、黄芪解毒汤低剂量组、中剂量组、高剂量组显著减少，差异具有显著统计学意义（$P<0.01$）；与多柔比星组相比，黄芪解毒汤低剂量组、中剂量组、高剂量组显著增加，差异具有显著统计学意义（$P<0.01$）；与黄芪解毒汤低剂量组相比，黄芪解毒汤中剂量组、黄芪解毒汤高剂量组显著增加，差异具有显著统计学意义（$P<0.01$）；与黄芪解毒汤中剂量组相比，黄芪解毒汤高剂量组显著增加，差异具有显著统计学意义（$P<0.01$）。

Vimentin 指标：与模型组相比多柔比星组、黄芪解毒汤低剂量组、中剂量组、高剂量组显著减少，差异具有显著统计学意义（$P<0.01$）；与多柔比星组相比，黄芪解毒汤低剂量组、中剂量组、高剂量组显著增加，差异具有显著统计学意义（$P<0.01$）；与黄芪解毒汤低剂量组相比，黄芪解毒汤中剂量组、黄芪解毒汤高剂量组显著增加，差异具有显著统计学意义（$P<0.01$）；与黄芪解毒汤中剂量组相比，黄芪解毒汤高剂量组显著增加，差异具有显著统计学意义（$P<0.01$）。见表 7-17。

表 7-17　黄芪解毒汤对乳腺癌荷瘤裸鼠肺组织中 JAG1、E-Cadherin、Vimentinm 蛋白表达的影响　（$\bar{x}\pm s$，$n=6$）

组别	JAG1	E-Cadherin	Vimentinm
模型组	1 ± 0	1 ± 0	1 ± 0
多柔比星组	0.42 ± 0.01^{b}	1.75 ± 0.03^{b}	0.79 ± 0.01^{b}
黄芪解毒汤低剂量组	0.40 ± 0.01^{b}	1.93 ± 0.07^{bc}	0.48 ± 0.01^{bc}
黄芪解毒汤中剂量组	0.52 ± 0.017^{bcd}	1.43 ± 0.06^{bcd}	0.30 ± 0.01^{bcd}
黄芪解毒汤高剂量组	0.20 ± 0.01^{bcde}	1.11 ± 0.05^{bcde}	0.17 ± 0.01^{bcde}

注：与模型组相比[a]$P<0.05$；与模型组相比[b]$P<0.01$；与多柔比星组相比[c]$P<0.01$；与黄芪解毒汤中剂量组相比[e]$P<0.01$。

三、讨论

在黄芪解毒汤抑制裸鼠成瘤及肺转移研究中，模型组裸鼠出现活动减少，精神状况不佳，或烦躁不安，易激惹，进食进水量明显减少；多柔比星组裸鼠活动减少，进食进水量明显减少，形体消瘦；其他组裸鼠活动欠灵敏，进食进水量稍有减少；其中，黄芪解毒汤高剂量组裸鼠，活动灵敏，进食进水量正常。接种后3天，右侧第二乳头下方，肉眼可见一小肿瘤结节，瘤体质较硬，边界尚清楚，形态尚规则，活动度较差，包膜完整，部分皮肤可见出现粘连。各组肿瘤大小均随时间变化增长，不同实验组增长的速度不同。在取材过程中，可见模型组原位瘤与周围组织有粘连明显的粘连情况，其表面还可见明显溃疡，面积较大，个别溃疡处可见脓性坏死组织。剖开其原位瘤，瘤组织呈现鱼肉状，质地硬偏脆，于瘤体中心可以见到灰白色或暗红色的坏死组织，偶伴有液化。裸鼠原位瘤体积增长结果显示，在给药21天时，与模型组相比，多柔比星组及黄芪解毒汤低剂量组、中剂量组、高剂量组瘤体积均明显减小，差异有统计学意义（$P<0.01$）。多柔比星组、黄芪解毒汤低、中、高剂量组肺转移抑制率分别为66%、33%、38%、66%。实验结果表明，中药实验组及多柔比星组均能有效抑制裸鼠原位瘤生长及肺转移，与其他组相比，黄芪解毒汤高剂量组与多柔比星组抑制原位瘤及肺转移瘤疗效较佳。

从荷瘤裸鼠肺组织中JAG1、E-cadherin、Vimentin mRNA的表达情况看，与模型组相比，多柔比星组、黄芪解毒汤低剂量组、黄芪解毒汤中剂量组JAG1均减少，差异有统计学意义（$P<0.05$），黄芪解毒汤高剂量组明显减少，差异有显著统计学意义（$P<0.01$）；黄芪解毒汤高剂量组E-Cadherin明显减少，差异有显著统计学意义（$P<0.01$）；多柔比星组、黄芪解毒汤低剂量组、中剂量组、高剂量组Vimentin均明显减少，差异有显著统计学意义（$P<0.01$）。

从荷瘤裸鼠肺组织中JAG1、E-cadherin、Vimentindan蛋白的表达情况来看，JAG1指标：与模型组相比多柔比星组、黄芪解毒汤低剂量组、中剂量组、高剂量组显著减少，差异具有显著统计学意义（$P<0.01$）；与多柔比星组相比，黄芪解毒汤中剂量组、黄芪解毒汤高剂量组显著增加，差异具有显著统计学意义（$P<0.01$）；与黄芪解毒汤低剂量组相比，黄芪解毒汤中

剂量组、黄芪解毒汤高剂量组显著增加，差异具有显著统计学意义（$P<0.01$）；与黄芪解毒汤中剂量组相比，黄芪解毒汤高剂量组显著增加，差异具有显著统计学意义（$P<0.01$）。E-Cadherin 指标：与模型组相比多柔比星组、黄芪解毒汤低剂量组、中剂量组、高剂量组显著减少，差异具有显著统计学意义（$P<0.01$）；与多柔比星组相比，黄芪解毒汤低剂量组、中剂量组、高剂量组显著增加，差异具有显著统计学意义（$P<0.01$）；与黄芪解毒汤低剂量组相比，黄芪解毒汤中剂量组、黄芪解毒汤高剂量组显著增加，差异具有显著统计学意义（$P<0.01$）；与黄芪解毒汤中剂量组相比，黄芪解毒汤高剂量组显著增加，差异具有显著统计学意义（$P<0.01$）。Vimentin 指标：与模型组相比多柔比星组、黄芪解毒汤低剂量组、中剂量组、高剂量组显著减少，差异具有显著统计学意义（$P<0.01$）；与多柔比星组相比，黄芪解毒汤低剂量组、中剂量组、高剂量组显著增加，差异具有显著统计学意义（$P<0.01$）；与黄芪解毒汤低剂量组相比，黄芪解毒汤中剂量组、黄芪解毒汤高剂量组显著增加，差异具有显著统计学意义（$P<0.01$）；与黄芪解毒汤中剂量组相比，黄芪解毒汤高剂量组显著增加，差异具有显著统计学意义（$P<0.01$）。其中黄芪解毒汤高剂组较低剂量组、中剂量组，能明显降低 JAG1、Vimentin 蛋白表达，增加 E-Cadherin 蛋白表达。

第七节　基于 Wnt 信号诱导 EMT 探讨半枝莲-白花蛇舌草药对抑制乳腺癌肺转移的研究

本研究以 Wnt 信号诱导 EMT 介导乳腺癌肺转移为切入点，选择乳腺癌肺转移裸鼠模型为研究对象，在验证"半枝莲-白花蛇舌草"药对抗乳腺癌肺转移效应的基础上，观察单药或药对及其不同配对比例给药剂量对 Wnt/β-catenin 信号通路、EMT 的关键标志物的影响，探讨"半枝莲-白花蛇舌草"药对抑制乳腺癌肺转移的作用机制。

实验一 建立肺转移种植瘤裸鼠模型

一、材料与方法

(一) 实验动物与细胞株

BALB/C 雌性裸鼠及小鼠乳腺癌细胞株 4T1。

(二) 细胞培养

迅速取出储存在液氮中的冻存管，并立即在 37 ℃ 的水浴锅中解冻。待冻存管中液体完全融化后，滴入少量细胞完全培养基进行混合，再将混合液从冻存管中移入含培养基的试管中；离心后弃上清；加入完全培养基重悬细胞，并将细胞接种到细胞培养瓶中；放入培养箱中培养。用 PBS 液冲洗 4T1 细胞 2 次后加胰酶，在细胞变圆时即可吸出胰酶，避免细胞被过度消化。此时，加入完全培养基并按 1∶3 比例进行传代培养，直到呈现对数生长期。

(三) 造模方法

10 只裸鼠随机分为模型组和正常组，每组 5 只。采用注射法构造荷瘤裸鼠模型。实验采用对数生长期的细胞，调整细胞浓度至 5×10^6/ml。瘤细胞悬液注射于裸鼠左侧胸壁第 2 对乳房脂肪垫内（0.2 ml/只，细胞数为 1×10^6），并每 3 天记录肿瘤生长。通过种植的原位瘤生长情况观察肿瘤细胞增殖情况，通过病理切片观察组织形态评价模型的有效性。造模成功 21 天后予以断颈处死。

(四) 观察指标与方法

一般情况观察、肿瘤形成情况观察、组织病理学检测。

二、结果

(一) 一般情况观察

造模后模型组裸鼠出现摄食减少、精神不振或焦躁不安等情况，部分裸鼠喜静卧、反应迟钝，部分裸鼠则出现来回跑动现象。后期模型组裸鼠出现活动受限，可见鼻翼煽动、胸廓起伏等呼吸困难症状。正常组裸鼠健康状态良好。

(二) 肿瘤形成情况观察

接种 4T1 细胞混悬液后第 3 天，可见裸鼠左侧胸壁第 2 对乳房有明显凸起，原位瘤均位于裸鼠左侧胸壁第 2 对乳头下方，可见一小结节，或兼有色白凸起点，质地硬，边界尚清楚，形状较规则，活动度较差，部分与周围组织粘连。肿瘤随时间增长，增长速度较快，约2周时间，大部分肿瘤表面中心部出现溃疡或出血点，取材时肿瘤剖面呈纤维条索、鱼肉状，质地坚硬，中心可存在暗红色或灰白色坏死组织。

（三）组织病理学检测

模型组原位瘤体呈球形或椭球形，与周围组织粘连不清，瘤体质地坚硬，剖面呈鱼肉状，内部可见大范围灶性坏死出血。镜下观察可见细胞排列紊乱，呈浸润性生长，细胞核较大，呈核异型性，细胞质丰富。与正常组肺组织相比，模型组肺组织转移瘤细胞排列紧密，细胞核染色深，核膜较之清晰，核明显，肺泡内可见出血。

实验二 "半枝莲-白花蛇舌草"药对抑制裸鼠成瘤及肺转移研究

一、材料与方法

（一）实验动物与细胞株

BALB/C雌性裸鼠及小鼠乳腺癌细胞株4T1。

（二）实验药品及主要试剂

半枝莲、白花蛇舌草均购于湖南中医药大学第一附属医院中药房，经药剂科鉴定为道地药材。多柔比星由深圳万乐药业公司提供。余同实验一。

（三）造模方法

同实验一。

（四）分组及给药方法

1周的适应性喂养后，按随机法分为正常组、模型组、多柔比星组、半枝莲-白花蛇舌草1：1组、半枝莲-白花蛇舌草1：2组、半枝莲-白花蛇舌草2：1组、半枝莲组、白花蛇舌草组8组，每组6只。在造模前仍然混养，以避免造模时出现选择性偏移。每3天灌胃前称取体重，测量瘤体大小。见表7-18。

表7-18　　　　　　　　　　分组及给药方法

实验分组	处理方法	数量
正常组	正常裸鼠，生理盐水每天灌胃 [0.2 ml/(只・d)]	6只
模型组	成模后裸鼠，生理盐水每天灌胃 [0.2 ml/(只・d)]	6只

实验分组	处理方法	数量
半枝莲组	成模后裸鼠，半枝莲提取物灌胃 $[1.06\ g/ml,\ 0.2\ ml/(只·d)]$	6 只
白花蛇舌草组	成模后裸鼠，白花蛇舌草提取物灌胃 $[1.06\ g/ml,\ 0.2\ ml/(只·d)]$	6 只
半枝莲-白花蛇舌草 1∶1 组	成模后裸鼠，半枝莲-白花蛇舌草提取物灌胃 $[1.06\ g/ml,$ $0.2\ ml/(只·d)]$	6 只
半枝莲-白花蛇舌草 1∶2 组	成模后裸鼠，半枝莲-白花蛇舌草提取物灌胃 $[1.06\ g/ml,$ $0.2\ ml/(只·d)]$	6 只
半枝莲-白花蛇舌草 2∶1 组	成模后裸鼠，半枝莲-白花蛇舌草提取物灌胃 $[1.06\ g/ml,$ $0.2\ ml/(只·d)]$	6 只
多柔比星组	成模后裸鼠，腹腔注射 $[0.5\ mg/ml,\ 0.2\ ml/(只·周)]$	6 只

（五）观察指标与方法

一般情况观察、肿瘤形成情况观察、裸鼠体重监测、成瘤时间及肿瘤体积、重量、抑瘤率的计算、肺转移瘤的观察及肺转移率的计算。

二、结果

（一）一般情况观察

造模后一段时间，模型组裸鼠出现摄食减少、精神不振或焦躁不安等情况，部分裸鼠喜静卧、反应迟钝，部分裸鼠出现来回跑动现象。药物组裸鼠在摄食及活动方面均表现尚可，其中多柔比星组及中药组中白花蛇舌草组及半枝莲-白花蛇舌草 1∶1 组的裸鼠在进食、活动及精神状态方面具有明显优势。后期除正常组外，各组均有部分裸鼠出现活动受限，可见鼻翼煽动、胸廓起伏等呼吸困难症状。正常组裸鼠体重稳步增长，药物组裸鼠后期体重较模型组普遍增长。第 16 天，模型组 24 号死于恶病质。

（二）肿瘤形成情况观察

接种瘤细胞混悬液后第 3～4 天，可见原位瘤均位于裸鼠左侧胸壁第 2 对乳头下方，为色白凸起的结节，质地偏硬，边界尚清楚，形状较规则，触诊时活动度较差，部分与周围组织粘连。模型组及药物处理组裸鼠肿瘤均随时间增长，增长速度不一，取材时观察到，模型组原位瘤与周围组织粘连情况明显，且肿瘤溃疡面积较大，个别可见脓性坏死组织。各组裸鼠原位瘤剖开呈鱼肉状，质硬偏脆，切开后瘤体中心或可存在暗红色或灰白色坏死组织，或伴有液化。

（三）体重变化曲线（见表 7-19）

表 7-19　　　　　　　　　　裸鼠体重变化表　　　　　　　（g，$\bar{x} \pm s$，$n=6$）

组别	给药前	第 3 天	第 6 天	第 9 天	第 12 天
正常组	17.66±0.54	18.25±0.45	18.81±0.73	19.15±1.06	19.57±1.04
模型组	17.92±0.80	18.04±0.76	17.11±1.82	17.34±1.85	17.35±1.87
多柔比星组	17.40±0.26	18.46±0.49	18.54±0.58	17.70±1.11	17.73±0.27
半枝莲组	17.76±0.85	18.53±1.26	18.32±0.83	17.98±1.23	18.19±0.83
白花蛇舌草组	17.70±0.32	18.57±0.73	18.99±0.85	19.23±0.80	19.45±0.63
半枝莲-白花蛇舌草 1∶1 组	18.07±0.70	18.54±0.66	17.88±1.69	18.61±0.73	19.50±0.53
半枝莲-白花蛇舌草 1∶2 组	17.78±0.63	18.72±0.60	19.18±1.17	19.46±1.35	17.82±1.42
半枝莲-白花蛇舌草 2∶1 组	17.61±0.93	17.51±0.88	17.98±1.33	17.81±1.14	19.43±1.36

（四）裸鼠原位瘤生长曲线（见表 7-20）

表 7-20　　　　　　　　　　裸鼠原位瘤体积变化表　　　　　　（mm³，$\bar{x} \pm s$，$n=6$）

组别	给药前	第 3 天	第 6 天	第 9 天
模型组	2.429 6±0.195 3	17.060 5±4.079 8	43.975 8±21.919 3	48.562 9±16.148 3
多柔比星组	2.350 0±0.415 8	7.497 8±1.684 2	17.077 8±4.739 9	31.662 7±4.507 7
半枝莲组	2.664 5±0.778 2	9.298 3±1.904 8	15.747 7±3.434 4	32.446 7±8.336 0
白花蛇舌草组	2.214 3±0.342 8	7.185 8±2.162 6	11.611 2±3.057 0	43.706 9±4.519 8
半枝莲-白花蛇舌草 1∶1 组	2.497 7±0.365 7	7.500 4±1.621 4	13.433 0±2.233 2	33.714 6±8.062 8
半枝莲-白花蛇舌草 1∶2 组	2.282 1±0.312 6	7.986 3±0.953 5	16.747 8±2.454 0	36.806 2±4.418 6
半枝莲-白花蛇舌草 2∶1 组	2.201 4±0.304 1	8.352 3±1.874 2	23.839 9±9.890 5	34.911 9±6.146 1

（五）裸鼠原位瘤瘤重比较（见表 7-21）

表 7-21　　　　　　　　　　裸鼠原位瘤瘤重比较　　　　　　（g，$\bar{x} \pm s$，$n=6$）

组别	平均瘤重值
模型组	3.29±1.17
多柔比星组	1.50±0.25**

续表

组别	平均瘤重值
半枝莲组	1.82±0.11**
白花蛇舌草组	2.51±0.68*##
半枝莲-白花蛇舌草1∶1组	1.58±0.10**
半枝莲-白花蛇舌草1∶2组	1.91±0.51**
半枝莲-白花蛇舌草2∶1组	1.66±0.38**

注：与模型组相比较 * $P<0.05$，** $P<0.01$；与多柔比星组相比较 ## $P<0.01$。

（六）裸鼠原位瘤抑瘤率

与模型组相比，多柔比星组及中药组裸鼠原位瘤平均体积均明显减小，差异有显著统计学意义（$P<0.01$）。药物组间，多柔比星组较白花蛇舌草组及半枝莲-白花蛇舌草1∶2组原位瘤平均体积均减小，差异有统计学意义（$P<0.05$）。半枝莲-白花蛇舌草1∶1组较白花蛇舌草组原位瘤平均体积减小，差异有统计学意义（$P=0.017<0.05$），与半枝莲组、半枝莲-白花蛇舌草1∶2组及半枝莲-白花蛇舌草2∶1组之间差异无统计学意义（$P>0.05$）。见表7-22。

表7-22　　　　　裸鼠原位瘤体积及抑瘤率　　　　（mm³，$\overline{x}\pm s$，$n=6$）

组别	给药前平均体积/mm³	给药前平均体积/mm³	平均抑瘤率/%
模型组	2.4296±0.1953	262.9040±160.3137	—
多柔比星组	2.3500±0.4158	128.6065±15.0572	51.08**
半枝莲组	2.6645±0.7782	161.5709±17.0376	38.54**
蛇舌草组	2.2143±0.3428	190.7838±27.0040	27.43**#△
半枝莲-白花蛇舌草1∶1组	2.4977±0.3657	130.2218±13.9703	50.47**
半枝莲-白花蛇舌草1∶2组	2.2821±0.3126	178.8225±25.1975	31.98**#
半枝莲-白花蛇舌草2∶1组	2.2014±0.3041	166.4449±24.1217	36.69**

注：与模型组相比较 ** $P<0.01$；与多柔比星组相比较 # $P<0.05$；与半-白1∶1组相比较 △ $P<0.05$

（七）肺转移抑制率

与模型组相比，半枝莲组、白花蛇舌草组、半枝莲-白花蛇舌草1∶1组裸鼠肺转移瘤个数明显减少，差异有显著统计学意义（$P<0.01$），多柔比星组、半枝莲-白花蛇舌草1∶2组、半枝莲-白花蛇舌草2∶1组裸鼠肺转移

瘤个数减少，差异有统计学意义（$P<0.05$）。半枝莲-白花蛇舌草 1∶1 组较多柔比星组肺转移瘤个数减少，差异有统计学意义（$P=0.033<0.05$）。见表 7-23。

表 7-23　　　　　裸鼠肺转移瘤个数及大小比较　　　　　（$\bar{x}\pm s$，$n=6$）

组别	平均肺转移瘤数值/个	平均肺转移瘤大小/mm²	肺转移抑制率/%
模型组	21.00±4.96	4.03±0.59	—
多柔比星组	13.83±2.32	1.08±0.13	34.14*
半枝莲组	11.17±4.96	2.87±0.45	46.81**
白花蛇舌草组	8.67±5.16	1.98±0.12	58.71**
半枝莲-白花蛇舌草 1∶1 组	6.67±5.61	1.48±0.75	68.24**#
半枝莲-白花蛇舌草 1∶2 组	12.50±9.35	2.73±0.31	40.48*
半枝莲-白花蛇舌草 2∶1 组	12.50±4.50	3.12±0.26	40.48*

注：与模型组相比较 * $P<0.05$，** $P<0.01$；与多柔比星组相比较 # $P<0.05$。

实验三　"半枝莲-白花蛇舌草"药对干预乳腺癌肺转移与 Wnt/β-catenin 信号通路、EMT 的关系

一、材料与方法

（一）实验动物与细胞株

同实验一、实验二。

（二）造模方法

同实验二。

（三）分组及给药方法

同实验二。

（四）观察指标与方法

1. Real-time PCR 法检测裸鼠肺组织中 c-myc、β-catenin、E-cadherin、Vimentin 基因的表达。

2. Western Blot 法检测裸鼠肺组织中 β-catenin、E-cadherin、Vimentin 的表达情况。

二、结果

1. 裸鼠肺组织 c-myc、β-catenin、E-cadherin、Vimentin 基因的表达情况

与模型组相比，正常组及各药物组 c-myc 基因表达均明显降低，差异有显著统计学意义（$P<0.01$）。药物组与正常组之间、各药物组之间表达差异无统计学意义（$P>0.05$）。见表 7-24。

表 7-24　　　　　　　　裸鼠肺组织 c-myc 基因相对表达情况　　　　　　（$\bar{x}\pm s$, $n=6$）

组别	$2^{-\triangle\triangle CT}$
正常组	1**
半枝莲组	2.860 0±1.277 9**
蛇舌草组	1.903 3±0.923 9**
半枝莲-白花蛇舌草 1∶1 组	1.193 3±0.830 1**
半枝莲-白花蛇舌草 1∶2 组	1.703 3±0.546 5**
半枝莲-白花蛇舌草 2∶1 组	2.776 7±1.510 2**
多柔比星组	1.896 7±0.273 9**
模型组	7.213 3±2.080 0

注：与模型组相比 ** $P<0.01$。

与模型组相比，各药物组 β-catenin 基因表达均明显减低，差异有显著统计学意义（$P<0.01$）。药物组与正常组相比，白花蛇舌草组及半枝莲-白花蛇舌草 1∶1 组 β-catenin 基因表达均降低，差异有统计学意义（$P<0.05$）。药对各比例组之间表达差异无统计学意义（$P>0.05$）。见表 7-25。

表 7-25　　　　　　　　裸鼠肺组织 β-catenin 基因相对表达情况　　　　　　（$\bar{x}\pm s$, $n=6$）

组别	$2^{-\triangle\triangle CT}$
正常组	1
半枝莲组	0.556 7±0.220 3**
白花蛇舌草组	0.303 3±0.230 29**#
半枝莲-白花蛇舌草 1∶1 组	0.36±0.15**#
半枝莲-白花蛇舌草 1∶2 组	0.51±0.200 75**
半枝莲-白花蛇舌草 2∶1 组	0.803 3±0.567 22**
多柔比星组	0.586 7±0.204 29**
模型组	1.47±0.208 81

注：与模型组相比 ** $P<0.01$；与正常组相比 # $P<0.05$。

与正常组相比，各组 E-cadherin 基因表达均明显减低，差异有显著统计学意义（$P<0.01$）。药物组与模型组相比，多柔比星组及半枝莲-白花蛇舌草 1∶1 组 E-cadher 基因表达均增加，差异有显著统计学意义（$P<0.01$）。见表 7-26。

表 7-26　　　　　　裸鼠肺组织 E-cadherin 基因相对表达情况　　　　（$\bar{x}\pm s$，$n=6$）

组别	$2^{-\triangle\triangle CT}$
正常组	1
半枝莲组	$0.276\ 7\pm0.080\ 8^{\#\#}$
白蛇舌草组	$0.233\ 3\pm0.005\ 8^{\#\#}$
半枝莲-白花蛇舌草 1∶1 组	$0.463\ 3\pm0.159\ 5^{**\#\#}$
半枝莲-白花蛇舌草 1∶2 组	$0.276\ 7\pm0.090\ 8^{\#\#}$
半枝莲-白花蛇舌草 2∶1 组	$0.233\ 3\pm0.011\ 6^{\#\#}$
多柔比星组	$0.333\ 3\pm0.063\ 5^{**\#\#}$
模型组	$0.146\ 7\pm0.032\ 2^{\#\#}$

注：与模型组相比 $^{**}P<0.01$；与正常组相比 $^{\#\#}P<0.01$。

与模型组相比，正常组及各药物组 Vimentin 基因表达均明显减低，差异有显著统计学意义（$P<0.01$）。各药物组与正常组相比，半枝莲组 Vimentin 基因表达有所增加，差异有统计学意义（$P=0.049<0.05$）。药对各比例组之间表达差异无统计学意义（$P>0.05$）。见表 7-27。

表 7-27　　　　　　裸鼠肺组织 Vimentin 基因相对表达情况　　　　（$\bar{x}\pm s$，$n=6$）

组别	$2^{-\triangle\triangle CT}$
正常组	1^{**}
半枝莲组	$1.276\ 7\pm0.068\ 0\ 7^{**\#}$
白花蛇舌草组	$1.093\ 3\pm0.065\ 06^{**}$
半枝莲-白花蛇舌草 1∶1 组	$0.866\ 7\pm0.513\ 2^{**}$
半枝莲-白花蛇舌草 1∶2 组	$1.030\ 0\pm0.052\ 92^{**}$
半枝莲-白花蛇舌草 2∶1 组	$1.053\ 3\pm0.100\ 17^{**}$
多柔比星组	$0.83\pm0.225\ 17^{**}$
模型组	$1.516\ 7\pm0.357\ 26$

注：与模型组相比 $^{**}P<0.01$；与正常组相比 $^{\#}P<0.05$。

（二）裸鼠肺组织 β-catenin、E-cadherin、Vimentin 的表达情况

各组与模型组相比较，多柔比星组、白蛇舌草组、半枝莲-白花蛇舌草1∶1组及半枝莲-白花蛇舌草1∶2组 β-catenin 表达均明显降低，差异有显著统计学意义（$P<0.01$），半枝莲-白花蛇舌草2∶1组 β-catenin 表达降低，差异有统计学意义（$P=0.047<0.05$）。各药物组间相比较，与半枝莲-白花蛇舌草1∶1组相比，半枝莲组及半枝莲-白花蛇舌草2∶1组 β-catenin 表达较高，差异有显著统计学意义（$P<0.01$）。各组与模型组相比较，多柔比星组、半枝莲-白花蛇舌草1∶1组 E-cadherin 表达明显增高，差异有显著统计学意义（$P<0.01$）。各组与模型组相比较，Vimentin 表达明显降低，差异有显著统计学意义（$P<0.01$）。各药物组间相比较，与半枝莲-白花蛇舌草1∶1组相比，半枝莲组及白花蛇舌草组 Vimentin 表达明显增高，差异有显著统计学意义（$P<0.01$），半枝莲-白花蛇舌草2∶1组 Vimentin 表达较高，差异有统计学意义（$P=0.01<0.05$）。

三、讨论

关于乳腺癌肺转移，现下中医学主流观点为"痰瘀交阻、癌毒流窜"。中医学认为，乳腺癌肺转移的发生是一个长期过程，发病基础是痰瘀凝滞于肺，发病根本在于癌毒流窜走行，以瘀毒邪热为主要表现。乳腺癌肺转移的发生发展可以认为是"余毒伏邪"久而不去，脏腑调节能力下降而致"内生癌毒"的过程。而癌毒隐秘又极易损耗人体正气，易引起痰瘀凝滞不化，随着时间的推移，正气愈虚，癌毒愈旺，以致正不胜邪，阴阳平衡失调，病势日重。

数据挖掘发现，半枝莲-白花蛇舌草是中医治疗乳腺癌远处转移的核心药对。该药对抗肿瘤活性强，毒副作用小，不易产生耐药性，疗效确切。在整理分析和系统总结治疗癌症转移的处方规律时发现，治疗晚期乳腺癌伴转移患者常用清热解毒类和软坚散结类的中药，其中又以清热解毒药为主，如半枝莲和白花蛇舌草分别占 56.5%、54.3%。我们认为，这可能是由于肿瘤细胞与机体正气之间存在着一种相互斗争的关系，这种斗争既表现为"相反相成"，也表现为"互制相反"。当癌肿处于发展阶段时，往往出现"热毒内蕴，毒损阴津，阴血亏虚，阴阳失调，气血不足"，而此时正是清热解毒法发挥作用的最佳时期。且刘丽芳临床治疗乳腺癌遣方用药时，以半枝莲-白花蛇舌草药对为代表的清热解毒类药物出现频率较高。

实验研究结果发现白花蛇舌草可通过抑制癌细胞的增殖、促进凋亡，并抑制癌细胞迁徙发挥抗肿瘤作用，研究表明，白花蛇舌草不但改善乳腺癌荷瘤小鼠的营养状况，还能抑制乳腺癌的发生和发展。另外，药对的另一半半枝莲同样拥有抑制癌细胞增殖、促进凋亡、抗血管生成、抗炎等作用，近年，国内研究已表明半枝莲醇提取物可通过多种信号通路，对多种肿瘤细胞发挥抑制作用。研究表明，半枝莲、白花蛇舌草在抑制肿瘤细胞增殖、诱导其凋亡、降低端粒酶活性、增强机体免疫力等方面可相互促进、协同。实验证实，半枝莲和白花蛇舌草等量配伍时所提取的乙酸乙酯组分（YDW11）能选择性抑制三阴性乳腺癌细胞的增殖并诱导其凋亡，且不仅抑制了加速细胞增殖 PCNA 的表达，同时提高了细胞周期抑制蛋白 p21 的表达，其机制与抑制 MAPK 信号通路、活化 cAMP 和 cGMP 信号通路有关。王信林等研究证明，白花蛇舌草醇提物及半枝莲醇提物都能抑制 MCF-7 细胞的增殖，可能与其抑制肿瘤细胞增殖有关。与此同时，将白花蛇舌草醇提物与半枝莲醇提物按 1∶1 比例配伍，实验表明，二者比例配伍时对 MCF-7 细胞增殖的抑制作用比两者单用时更明显，证明当半枝莲与白花蛇舌草进行配伍应用时较单味药有增强作用，但具体作用机制尚不清楚。另外，实验还表明半枝莲-白花蛇舌草在一定程度上能降低因化疗药而引起的免疫器官损伤，从而增强机体免疫力。因此配伍组作用明显优于单味药应用。其作用机制可能是通过调控相关细胞增殖因子的分泌，发挥抑制肿瘤细胞增殖的作用。前期我们通过网络药理学分析表明，c-myc、β-catenin 等可能是"半枝莲-白花蛇舌草"治疗乳腺癌复发转移的关键靶点，涉及细胞因子活性、受体活性、酶活性及生物合成过程的调控，相关通路主要包括 Wnt 信号通路等。本实验研究证实，"半枝莲-白花蛇舌草"药对 Wnt 信号通路具有抑制作用，从而抑制EMT，进而抑制乳腺癌的肺转移，且等量配伍时疗效最佳。这与我们前期文献及网络药理学结果相符合。与此同时，我们也观察到白花蛇舌草组及半枝莲-白花蛇舌草 1∶2 组具有裸鼠荷瘤重而在肺转移检测的相关指标上疗效优良的问题，中药组裸鼠在改善裸鼠生存质量上较多柔比星组更为明显。这为我们研究服用中药患者带瘤生存问题及中药在辅助化疗期间减毒增效作用提供了新的依据，也为我们后期进一步研究提供了新的方向。

第八节

柴胡清肝汤干预 NLRP3/IL-1β 通路治疗肉芽肿性小叶性乳腺炎模型大鼠的作用机制

刘丽芳基于清消法理论运用柴胡清肝汤治疗 GLM，患者乳房毁形率低，治愈率高，疗效确切，具有很强的研究价值。但柴胡清肝汤具体作用机制尚有待证。将 60 只雌性大鼠随机分组，建立了 GLM 大鼠模型，从 NLRP3/IL-1β 通路出发，探究柴胡清肝汤治疗 GLM 的作用机制。现报告如下：

一、材料与方法

（一）动物

60 只 SPF 级雌性 SD 大鼠，体重（200±20）g，由湖南中医药大学 SPF 级实验动物中心提供。

（二）药液制备

取柴胡、川芎、当归、生地黄、赤芍、黄芩、天花粉、防风、牛蒡子各 10 g，栀子、连翘、甘草各 3 g（均购自湖南中医药大学第一附属医院门诊药房），生药量共 99 g，加入 12 倍蒸馏水浸泡 30 分钟后武火煮沸，继续文火煎煮 30 分钟，消毒纱布过滤药液后，二煎加入 10 倍蒸馏水煎煮 30 分钟，合并 2 次滤液，水浴浓缩为生药质量浓度分别为 0.5 g/ml、0.25 g/ml、0.125 g/ml 的药液。

（三）动物造模

术中取人体新鲜 GLM 病变组织 0.1 g 与生理盐水以 1∶3 比例加入匀浆机匀浆管内，充分粉碎组织，再将所得样品与弗氏佐剂按 1∶1 比例混合，制作成油包乳混悬液备用。大鼠适应性喂养 1 周，取最优体积的组织均浆（0.04 ml）分别于大鼠第 3、第 4 对乳房进行注射包埋，1 周后进行大鼠乳腺组织局部观察，随机处死 2 只大鼠，取第 3、第 4 对乳腺组织，进行病理切片观察，镜下出现特征性的脂质空泡周围伴多种炎症细胞浸润，形成肉芽肿性炎症或微脓肿时即可确认造模成功。

（四）试验方法与分组

将 60 只大鼠按照随机数字表法随机分为 6 个组，每组 10 只，分别为正常组、模型组、泼尼松龙组、柴胡清肝汤低、中、高剂量组。除正常组外，其余大鼠均为模型大鼠。所有大鼠均自由饮食饮水，造模成功后开始灌胃。给药剂量与方法为正常组、模型组给予等体积生理盐水灌胃，阳性药组给予等量醋酸泼尼松龙药液灌胃（人体质量按 70 kg 计算，根据大鼠体表面积换算，选用人体等效剂量为 0.001 8 g/(kg·d)，柴胡清肝汤低、中、高剂量组分别给予剂量为 4.5 g/(kg·d)、8.9 g/(kg·d)、17.8 g/(kg·d) 的中药液灌胃，给药体积为 10 ml/(kg·d)，每天 1 次，持续 14 天。

14 天后肉眼观察小鼠乳腺变化；苏木素-伊红（HE）染色观察取材的乳腺组织病理学改变；实时荧光定量聚合酶链式反应（Real-timePCR）检测 NOD 样受体蛋白 3（NLRP3）炎症小体、胱天蛋白酶-1（Caspase-1）、白细胞介素-1β（IL-1β）mRNA 表达；蛋白质印迹法（Western bolt）检测 NLRP3、Caspase-1、IL-1β、白细胞介素-18（IL-18）的蛋白表达情况。

二、结果

（一）对 GLM 模型大鼠的炎症的影响（见表 7-28、表 7-29）

表 7-28 　　　　　　　　　　　　　大鼠乳腺炎症指数评分

计分/分	症状表现
0	正常乳房，无红肿、无肿块
1	大鼠精神不佳，行动迟缓
1	大鼠乳房或乳房周围皮色红，或可见肿块
1	按压大鼠乳房或周围，大鼠有缩脚、挣扎、嘶叫等反应
1	大鼠乳房表面皮温较正常组高（红外线测温仪测量）
3	乳房表面或周围可见破溃、流脓

注：总分 1～2 分表示大鼠乳腺轻微炎症，3 分及以上表示明显炎症。

表 7-29 　　　　　　　　柴胡清肝汤对大鼠乳腺炎症指数的影响 　　　　　　　$(\overline{x} \pm s, n=10)$

组别	剂量/(g·kg)	炎症指数
正常组	—	0.00 ± 0.00
模型组	—	$5.10 \pm 1.45^{2)}$
泼尼松龙组	0.0018	$1.40 \pm 0.97^{4)}$
柴胡清肝汤低剂量组	4.5	3.40 ± 1.51

续表

组别	剂量/(g·kg)	炎症指数
柴胡清肝汤中剂量组	8.9	2.60±1.51[3]
柴胡清肝汤高剂量组	17.8	1.30±0.82[4]

注：与正常组比较 [1] $P<0.05$，[2] $P<0.01$；与模型组比较 [3] $P<0.05$，[4] $P<0.01$；与泼尼松龙组比较 [5] $P<0.05$，[6] $P<0.01$。

模型组大鼠的乳房红肿，其周围皮色红，可见明显肿块，甚至伴有明显溃破流脓，各治疗组大鼠的乳腺情况均较模型组好转，其中柴胡清肝汤中剂量组、泼尼松龙组大鼠乳腺皮色稍红，似可见不明显的小肿块，肉眼观差异不大；柴胡清肝汤高剂量组则与正常组大鼠的乳腺肉眼观无明显差异。与正常组比较，模型组的大鼠乳腺炎症指数显著升高（$P<0.01$）；与模型组比较，柴胡清肝汤中、高剂量组及泼尼松龙组经治后炎症指数均有不同程度下降（$P<0.05$，$P<0.01$），以柴胡清肝汤高剂量组和泼尼松龙组最为显著（$P<0.01$）。

（二）对 GLM 模型大鼠乳腺组织的病理形态的影响

正常的大鼠乳腺组织可见乳腺小叶由末梢导管、腺泡和小叶间质组成，小叶周围纤维结缔组织包围，结构清晰。与正常组比较，模型组的 GLM 大鼠乳腺组织在镜下可见以小叶为中心的肉芽肿形成，伴见上皮样细胞、多核巨细胞及淋巴细胞、浆细胞、中性粒细胞等浸润，并可见脂质空泡的形成。与模型组比较，柴胡清肝汤组及泼尼松龙组均能够减轻淋巴细胞、浆细胞等炎性细胞浸润，减少上皮细胞增生及炎性肉芽肿的形成，其中柴胡清肝汤高剂量组及泼尼松龙组效果更加明显。

（三）对 GLM 模型大鼠乳腺组织中 NLRP3/IL-1β 通路中 NLRP3、Caspase-1、IL-1β mRNA 表达的影响（见表 7-30）

表 7-30 柴胡清肝汤对大鼠乳腺组织中 NLRP3、Caspase-1、IL-1β mRNA
相对表达量的影响（$\bar{x}\pm s$，$n=4$）

组别	剂量/(g·kg)	NLRP3	Caspase-1	IL-1β
正常组	—	1.15±0.29	1.25±0.55	0.59±0.13
模型组	—	10.72±1.71[2]	12.46±1.96[2]	8.54±0.89[2]
泼尼松龙组	0.0018	1.45±0.62[4]	1.41±0.35[4]	1.32±0.32[4]
柴胡清肝汤低剂量组	4.5	8.53±1.10[6]	8.87±1.44[6]	6.05±1.62[5]

组别	剂量/(g·kg)	NLRP3	Caspase-1	IL-1β
柴胡清肝汤中剂量组	8.9	6.60±0.74	6.91±0.86[5]	4.37±1.04
柴胡清肝汤高剂量组	17.8	3.92±0.82[3]	3.43±0.92[3]	3.12±0.64[3]

注：与正常组比较[1] $P<0.05$，[2] $P<0.01$；与模型组比较[3] $P<0.05$，[4] $P<0.01$；与泼尼松龙组比较[5] $P<0.05$，[6] $P<0.01$。

与正常组比较，模型组大鼠乳腺组织中的 NLRP3、Caspase-1 及 IL-1β mRNA 相对表达量显著增加，差异具有统计学意义（$P<0.01$），提示造模成功；与模型组比较，柴胡清肝汤高剂量组、泼尼松龙组均能够明显下调 NLRP3、Caspase-1 及 IL-1β mRNA 的表达（$P<0.05$，$P<0.01$），泼尼松龙组的 NLRP3、Caspase-1 及 IL-1β mRNA 相对表达量较柴胡清肝汤低剂量组明显降低（$P<0.05$，$P<0.01$），且泼尼松龙组的 Caspase-1 mRNA 相对表达量较柴胡清肝汤中剂量组明显降（$P<0.05$）。见表 7-30。

（四）对 GLM 模型大鼠乳腺组织 NLRP3/IL-1β 信号通路中 NLRP3、Caspas-1、IL-1β、IL-18 蛋白表达的影响（见表 7-31）

表 7-31　柴胡清肝汤对大鼠乳腺组织中 NLRP3、Caspase-1、IL-1β、IL-18 蛋白表达量的影响　　　　　　　　　　　　　　　　（$\bar{x}\pm s$，$n=4$）

组别	剂量/(g·kg)	NLRP3/β-actin	Caspase-1/β-actin	IL-1β/β-actin	IL-18/β-actin
正常组	—	0.08±0.05	0.10±0.05	0.12±0.02	0.17±0.08
模型组	—	0.37±0.10[2]	0.67±0.06[2]	0.51±0.05[2]	0.63±0.07[2]
泼尼松龙组	0.001 8	0.09±0.06[4]	0.15±0.05[4]	0.13±0.01[4]	0.21±0.12[4]
柴胡清肝汤低剂量组	4.5	0.28±0.05[5]	0.57±0.02[5]	0.38±0.03[5]	0.50±0.09[5]
柴胡清肝汤中剂量组	8.9	0.19±0.03	0.36±0.13	0.35±0.07[5]	0.35±0.07
柴胡清肝汤高剂量组	17.8	0.16±0.08[3]	0.21±0.11[3]	0.20±0.02[3]	0.31±0.15[3]

与正常组比较，模型组大鼠乳腺组织中 NLRP3、Caspase1、IL-1β 和 IL-18 蛋白的表达显著增加（$P<0.01$）；与模型组比较，柴胡清肝汤高剂量组、泼尼松龙组的 NLRP3、Caspase-1、IL-1β 和 IL-18 蛋白的表达明显降低（$P<0.05$，$P<0.01$），以泼尼松龙组更为显著；与泼尼松龙组比较，柴胡清肝汤低剂量组 NLRP3、Caspase-1、IL-1β 和 IL-18 蛋白表达量及柴胡清肝汤中剂量组的 IL-1β 蛋白表达量明显升高（$P<0.05$），而与柴胡清肝汤高剂量

组相关因子蛋白表达量差异无统计学意义。见表 7 - 31。

三、讨论

本研究结果显示，与正常组比较，模型组大鼠的 NLRP3、Caspase-1 及 IL-1β mRNA 表达量及蛋白表达水平均有显著上升，这证实 GLM 的发病与 NLRP3/IL-1β 通路的激活具有显著的相关性；运用泼尼松龙、柴胡清肝汤对 GLM 模型大鼠进行干预，不仅控制了 GLM 大鼠的炎症指数，且 NLRP3/IL-1β 通路相关指标均有不同程度的下降，说明 NLRP3 炎症小体阻滞剂将成为 GLM 的有效治疗手段，也证明了柴胡清肝汤能够抑制 NLRP3 的表达及 Caspase-1 的活化，从而下调 IL-1β、IL-18 等下游炎性因子的释放；柴胡清肝汤不同剂量组中，柴胡清肝汤高剂量组（17.8 g/kg）抑制大鼠乳腺炎症的效果最佳，与泼尼松龙组的治疗效果不相上下，这为柴胡清肝汤在中医治疗 GLM 的优势地位提供了论据支持。

综上所述，柴胡清肝汤能够调控 NLRP3/IL-1β 通路，抑制炎性因子释放，从而达到抑制大鼠乳腺炎症的治疗效果。

第九节 乳痛软坚片对肝郁痰凝型乳腺增生症大鼠 E_2、P、PRL 水平的影响

乳腺增生是女性最常见的乳房疾病。乳痛软坚片是湖南中医药大学第一附属医院院内制剂，已经在临床上使用多年，成分稳定，疗效确切，将进一步从激素水平探讨其治疗乳腺增生的作用机制。将 40 只雌性大鼠随机分组，观察乳痛软坚片对肝郁痰凝型乳腺增生大鼠血清雌二醇、孕酮、催乳素水平的影响。现报告如下：

一、材料与方法

（一）动物

60 只健康未孕雌性 SD 大鼠，SPF 级，70～80 日龄，体重 180～230 g，由湖南中医药大学实验动物中心提供。

（二）药物

1. 乳痛软坚片　由柴胡、陈皮、川楝子、延胡索、莪术、当归、白芍、

党参、浙贝母、海蛤粉、甘草等中药组成，由湖南中医药大学第一附属医院制剂室制备（规格 0.9 g×100 片）。

2.红金消结浓缩丸　由金荞麦、三七、五香血藤、柴胡、八角莲、大红袍、香附、鼠妇虫、黑蚂蚁、鸡矢藤等中药组成，云南楚雄云中制药有限公司（规格 0.2 g×60 丸）。

3.黄体酮注射液。

4.苯甲酸雌二醇注射液。

（三）动物造模

60 只 SD 大鼠，自由进水、进食，12 小时明暗交替，室温 20 ℃～23 ℃，相对湿度 55％，适应性喂养 1 周，适应环境后开始实验。正常对照组（A 组 10 只）大鼠大腿外侧肌内注射 0.9％ NaCl 注射液（0.5 mg/kg），1 次/d，连续 30 天。参照文献制备乳腺增生肝郁痰凝型大鼠模型，模型制备组（50 只）肌注苯甲酸雌二醇注射液（0.5 mg/kg），1 次/d，持续 25 天；接着肌注黄体酮注射液（4 mg/kg），1 次/d，持续 5 天；模型制备组同时予以每日夹尾（距尾巴末梢 25 cm 的地方）刺激 30 分钟，共 30 天。造模后大鼠出现"倦怠、弓背、怕冷、竖毛、皮毛欠光、脱毛、反应迟钝、易激惹、急躁"等行为学表现，行为学评分显著升高；肉眼观察大鼠乳房可见乳头周围毛发裸区直径明显变大并隆起；乳腺组织可见到典型的乳腺增生灶，导管上皮细胞结构紊乱、增生层数明显增多；血清 E_2、PRL 水平明显升高，血清 P 水平明显降低，表明肝郁痰凝型乳腺增生大鼠造模成功。

（四）试验方法与分组

对造模成功的大鼠进行随机均衡分组，A 组仍为正常对照组，B 组为模型对照组，实验组设 C、D、E 组分别为乳痛软坚片低、中、高剂量组，F 组为红金消结浓缩丸阳性对照组，每组 8 只大鼠。乳痛软坚片中剂量组换算为临床日用量等效剂量，低、中、高剂量组按 1∶2∶4 比例用药，分别为 0.32 g/kg、0.64 g/kg、1.28 g/kg；F 组给药剂量为 0.55 g/kg。药物研末，分别称取，用蒸馏水溶解稀释，置于 4 ℃冰箱内保存备用。A、B 组大鼠灌以 10 ml/kg 的生理盐水，C、D、E、F 各组每天以 10 ml/kg 的药物溶剂灌胃，连续灌胃 1 个月。

（五）检测指标及方法

大鼠行为学指标：观察大鼠是否存在"皮毛欠光、竖毛、脱毛、弓背、怕冷、倦怠、反应迟钝、易激惹、急躁"等反应，分别按"无、轻微、明显"计 0 分、1 分、2 分；9 项总分为 0～5 分者终得分计为 0 分，6～11 分者终得分计为 1 分，12～18 分者终得分计为 2 分。

乳房毛发裸区直径：对大鼠乳房外形进行观察，用游标卡尺对双侧第 2 对乳房毛发裸区直径进行精确测量。

血清 E_2、P、PRL 水平：于末次给药后 1 小时，大鼠尾静脉采血，离心取血清，分装后冷冻保存，采用酶联免疫分析方法，严格按照 ELISA 试剂盒说明书进行实验操作，检测血清 E_2、P、PRL 水平。

乳腺病理观察：脱颈椎处死大鼠，用 20% Na_2S 脱毛，取大鼠第 2、第 3 对乳房，分别用 10% 福尔马林固定 24 小时；经过脱水、透明、透蜡、包埋、切片、展片、烤片、HE 染色等处理后进行镜检。光镜下观察乳腺组织切片的形态结构，利用图像分析软件采集图像并测量乳腺导管上皮细胞层数，每张病理切片观测 3 个视野后取其平均值作为统计数据。

二、结果

（一）大鼠行为学评分及乳房毛发裸区直径（见表 7 - 32）

表 7 - 32　　　　各组大鼠行为学评分及乳房毛发裸区直径　　　　（$n=8$，$\bar{x}\pm s$）

组别	行为学评分/分	乳房毛发裸区直径/cm
A 组	1.13±0.35	0.55±0.09
B 组	2.75±0.46*	1.37±0.10*
C 组	2.38±0.52*	1.36±0.12*
D 组	1.38±0.52△▲	1.20±0.08* △▲
E 组	1.38±0.52△▲	0.70±0.10* △▲□
F 组	1.13±0.35△▲	0.73±0.10* △▲□

注：与 A 组比较 *$P<0.05$；与 B 组比较 △$P<0.05$；与 C 组比较 ▲$P<0.05$；与 D 组比较 □$P<0.05$。

造模后，与 A 组比较，B、C 组大鼠行为学评分显著升高（$P<0.05$）。治疗后，与 B 组比较，D、E、F 组大鼠行为学评分明显降低（$P<0.05$）；与 C 组比较，D、E、F 组大鼠行为学评分明显降低（$P<0.05$）。造模后，与 A 组比较，B、C、D、E、F 组大鼠乳房毛发裸区直径均显著增大（$P<0.05$）。治疗后，与 B 组比较，D、E、F 组大鼠乳房毛发裸区直径明显缩小（$P<0.05$）；与 C 组比较，D、E、F 组大鼠乳房毛发裸区直径明显缩小（P

<0.05）；与 D 组比较，E、F 组大鼠乳房毛发裸区直径明显缩小（$P<0.05$）。见表 7-32。

（二）乳腺导管上皮细胞增生层数（见表 7-33）

表 7-33　　　　　　　　　乳腺导管上皮细胞增生层数　　　　　　（$n=8$，$\overline{x}\pm s$）

组别	细胞增生层数/(层/视野)
A组	2.13 ± 0.35
B组	$3.13\pm0.64^*$
C组	2.88 ± 0.64
D组	2.50 ± 0.53
E组	$2.13\pm0.35^{\triangle}$
F组	2.38 ± 0.52

注：与 A 组比较 $^*P<0.05$；与 B 组比较 $^{\triangle}P<0.05$。

造模后，B 组大鼠乳腺导管上皮细胞增生层数明显多于 A 组（$P<0.05$）；治疗后，E 组大鼠乳腺导管上皮细胞增生层数明显少于 B 组（$P<0.05$）。见表 7-33。

（三）血清 E_2、P、PRL 水平比较（见表 7-34）

表 7-34　　　　　　各组大鼠血清 E_2、P、PRL 水平比较　　　　　（$n=8$，$\overline{x}\pm s$）

组别	E_2/(pmol/L)	P/(ng/ml)	PRL/(ng/L)
A组	44.27 ± 18.30	13.17 ± 1.64	4.11 ± 0.13
B组	$71.67\pm24.89^*$	$10.98\pm1.53^*$	$5.52\pm0.18^*$
C组	67.21 ± 19.62	11.63 ± 1.22	5.49 ± 0.19
D组	$63.31\pm23.98^{\triangle}$	11.54 ± 1.06	4.98 ± 0.21
E组	$50.23\pm27.86^{\triangle}$	11.60 ± 1.55	$4.23\pm0.17^{\triangle}$
F组	$48.25\pm19.12^{\triangle}$	$13.22\pm1.73^{\triangle}$	$4.31\pm0.09^{\triangle}$

注：与 A 组比较 $^*P<0.05$；与 B 组比较 $^{\triangle}P<0.05$。

造模后，B 组大鼠血清 E_2、P、PRL 水平明显高于 A 组，血清 P 水平明显低于 A 组（$P<0.05$）；治疗后，D、E、F 组大鼠血清 E_2 水平显著低于 B 组（$P<0.05$），F 组大鼠血清 P 水平显著高于 B 组（$P<0.05$），E、F 组大鼠血清 PRL 水平显著低于 B 组（$P<0.05$）。见表 7-34。

三、讨论

情志因素所导致的肝气不舒是肝郁气滞型乳腺增生疾病发生的最主要原

因，其主要机制为肝郁气滞，日久痰凝血瘀，形成增生结节伴疼痛。乳痛软坚片是本院经典制剂，具有疏肝解郁、化痰散结、活血止痛之功，并具有降低大鼠乳腺增生组织血管内皮生长因子（VEGF）表达，抑制新生血管形成，降低微血管密度（micro vescular density，MVD），改善腺体微循环及病理性增生的作用。

本研究结果显示，乳痛软坚片干预肝郁痰凝型乳腺增生大鼠可降低行为学评分，缩小乳房毛发裸区直径，减少乳腺导管上皮细胞增生，降低血清 E_2、PRL 水平，升高血清 P 水平，且高剂量乳痛软坚片疗效更为显著。

第十节 乳痛软坚片对乳腺增生大鼠乳腺组织 VEGF、MVD 表达的影响

中医药是目前治疗乳腺增生症的最佳治疗手段之一，乳痛软坚片是我院院内制剂，已在临床上使用多年有着稳定确切的疗效，本研究通过观察乳痛软坚片对乳腺增生症模型大鼠乳腺组织病理及血管内皮生长因子（VEGF）、微血管密度（MVD）表达的影响，探讨其作用机制。现报告如下：

一、材料与方法

（一）动物

60 只健康未孕雌性 SD 大鼠，体重（200±20）g，由湖南中医药大学实验动物中心提供。

（二）药物

1. 乳痛软坚片　由柴胡、陈皮、延胡索、川楝子、白芍、当归、莪术、贝母、海蛤粉、党参、甘草等组成，由湖南中医药大学第一附属医院制剂室提供（规格 0.3 g/片）。

2. 红金消结浓缩丸　由金荞麦、五香血藤、大红袍、柴胡、三七、香附、八角莲、鼠妇虫、黑蚂蚁、鸡矢藤等组成，云南楚雄云中制药有限公司（规格 0.2 g/丸）。

3. 黄体酮注射液。

4．苯甲酸雌二醇注射液。

（三）动物造模

60 只 SD 大鼠随机分为正常对照组（A 组，10 只）、模型制备组（50只），正常组大鼠大腿外侧肌内注射生理盐水 0.5 mg/kg，每天 1 次，连续30 天；模型制备组肌内注射苯甲酸雌二醇 0.5 mg/kg，每天 1 次，连续 25天，随后肌内注射黄体酮 4 mg/kg，每天 1 次，连续 5 天，并每天夹尾刺激30 分钟，建立肝郁痰凝型乳腺增生症模型。造模后，模型动物出现毛色枯黄，体质量增加慢甚至停滞等现象；肉眼观察，模型动物的乳头高度明显高于正常组；随机取模型制备组 10 只、正常组 2 只取乳腺组织做病理切片，光镜下与正常组比较乳腺小叶数目增多，腺泡明显扩张等增生病理改变出现表明造模成功。

（四）试验方法与分组

造模成功的大鼠进行随机均衡分组，B 组为模型对照组，根据实验设 C、D、E 分别为乳痛软坚片低、中、高剂量实验组，F 组为红金消结浓缩丸阳性药物对照组，A 组仍为正常对照组，每组均为 8 只。按照陈奇《中药药理实验方法学》体表面积换算，乳痛软坚片中剂量组换算为临床日用量等效剂量，C、D、E 组按 1：2：4 比例用药，分别为 0.32 g/kg、0.64 g/kg、1.29 g/kg；F 组 0.55 g/kg，药物研末，分别称取各剂量药物，用蒸馏水溶解稀释，置于 4 ℃冰箱内储存待用，最终各组均以 10 ml/(kg·d) 的溶剂灌胃，A、B 组大鼠灌相当量的生理盐水，为期 30 天。

（五）检测指标及方法

1．大鼠行为学指标　观察大鼠是否存在"皮毛欠光、竖毛、脱毛、弓背、怕冷、倦怠、反应迟钝、易激惹、急躁"，分别按"无、轻微、明显"各项均采取等级分别打 0 分、1 分、2 分；最终 9 项分数在 0～5 者终得分计为 0 分，在 6～11 者终得分计为 1 分，在 12～18 者终得分计为 2 分。

2．乳房直径及乳头高度、直径　于最后一次灌胃后 24 小时处死大鼠后用游标卡尺精确测量大鼠第 2 对左右两乳房直径、乳头高度和直径，并对其外形进行观察。

3．乳腺病理观察　取 HE 染色切片光镜下观察，利用图像分析软件采集图像并测量乳腺小叶及腺泡，在 200 倍下测量乳腺小叶数量；400 倍下测量乳腺小叶的腺泡数量和直径，每张病理片观测 3 个视野取其平均值作为统计数据。

4. 血管内皮生长因子（VEGF）、微血管密度（MVD）的观察　微血管密度（MVD）采取血管内皮细胞抗原（FⅧAg）来反应，先在低倍镜下（100×）浏览全片，找出微血管密度大的"热点"（hot spot），换高倍镜（200×），每张切片记录 5 个"热点"，取其平均数作为该病例的 MVD；VEGF 染色结果参照《实用肿瘤病理方法学》：细胞质、胞核内出现棕黄色颗粒为阳性，随机选取 5 个高倍镜视野，计每个视野 200 个细胞中阳性细胞数，计算阳性细胞百分率，取其平均值：$<25\%$（－），$25\%\sim50\%$（＋），$50\%\sim75\%$（＋＋），$>75\%$（＋＋＋）。

二、结果

（一）大鼠行为学指标（见表 7 - 35）

表 7 - 35　　　　　　　　　　大鼠行为学指标　　　　　　　　［终得分（$\bar{x}\pm s$）］

组别	动物数	平均得分
正常对照组	8	1.13 ± 0.35
模型对照组	8	$2.75\pm0.46^{\blacktriangle}$
乳痛软坚片低剂量组	8	$2.38\pm0.52^{\triangle}$
乳痛软坚片中剂量组	8	$1.38\pm0.52^{\star\circ}$
乳痛软坚片高剂量组	8	$1.38\pm0.52^{\star\circ}$
阳性药物对照组	8	$1.13\pm0.35^{\bigstar\bullet}$

注：与正常对照组比较 $^{\triangle}P<0.05$，$^{\blacktriangle}P<0.01$；与模型对照组比较 $^{\star}P<0.05$，$^{\bigstar}P<0.01$；与低剂量组比较 $^{\circ}P<0.05$，$^{\bullet}P<0.01$。

造模后模型对照组大鼠几乎都出现竖毛、皮毛欠光、脱毛、弓背、倦怠、怕冷、反应迟钝、易激惹、急躁等表现（与正常对照组比较，$P<0.01$），表明造模后大鼠出现性情改变，症证结合模型出现；药物干预后经乳痛软坚片中、高剂量组及红金消结浓缩丸阳性药物组症状均得到不同程度的改善（与模型对照组比较，均为 $P<0.01$）；且中、高剂量组、阳性药物组均优于低剂量组（与低剂量组比较，均为 $P<0.01$）；表明药物干预可以改善大鼠的性情，且跟剂量相关。

（二）第 2 对乳头高度、直径及乳房直径（见表 7 - 36）

造模后肉眼观察大鼠乳房明显可见乳头高耸、变粗，乳头周围毛发裸区范围均明显扩大（$P<0.01$），颜色鲜红，经药物干预后乳痛软坚片中、高

剂量组及阳性药物组得到不同程度的改善（$P<0.01$）。

表 7-36　　　　　　　　　乳腺导管上皮细胞增生层数　　　　　　（$n=8$, $\overline{x}\pm s$）

组别	动物数	乳头高度/mm	乳头直径/mm	乳房直径/cm
正常对照组	8	1.14±0.11	0.81±0.03	0.55±0.09
模型对照组	8	1.94±0.14▲	0.94±0.03▲	1.37±0.10▲
乳痛软坚片低剂量组	8	1.83±0.13▲	0.93±0.03▲	1.36±0.12▲
乳痛软坚片中剂量组	8	1.49±0.12▲★●	0.92±0.02▲	1.20±0.08▲★●
乳痛软坚片高剂量组	8	1.38±0.15▲★●	0.88±0.02★●◆	0.70±0.10▲★●◆
阳性药物对照组	8	1.40±0.13▲★●	0.85±0.02▲★●◆	0.73±0.10▲★●◆

注：与正常对照组比较 △$P<0.05$，▲$P<0.01$；与模型对照组比较 ☆$P<0.05$，★$P<0.01$；与低剂量组比较 ○$P<0.05$，●$P<0.01$；与中剂量组比较 ◇$P<0.05$，◆$P<0.01$。

（三）乳腺病理切片（见表 7-37）

正常乳腺组织导管上皮细胞排列整齐，导管腔腺腔无扩张，小叶及小叶腺胞数相对较少。经造模后乳腺组织均可见到典型的增生灶，导管上皮细胞结构紊乱，细胞增生，管腔明显扩张，内可见较多脱落的上皮细胞及分泌物，小叶及腺泡数明显增加（$P<0.01$），细胞层数增加（$P<0.05$），间质可见毛细血管扩张增多，纤维结缔组织也可见增生。干预后，病理增生得到不同程度改善，乳腺导管上皮排列基本规则，扩张明显减轻，小叶体积及腺泡数明显减少（$P<0.01$），高剂量组导管上皮细胞增生层数减少（$P<0.05$）。

表 7-37　　　　　　　　　　乳腺病理镜检　　　　　　　　　（$\overline{x}\pm s$）

组别	动物数	乳腺小叶平均腺泡数目/(个/视野)	细胞增生层数/(层/视野)
正常对照组	8	7.00±1.20	2.13±0.35
模型对照组	8	17.50±0.93▲	3.13±0.64△
乳痛软坚片低剂量组	8	17.1±0.83▲	2.88±0.64
乳痛软坚片中剂量组	8	15.00±1.07▲★●	2.50±0.53
乳痛软坚片高剂量组	8	13.35±1.04▲★●◆	2.13±0.35☆
阳性药物对照组	8	12.13±1.55▲★●◆	2.38±0.52

注：与正常对照组比较 △$P<0.05$、▲$P<0.01$；与模型对照组比较 ☆$P<0.05$，★$P<0.01$；与低剂量组比较 ○$P<0.05$，●$P<0.01$；与中剂量组比较 ◇$P<0.05$，◆$P<0.01$。

（四）血管内皮生长因子（VEGF）、微血管密度（MVD）（见表7－38）

正常对照组 MVD 数目较少，可见少量被染成棕黄色的血管及单个内皮细胞，造模后腺泡及其周围可见较多阳性着色（$P<0.01$）；经干预后，乳痛软坚片高剂量组及阳性药物组 MVD 数目有不同程度下降（$P<0.05$）。正常对照组 VEGF 阳性细胞数目亦较少，颜色较浅；造模后腺泡及其周围可见较明显阳性着色（$P<0.01$）；经干预后，乳痛软坚片中、高剂量组及阳性药物组 VEGF 的阳性表达强度下降（$P<0.01$）。

表7－38　　　　　　　　　乳腺组织 VEGF、MVD 表达　　　　　　　　（$\bar{x}\pm s$）

组别	动物数	VEGF/例#			MVD/（个/HP）
		－	＋	＋＋	
正常对照组	8	6	2	0	11.8±1.3
模型对照组	8	0	5	3▲	25.9±1.25▲
乳痛软坚片低剂量组	8	0	4	4▲	24.9±1.6▲
乳痛软坚片中剂量组	8	1	4	3▲	18.3±2.6▲★●
乳痛软坚片高剂量组	8	1	5	2△☆	15.75±1.28▲★●◆
阳性药物对照组	8	2	3	3△	16.25±1.03▲★●◇

注：与正常对照组比较 △$P<0.05$，▲$P<0.01$；与模型对照组比较 ☆$P<0.05$，★$P<0.01$；与低剂量组比较 ○$P<0.05$，●$P<0.01$；与中剂量组比较 ◇$P<0.05$，◆$P<0.01$。VEGF 总体比较 $\chi^2=13.92$，#$P=0.016$，$P<0.05$。

三、讨论

血管生成与乳腺增生、非典型增生及癌前病变这一变化过程密切相关。血管形成在肿瘤生长、转移、浸润中起重要作用，并受一系列促进和抑制因子的调节作用，血管内皮生长因子 VEGF 是其中最重要的促进因子之一。乳腺非典型增生过程中已伴随有新生血管生成，并随非典型增生程度的加重而增多，MVD 可以反映乳腺癌前病变的恶性倾向。

乳腺增生症属中医学"乳癖"范畴，由郁怒伤肝、思虑伤脾、气滞血瘀、痰凝成核，气、血、痰三者夹杂同时致病，只是有所偏重之不同，但肝郁气滞、痰凝血瘀是其基本病机。乳痛软坚片是我院专家根据多年的临床经验总结而创制，具有疏肝解郁、化痰散结、活血止痛的作用，切中乳癖的病因病机。

通过实验研究探讨发现，乳痛软坚片可以明显改善大鼠行为学表现，可降低模型大鼠乳腺组织 VEGF 表达，抑制新生血管形成，降低微血管密度

（MVD），改善腺体微循环，达到抑制或逆转乳腺增生组织的病理改变，治疗乳腺增生的作用。但均显示出只有在达到一定剂量时才显示出较明显的作用，且在 30 天的短疗程内并未使其改变的病理组织变化恢复到正常，提示中药与西药一样必须达到一定的血药浓度方可显示出疗效，并且可能必须达到一定的持续作用时间方可使改变的病理组织变化得以恢复。但中药逆转其病理组织改变的趋势是值得肯定的。

第十一节　柴芍乳癖颗粒对兔增生乳腺组织中 Ki67、Bcl-2 和 Bax 蛋白表达的影响

柴芍乳癖汤是刘丽芳自拟方，在临床上已经以颗粒剂形式运用多年。临床观察表明柴芍乳癖汤治疗乳腺增生症疗效确切，但作用机制尚不明确。本实验通过创制乳腺增生兔模型，观察柴芍乳癖颗粒对增生乳腺组织 Ki67、Bcl-2 和 Bax 蛋白表达的影响，初步探讨其作用机制。现报告如下：

一、材料与方法

（一）动物

新西兰白兔，普通级，体重 1.7～2.0 kg，雌性，健康未孕，由湖南中医药大学动物实验中心提供。

（二）药物

1. 柴芍乳癖颗粒（CHRPKL）　由湖南中医药大学第一附属医院中药房提供，具体药物如下：柴胡（北）、白芍、当归、醋青皮、郁金、瓜蒌皮、浙贝母、橘核、煅牡蛎、夏枯草、王不留行、白术、茯苓，广东一方制药有限公司；莪术，湖南春光九汇现代中药有限公司。

2. 乳癖散结颗粒（RPSJKL）　陕西白鹿制药股份有限公司，规格：4 g/袋。

3. 苯甲酸雌二醇注射液　宁波第二激素厂，规格：2 ml：4 mg。

4. 黄体酮注射液　浙江仙琚制药股份有限公司，规格：1 ml：10 mg。

（三）动物造模

56 只兔编号 1～56，抓阄法随机挑出 10 只为正常对照组，编号 Z1～Z10，剩余 46 只为模型制备组，编号 M1～M46，正常对照组兔双大腿内外侧肌肉丰厚处交替肌内注射生理盐水，1 次/d，连续 30 天；模型制备组肌内注射苯甲酸雌二醇注射液 0.5 mg/ kg，1 次/d，连续 25 天，随后肌内注射黄体酮注射液 1 mg/kg，隔天 1 次，共 3 次。末次肌内注射 24 小时后将兔腹部脱毛，观察正常对照组和模型制备组乳房大体情况，见两组兔乳头均充血增大，其中第 2 对最明显，模型对照组个别乳晕周围稍隆起。抓阄法挑选模型制备组、正常对照组各 1 只兔，处死后观察第 2 对乳腺组织病理切片。正常对照组小叶腺胞数较少，导管上皮细胞排列整齐，导管腔无扩张；模型制备组乳腺小叶腺泡数增加，导管上皮细胞层数增加、排列紊乱，腺泡腔明显扩张，腔内可见脱落的上皮细胞及分泌物，表明造模成功。

（四）给药量及灌胃液制备

按陈奇《中药药理实验方法》体表面积法将 CSRPKL 中剂量组换算为临床日用量等效组，低、中、高剂量组按 1∶2∶4 比例用药。CSRPKL 低、中、高剂量组雌兔所需药量分别为 0.47 g/kg、0.94 g/kg、1.88 g/kg；RPSJKL 组雌兔所需药量为 0.56 g/kg。

因兔单次灌胃体积应≤20 ml，故按 CSRPKL 高剂量组 1 只兔 1 天灌胃药量推算低、中、高 3 组兔 1 天所需 CSRPKL 总量和灌胃液总体积，在烧杯中放入 CSRPKL，加 100 ℃的蒸馏水，充分搅拌溶解，将药液浓缩至 0.37 g/ml，低、中剂量组灌胃前用蒸馏水按比例进行稀释；另在烧杯中放入 1 天所需的 RPSJKL 总量，加入一定量 100 ℃蒸馏水，水浴加热，充分搅拌，配成浓度为 0.11 g/ml 的溶液。灌胃液每 3 天配制一次，2 ℃～4 ℃避光保存，灌胃前加热至室温。

（五）分组与给药

模型制备组剩余 45 只兔，按体重由低到高编号 1～45，用随机数字表法编入模型对照组、RPSJKL 组、CSRPKL 低剂量组、CSRPKL 中剂量组和 CSRPKL 高剂量组 5 个组，每组 9 只。6 组兔均采用灌胃给药，约 20 ml/次，1 次/d，连续 3 个月，所用的灌胃液具体如下。①正常对照组：生理盐水；②模型对照组：生理盐水；③RPSJKL 组：RPSJKL 水溶液，0.56g/kg/d；④CSRPKL 低剂量组：CSRPKL 水溶液，0.47g/kg/d；⑤CSRPKL 中剂量组：CSRPKL 水溶液。

二、结果

（一）六组雌兔第 2 对乳腺组织 Ki67 蛋白表达情况（见表 7-39）

与正常对照组相比，模型对照组 Ki67 的表达明显增强（$P<0.01$）；与模型对照组相比，RPSJKL 组、CSRPKL 中高剂量组 Ki67 的表达降低（$P<0.05$）。

表 7-39		Ki67 蛋白阳性细胞数	($\overline{x}\pm s$)
组别	n	凋亡率/%	
正常对照组	9	130.42±35.23	
模型对照组	7	195.83±77.57●●	
RPSJKL 组	9	143.75±34.47▲	
CSRPKL 低剂量组	7	174.33±61.37	
CSRPKL 中剂量组	8	148.75±31.65▲	
CSRPKL 高剂量组	7	141.50±54.97▲	

注：与正常对照组相比 ●●$P<0.01$；与模型对照组相比 ▲$P<0.05$。

（二）六组雌兔第 2 对乳腺组织 Bcl-2 和 Bax 蛋白的表达情况（见表 7-40）

与正常对照组相比，模型对照组 Bcl-2 表达明显降低（$P<0.01$），模型对照组 Bax 表达升高（$P<0.05$）；与模型对照组相比，RPSJKL 组和 CSRPKL 中、高剂量组 Bcl-2 升高（$P<0.05$），CSRPKL 低、中、高剂量组 Bax 降低（$P<0.05$）。

表 7-40	Bcl-2 和 Bax 蛋白平均光密度值	($\overline{x}\pm s$)
组别	Bcl-2	Bax
正常对照组	0.74±0.12	0.38±0.07
模型对照组	0.38±0.09●●	0.68±0.09●
RPSJKL 组	0.85±0.09▲	0.49±0.14
CSRPKL 低剂量组	0.51±0.14	0.41±0.09▲
CSRPKL 中剂量组	0.82±0.13▲	0.39±0.04▲
CSRPKL 高剂量组	0.79±0.10▲	0.41±0.07▲

注：与正常对照组相比 ●●$P<0.01$；与模型对照组相比 ▲$P<0.05$。

三、讨论

乳腺增生症即中医"乳癖"病，中医学认为其多由情志不遂，郁怒伤肝，气机郁滞，血行不畅，气郁久化热，炼津成痰，或脾胃亏虚，肝病及脾，运化失司，酿生痰浊，滞气、凝痰、瘀血结聚于乳房而成。刘丽芳治疗乳癖主张"标本同治""肝脾同调""气血双和"，由此创制柴芍乳癖，诸药合用，共奏疏肝理气、健脾化痰、活血化瘀、散结止痛之功。

本研究创制乳腺增生症兔模型，通过观察柴芍乳癖颗粒对增生乳腺组织 Ki67、Bcl-2 和 Bax 蛋白表达的影响，初步探讨其治疗乳腺增生的作用。因 Ki67 广泛表达于除 G_0 期、G_1 早期以外的各增殖周期的细胞中，故可以反映细胞的增殖情况。Bcl-2 基因是人体最主要的抑凋亡基因。实验结果显示：与模型对照组相比，柴芍乳癖颗粒中、高剂量组均可降低 Ki67 的表达水平，减弱 Bcl-2 的表达，柴芍乳癖颗粒低、中、高剂量组均能升高 Bax 表达水平，使凋亡受抑程度下降，促进增生乳腺组织的细胞凋亡，处于增殖状态的细胞减少，乳腺增生程度减轻。

研究中医药防治乳腺增生症既能减轻患者痛苦，又能防止进展为乳腺癌，体现中医"治未病"思想。

第十二节　柴芍乳癖颗粒对乳腺增生症兔模型 B 超声像和组织形态学的影响

我们将对 56 只雌兔进行随机分组实验，验证了柴芍乳癖颗粒可以改善乳腺增生（hyperplasia of mammary glands，HMG）兔模型 B 超声像，减轻雌兔乳腺增生程度，对乳腺增生治疗效果明显。

一、材料与方法

（一）动物

健康未孕雌性新西兰白兔 56 只，体重 1.7～2.5 kg，由湖南中医药大学动物实验中心提供，使用许可证编号：SYXK（湘）2013-0005。

（二）试验药物及试剂

药物柴芍乳癖颗粒（简称 CSRPKL）：柴胡、白芍、当归、青皮、郁金、瓜蒌皮、浙贝母、莪术、橘核、牡蛎、夏枯草、王不留行、白术、茯苓（一方中药配方颗粒），由湖南中医药大学第一附属医院中药房提供；乳癖散结颗粒（简称 RPSJKL）：陕西白鹿制药股份有限公司，4g/袋，批号 150503。

试剂苯甲酸雌二醇注射液（宁波第二激素厂，批号 140910）、黄体酮注射液（浙江仙琚制药股份有限公司，批号 140706）、0.9%氯化钠注射液（湖南科伦制药有限公司，批号 G141201F）、8%硫化钠水溶液、10%甲醛溶液、巴比妥钠等分析纯试剂。

（三）试验方法与分组

将 56 只兔编号 1～56，随机挑出 10 只为正常对照组编号 Z1～Z10、剩余 46 只为模型制备组，造模后随机挑出 1 只兔处死，取第 2 对乳房做病理切片，显微镜下观察乳腺组织形态，确认造模成功。

将造模后的 45 只雌兔分为模型对照组、RPSJKL 组和 CSRPKL 低、中、高剂量组 5 个组，加上正常对照组，共 6 个组，每组 9 只。进行灌胃给药，1 次/d，连续 3 个月。末次灌胃后观察雌兔乳房大体变化，标号拍照。用便携式彩超机采集第 2 对乳房的 B 超声像图，处死后剪取第 2 对乳房，进行病理切片的制作与染色及组织形态学观测，最后进行统计学处理。

二、结果

（一）造模后乳房大体变化

末次肌内注射激素 24 小时后将兔腹部脱毛，观察见：两组雌兔各乳头均充血增大，其中第 2 对最明显。

（二）HMG 兔模型的评价

显微镜下观察处死的正常对照组和模型制备组雌兔的乳腺组织病理切片，可见正常乳腺组织小叶腺胞数较少，导管上皮细胞排列整齐，导管腔基本无扩张。模型制备组乳腺小叶腺泡数增加，导管上皮细胞层数增加、结构紊乱，腺泡腔明显扩张，腔内可见脱落的上皮细胞及分泌物，可以判定造模成功。

（三）干预后乳房 B 超声像表现

正常对照组乳腺腺体层不增厚，模型对照组乳腺腺体增厚，回声强弱不一，内部光点增粗，回声区形状近似介于椭圆形和梭形之间，药物干预后，RPSJKL 组和 CSRPKL 低剂量组乳腺组织稍厚，低回声区呈长条形，其中 RPSJKL 组的面积小于低剂量组；中剂量组乳腺组织类似半椭圆形，中央回声稍高；高剂量组乳腺组织低回声区比 RPSJKL 组和低剂量组窄、厚，边界较模糊，形态略不规整。

（四）干预后兔乳腺组织病理形态学情况（见表 7-41）

表 7-41　各组乳腺小叶腺泡数、导管上皮细胞层数、腺泡腔直径比较　　　（$\bar{x} \pm s$）

组别	n	乳腺小叶腺泡数/个	导管上皮细胞层数/层	腺泡腔直径/μm
正常对照组	9	4.58±3.65	1.07±0.65	56.73±12.80
模型对照组	7	10.42±4.27●	2.25±0.45●	108.85±24.88●●
RPSJKL 对照组	9	6.90±2.50	1.83±0.39	79.04±23.04▲▲
CSRPKL 低剂量组	6	4.75±2.26▲	1.65±0.45	73.81±19.78▲▲
CSRPKL 中剂量组	7	6.92±3.37	1.43±0.49▲	67.48±13.50▲▲
CSRPKL 高剂量组	6	5.83±2.76	1.43±0.49▲	73.07±16.74▲▲

　　注：与正常对照组相比 ●$P < 0.05$，●●$P < 0.01$；与模型对照组相比 ▲$P < 0.05$，▲▲$P < 0.01$。

　　与正常对照组相比，模型对照组乳腺小叶腺泡数、导管上皮细胞层数增多（$P < 0.05$），腺泡腔直径显著扩张（$P < 0.01$），造模效果好。干预后，与模型组相比，CSRPKL 低剂量组乳腺小叶腺泡数减少（$P < 0.05$），CSRPKL 中、高剂量组导管上皮细胞层数减少（$P < 0.05$），RPSJKL 组及 CSRPKL 低、中、高剂量组腺泡腔直径均明显缩小（$P < 0.01$）。

　　三、讨论

　　HMG 主要病因为内分泌失调，属慢性疾病。目前，诊断 HMG 的首选检查方法是 B 超，确诊 HMG 的方法是病理检查，但有创，患者不易接受。常用治疗 HMG 的西药有激素类、维生素类、碘制剂、利尿消肿药和止痛剂，均有一定副作用，相比而言中医药具有显著优势。HMG 以乳房疼痛和肿块为主要临床表现，属中医学"乳癖"范畴，由郁怒伤肝、思虑伤脾、气滞血瘀、痰凝成核致病。

　　柴芍乳癖颗粒由 14 味中药组成，针对乳癖的病因病机，方中君药柴胡疏肝解郁，白芍养血敛阴、柔肝止痛；臣药青皮疏肝破气、消积化滞，郁金活血止痛、行气解郁，白术和茯苓益气健脾、利水渗湿，当归活血补血，佐药瓜蒌皮、浙贝母和橘核清热化痰、理气宽胸、散结止痛，使药川楝子行气止痛，王不留行活血通经，莪术破血行气、消积止痛，丹参活血祛瘀止痛，牡蛎软坚散结，夏枯草清肝泻火、散结消肿。诸药合用，共奏疏肝理气、健脾益气、除湿化痰、活血化瘀、散结止痛之功。

目前，中医药治疗 HMG 的动物实验多采用小鼠、大鼠造模，采用兔的很少，而且已查阅到的文献内建立 HMG 动物模型的部分激素已经停产。因此，本实验参考前人研究成果，创新性采用兽用激素注射液进行造模，并在激素使用剂量和次数上进行探索。实验发现：肌内注射（兽用）苯甲酸雌二醇注射液可创建出 HMG 兔模型。病理观测造模效果好，希望对后续研究者起到一定的参考作用。

第十三节　柴芍乳癖颗粒对大鼠乳腺癌前病变组织中 MVD 和 VEGF 蛋白表达的影响

柴芍乳癖汤为导师刘丽芳根据多年临床实践总结而创制的方剂，本方尤善于疏肝解郁、化痰散结，同时兼有养血柔肝、活血化瘀之功用，本方已在临床以颗粒剂形式用于治疗乳癖多年，临床疗效显著。在此基础上本研究欲通过复制大鼠癌前病变模型，采用柴芍乳癖颗粒干预模型大鼠，以观测本方对于癌前病变模型大鼠的抑制作用，以组织病理检查及 SP 免疫组化法验证其有效性，检测其对癌前病变组织中 MVD 及 VEGF 蛋白表达的影响，为临床应用柴芍乳癖颗粒防治乳腺癌前病变提供实验依据。

一、材料与方法

（一）实验动物

健康 SPF 级 SD 大鼠（雌性未孕，2 月龄）60 只，体重 180～220 g，由湖南中医药大学动物实验中心提供（实验单位使用许可证编号：SYXK（湘）2019 - 0009）。

（二）药物

1. 7 - 12 二甲基苯并蒽（简称 DMBA）　美国 Sigma 公司，规格：D3254 - 100MG，产品批号：SLCB7773。

2. 食用调和油　益海嘉里金龙鱼粮油食品股份有限公司。

3. 柴芍乳癖颗粒　广东一方制药有限公司。方剂来源：刘丽芳临床所用柴芍乳癖汤。方剂组成：柴胡1.4 g、白芍1.0 g、郁金0.7 g、瓜蒌皮5.0 g、当归3.0 g、青皮0.9 g、橘核0.7 g、牡蛎0.8 g、浙贝母2.0 g、莪术0.7 g、夏枯草0.7 g、王不留行1.0 g、茯苓0.5 g、白术3.0 g。(CSRP-KL相当于原方药量：柴胡12 g、白芍10 g、郁金10 g、瓜蒌皮20 g、当归10 g、青皮6 g、橘核10 g、牡蛎10 g、浙贝母10 g、莪术10 g、夏枯草10 g、王不留行10 g、茯苓10 g、白术10 g)

4. 枸橼酸他莫昔芬片（简称TAM） 扬子江药业集团有限公司。批准文号：国药准字H32021472。规格：10 mg/片，批号：20070591。

（三）造模及检验

常规适应性喂养1周后，60只SD雌性大鼠随机选取10只作为空白对照组，余下50只为模型制备组。空白对照组大鼠予以生理盐水2ml一次性灌胃，模型制备组大鼠采用DMBA初始一次性灌胃法造模，至造模结束共9周。9周造模结束后，于空白对照组随机抽取大鼠1只、模型制备组随机抽取大鼠5只，断颈法处死，手术切取大鼠第2、第3对乳腺组织，行组织病理学检验。肝郁血瘀型癌前病变模型大鼠的制备：造模至第10周时，木夹钳夹大鼠尾部4周。

（四）分组与干预

模型大鼠确认造模成功，大鼠共剩余54只，其中空白对照组9只，模型制备组45只。实验分组设置为以下6组：空白对照组、模型组、中药（低/中/高）剂量组、阳性对照组，将模型制备组大鼠编号1～54随机编入以上各组，每组各9只。空白对照组及模型组予以生理盐水[10 ml/(kg·d)]灌胃；中药（低/中/高）剂量组予以CSRPKL药液[0.32 g/(kg·d)，0.64 g/(kg·d)，1.28 g/(kg·d)]灌胃；阳性对照组予以TAM药液[13.2 mg/(kg·d)]灌胃。总干预时间为15天。

（五）动物处死及取材

15天药物干预结束后，6组大鼠先以理发器胸腹部初步去毛，未完全清理干净部位以脱毛膏脱去残余毛发，24小时后采用断颈法处死所有实验大鼠，手术切取大鼠第2、第3对乳腺组织及乳腺组织周围少量皮肤，标本离体后迅速将其放置于4%多聚甲醛溶液中固定。

（六）指标观察

指标观察离体乳腺组织运用SP免疫组化法检测其MVD及VEGF蛋白表

达水平，经 HE 染色后行组织形态学观察。

二、结果

（一）大鼠乳腺组织形态学表现（见表 7-42）

空白对照组无癌前病变发生，与模型组相比，差异有统计学意义（$P<0.01$）。

阳性对照组、中药中剂量组、中药高剂量组与空白对照组相比，差异无统计学意义（$P>0.05$）；中药中剂量组、中药高剂量组与阳性对照组比较，差异无统计学意义（$P>0.05$）；中药中剂量组与中药高剂量组进行组间比较，差异无统计学意义（$P>0.05$）。（按病理结果"一般增生-癌前病变-乳腺癌"对 6 组大鼠进行分类比较，各组大鼠均无乳腺癌发生，故不纳入统计）

表 7-42	大鼠乳腺组织形态学表现			（例/%）
组别	n	一般增生	癌前病变	乳腺癌
空白对照组（K）	9	100.00	0.00	0.00
模型组（M）	9	11.11	88.89	0.00
阳性对照组（T）	8	75.00	25.00	0.00
中药低剂量组（CL）	8	12.50	87.50	0.00
中药中剂量组（CM）	9	44.44	55.56	0.00
中药高剂量组（CH）	9	66.67	33.33	0.00

（二）大鼠乳腺组织 MVD 表达（见表 7-43）

根据统计学数据可知，模型组大鼠乳腺组织 MVD 表达情况显著高于空白对照组，表明乳腺癌前病变大鼠乳腺组织中 MVD 呈较高表达；低剂量及中剂量柴芍乳癖颗粒干预模型大鼠，大鼠乳腺癌前病变组织 MVD 表达无明显下降；枸橼酸他莫昔芬片及高剂量柴芍乳癖颗粒均可降低大鼠乳腺癌前病变组织 MVD 表达；柴芍乳癖颗粒对于 MVD 表达的抑制作用存在量效差异。

表 7-43	大鼠乳腺组织 MVD 表达情况		（$\bar{x}\pm s$）
组别	n	MVD/（个/HP）	P
空白对照组（K）	9	10.44 ± 1.42	
模型组（M）	9	26.56 ± 2.74	▲
阳性对照组（T）	8	14.25 ± 2.50	□

续表

组别	n	MVD/(个/HP)	P
中药低剂量组（CL）	8	24.63 ± 2.33	▲☆
中药中剂量组（CM）	9	17.11 ± 1.54	△
中药高剂量组（CH）	9	15.89 ± 2.27	□

注：与空白对照组比较 $^{\triangle}P<0.05$，$^{\blacktriangle}P<0.01$；与模型组比较 $^{\square}P<0.05$；与阳性对照组比较 $^{\stackrel{\wedge}{}}P<0.05$。

（三）大鼠乳腺组织 VEGF 表达

空白对照组 VEGF 阳性表达较少，免疫组化染色颜色较浅，造模后可见较明显 VEGF 阳性着色，中西药干预后，阳性对照组、中药中剂量组、中药高剂量组的 VEGF 表达强度较前下降；表明柴芍乳癖颗粒及枸橼酸他莫昔芬片均可降低大鼠乳腺癌前病变组织 VEGF 表达，且柴芍乳癖颗粒对于 VEGF 表达的抑制作用存在量效差异。

三、讨论

目前认为浸润性乳腺癌是由乳腺导管及乳腺小叶的病变进一步发展而来的，其是一个由量变到质变的过程，且这一过程是可逆转的。祖国传统医学对于乳腺癌前病变的命名尚无确切记载。多数学者认为乳腺增生症存在发展为癌前病变的可能性且可以进一步发展成乳腺癌。因乳腺增生症中医归其为"乳癖"，因此现在大多将乳腺癌前病变纳入"乳癖"范畴。

导师刘丽芳认为乳癖治疗应以肝脾为核心，治法以疏肝解郁，化痰散瘀为大法，同时主张脾胃为中焦，脾主升，胃主降，为人体气机升降之枢纽；肝为血海，体阴而用阳，喜调达而恶抑郁，因此调理肝脏的同时需养血柔肝，固护肝阴，防止导致肝阴损伤加剧。"见肝之病知肝传脾"，肝气不畅，怒郁内积必损伤脾胃，故调理脾胃在治疗"乳癖"的同时是必需的，脾运化正常，气血则运行通常，气行有力，推动血液正常流动，则痰、瘀自然就可散而不郁。刘丽芳结合其多年临床经验创制柴芍乳癖汤。本方中柴胡与白芍共为君药，结合宋代《太平惠民和剂局方》逍遥散方义，强调调肝解郁的重要性，方中柴胡疏肝解郁，白芍柔肝止痛、养血敛阴，以收敛阴而调达阳，酸辛相济，阴阳相生，而产生肝胃相和。且柴胡在疏肝的同时加用白芍养血柔肝防止疏泄太过而损伤肝体，亦可助肝疏泄，正所谓"养肝体实肝用"。另以青皮、郁金、瓜蒌皮、浙贝母共为臣药，方中青皮具有破气之功，在疏肝的同时又可促进脾胃运化，消除积滞；郁金亦可以解郁，更能活血止痛、祛除瘀滞行气，两药共用更促进柴胡疏肝理气解郁之用和白芍养血柔肝止痛之功。瓜蒌皮清热、涤化顽痰、宽胸理气、散结润肠，浙贝母降气止咳、清热化痰、散结消痈。两药同用，一可理气降气，清肝郁之火，二可散结利湿清化痰浊。莪术破血行气、消积止痛，王不留行活血通经、下乳消肿，两药均为活血化瘀行气通络药，现代药理学研究表明："活血化瘀行气通络药具有改善局部微循环，抗感染的作用。"故其加以补血活血的当归，三药共走"血路"，更可以促进瘀血、凝痰、结聚之气的消散，消除乳中之瘀滞。另方中加入长于软坚散结之牡蛎、清热泻火、散结消肿之夏枯草；理气散结止痛之橘核，三药共奏化痰散结、清热化郁之效。方中肝脾共治，升降相和，阴阳相生，疏敛共用，诸药共同促进疏肝解郁、化痰散结、养血柔肝、活血化瘀之功效。

本实验从大鼠乳腺组织形态学表现及免疫组化结果证实柴芍乳癖颗粒能降低乳腺癌前病变组织 MVD，并能够减少组织内 VEGF 蛋白的表达，有降低微血管的生成强度及减少新生血管生成的作用。柴芍乳癖颗粒对于乳腺癌前病变的预防和治疗有一定功用。

第十四节　乳增宁膏对乳腺增生症模型大鼠内分泌激素和免疫功能的影响

课题组为观察乳增宁膏对乳腺增生症模型大鼠内分泌激素及免疫功能等相关指标影响，探讨乳增宁膏治疗乳腺增生症的作用机制，将 60 只大鼠随机分为 5 组，通过实验验证了乳增宁膏具有调节血清中 E_2、P、PRL 激素水平的作用，且其作用机制可能是通过调节实验动物下丘脑-垂体-卵巢性腺轴的功能，从而改善血清性激素的异常而实现的。

一、材料与方法

（一）动物与细胞

SPF 级 SD 雌性未孕大鼠，体重（226±16）g，实验动物由中南大学湘雅医学院动物实验中心提供，动物合格证号：湘医动字第 20-011 号。于 SPF 级动物实验室饲养，室温 23 ℃～25 ℃，相对湿度 40%～70%。

（二）试验药物及试剂

乳增宁膏：由湖南中医药大学第一附属医院药剂科制备。药物组成：九香虫、丁香、延胡索、皂角刺、王不留行、乳香、没药、海藻、昆布、鹿角胶、淫羊藿、橘核、白附子、木鳖子、麝香。药物制备：除麝香外所有药物研末，过 100 目筛，麝香另置，加入氮酮促皮吸收剂，搅匀制成膏料，加入载体聚酯，贴膏，再用层压的方法将膏药与保护层（聚乙烯薄膜）复合乳增宁膏剂备用。

苯甲酸雌二醇、黄体酮（天津金耀氨基酸有限公司，批号分别为 H20070536、H200705545）。

（三）试验方法与分组

对大鼠进行常规饲养，并每天肌内注射苯甲酸雌二醇 0.5 mg/kg，1 次/d，连续 20 天，继而改用黄体酮 5 mg/kg，1 次/d，连续 5 天。造模成功。60 只大鼠随机分为 5 组，正常对照组 10 只，乳腺增生模型组 10 只，乳增宁膏低、高剂量组各 10 只，乳癖消灌胃组 10 只，乳癖消外敷组 10 只。待造模成功后，乳增宁膏高、低剂量组每天进行乳增宁膏外贴，选取造模后大鼠最肿大的第 2 对乳房用药物外贴，每 3 天换药 1 次，连续 60 天。乳增宁膏低剂量组 0.12 g（6 g/kg），高剂量组 0.24 g（12 g/kg），覆盖面积均为 3 cm^2。乳癖消外敷组：乳癖消片研磨成细粉 0.8 g/kg，方法与疗程同上。于实验第 61 天处死动物，取颈动脉血检测血清内分泌激素、T 细胞等；取乳腺组织观察 ER、PR；HE 染色，光镜下观察导管上皮层数、小叶腺泡数目。

用放免法测血清中孕酮（P）、睾酮（T）、雌二醇（E$_2$）、垂体催乳素（PRL）；用免疫组织化学法测定雌激素受体（ER）和孕激素受体（PR），光镜观察导管上皮数，小叶腺泡数，用间接荧光免疫法测 T 细胞亚群 CD3、CD4、CD8，计算 CD4/CD8 的比值的表达和变化，最后进行统计学处理。

二、结果

（一）对血清内分泌激素的影响（见表 7-44）

模型组与正常组孕酮（P）、睾酮（T）、雌二醇（E$_2$）、垂体促乳素（PRL）指标比较，差异均有统计学意义（$P < 0.05$）。乳增宁膏、低剂量组，乳癖消外敷组与模型组比较，差异均有统计学意义，提示 3 组药物均可

提高血清 P、E_2、PRL 的水平（$P<0.05$），降低 T 的水平，以乳增宁高剂量组作用最为显著（$P<0.05$）。

表 7 - 44　　　　　各组孕酮、睾酮、T、E_2、PRL 指标比较　　　（$\overline{x}\pm s$，pg/ml）

组别	n	P	T	E_2	PRL
正常组	10	12.1±5.4	18.2±4.9	99.4±56.2	6.11±0.27
模型组	10	15.2±10.7[c]	16.8±7.8[c]	681.6±78.2[c]	8.43±0.31[c]
乳增宁膏低剂量组	10	18.7±7.4[ab]	9.9±4.2[ab]	781.3±122.3[ab]	7.23±0.33[a]
乳增宁膏高剂量组	10	29.1±9.1[a]	7.1±5.3[a]	834.0±87.6[a]	7.11±0.46[a]
乳癖消外敷组	10	19.3±6.9[ab]	10.1±3.9[ab]	786.6±99.3[ab]	7.13±0.36[a]

注：与正常组比较 [c]$P<0.05$，与模型组比较 [a]$P<0.05$，与乳增宁高剂量组比较 [b]$P<0.05$。

（二）对乳腺增生大鼠导管上皮层数、腺泡数的影响（见表 7 - 45）

模型组与正常组比较，导管上皮层数、腺泡数明显增多（$P<0.05$）。与模型组比较，其余 3 组大鼠的乳腺增生程度均有不同程度的改善。乳增宁高、低剂量组，乳癖消外敷组与模型组比较，增生程度均低于模型组，导管上皮细胞层数、泡数明显减少，差异有统计学意义（$P<0.05$），3 组间导管上皮细胞层数、腺泡数差异无统计学意义（$P>0.05$）。

表 7 - 45　　　乳增宁膏对乳腺增生大鼠导管上皮层数、腺泡数的影响　　　（$\overline{x}\pm s$）

组别	n	导管上皮细胞层数	腺泡数
正常组	10	3.27±0.87	4.41±0.57
模型组	10	7.81±0.91[a]	16.12±1.68[a]
乳增宁膏低剂量组	10	2.45±0.68[b]	7.23±0.33[b]
乳增宁膏高剂量组	10	2.77±0.78[b]	7.11±0.46[b]
乳癖消外敷组	10	2.61±0.57[b]	6.89±0.4[b]

注：与正常组比较 [a]$P<0.05$，与模型组比较 [b]$P<0.05$。

（三）对 ER、PR 表达的影响（见表 7 - 46）

ER、PR 阳性判断标准为乳腺导管和小叶上皮细胞核着色时为阳性。对阳性细胞率取积分，计算各组 ER、PR 积分，具体参照文献拟定。分值愈高表明 ER、PR 含量愈高。结果提示乳增宁高、低剂量组能降低乳腺病理组织 ER、PR 积分，与模型组比较有显著性差异（$P<0.01$），提示乳增宁能减少

乳腺组织 ER、PR 的含量。其作用主要是通过减少 ER 和 PR 的数量，减少 E 对受体的感受性，抑制乳腺组织的增生。

表 7-46　　　　　　　对乳腺增生大鼠 ER 和 PR 的影响　　　　　　($\bar{x}\pm s$)

组别	n	PR 积分	ER 积分
正常组	10	2.49±0.27	2.43±0.32
模型组	10	4.71±0.61[a]	4.61±0.61[a]
乳增宁膏低剂量组	10	2.56±0.43[bc]	2.64±0.49[bc]
乳增宁膏高剂量组	10	2.81±0.51[b]	2.85±0.56[b]
乳癖消外敷组	10	2.31±0.48[bc]	2.21±0.38[bc]

注：与正常组比较 [a]$P<0.05$；与模型组比较 [b]$P<0.05$。与乳增宁高剂量组比较 [c]$P<0.05$。

（四）对乳腺增生患者免疫功能的影响（见表 7-47）

本组主要对乳增宁高、低剂量组与正常组免疫指标变化进行了统计。结果提示：与正常组比较，乳增宁高剂量组对各个免疫指标有较为明显的提高作用，差异有统计学意义（$P<0.05$）。

表 7-47　　　　　　　对乳腺增生患者免疫功能的影响　　　　　　($\bar{x}\pm s$, $n=10$)

免疫指标	正常组	乳增宁膏低剂量组	乳增宁膏高剂量组
CD3/%	68.93±5.44	70.10±3.98	74.21±4.98[a]
CD4/%	40.78±4.29	41.02±3.49	44.16±4.25[a]
CD8/%	29.43±4.34	30.26±3.63	33.22±2.98[a]
CD4/CD8	1.51±0.33	1.57±0.29	1.67±0.58[a]

注：与治疗前比较 [a]$P<0.05$。

三、讨论

本研究选用苯甲酸雌二醇作为工具药，成功复制出大鼠乳腺增生模型。研究结果显示：乳增宁膏组能使乳腺组织对 E_2 的敏感性降低，还能调整孕激素的分泌不足，能升高血清中 P，升高 PRL，并与模型组比较有显著性差异；乳增宁膏可抑制乳腺小叶和腺泡增多，抑制导管上皮增生；乳增宁膏对乳腺结构的保护作用与促进孕酮功能的正常发挥密切相关。实验中乳增宁膏组 ER、PR 含量显著低于模型组，因而可以推测乳增宁膏是通过降低大鼠乳腺组织 ER、PR 含量使乳腺组织对 E 的敏感性下降，减弱 E_2 在靶细胞上的生物学效应，从而产生抑制和治疗乳腺增生的作用。且乳增宁高剂量组对各个免疫指标有较为明显的提高作用，有效提高机体自身的免疫功能。

综上所述，乳增宁膏具有调节血清中 E_2、P、PRL 激素水平的作用。其作用机制可能是通过调节实验动物下丘脑-垂体-卵巢性腺轴的功能，从而改善血清性激素的异常而实现的。

第十五节 "乳香-没药" 药对对雌二醇诱导的人乳腺细胞在细胞增殖、细胞周期和细胞周期相关调控因子表达的影响

乳腺增生在临床上是所有乳腺疾病中发病率最高的疾病，乳腺增生虽然为一种良性乳房疾病，但是该病常常伴有疼痛、结节并且有一定的癌变概率，其病因主要为体内内分泌功能紊乱，尤其是雌激素的升高，其中主要是雌二醇的升高，促使乳腺细胞增殖，致使乳腺实质大量增生，并且各实验也表明雌二醇可显著诱导人正常乳腺细胞显著增殖。因雌二醇与乳腺增生的形成密切相关，故临床上常用雌激素调节剂如他莫昔芬片，通过调节激素水平改善乳腺增生，但不良反应较多，如闭经、阴道出血等。本课题组既往研究发现乳香-没药治疗乳腺增生的机制可能与抑制乳腺细胞增殖有关，而细胞增殖与细胞周期密切相关，因此本研究以雌二醇诱导人乳腺细胞增殖模型为研究对象，探讨乳香-没药药对对雌二醇诱导人乳腺细胞增殖的抑制作用及其机制，为乳香-没药药对治疗乳腺增生提供理论基础。

一、材料与方法

（一）动物与细胞

制备乳香-没药药对、他莫昔芬、生理盐水含药血清，选择使用 SPF 级 SD 大鼠，18 只，雌性，体重为 $150 \sim 180$ g。动物均购自湖南斯莱克景达实验动物有限公司，实验单位使用许可证号：SCXK（湘）2019 - 0009；所有动物均饲养于湖南中医药大学第一附属医院实验动物中心。

人整合 SV40 基因的乳腺上皮细胞（HBL-100），HBL-100（Procell CL-0091）由武汉普诺赛生命科技有限公司提供。

（二）试验药物与试剂

枸橼酸他莫昔芬（扬子江药业集团有限公司 21081791）、乳香、没药（四川新绿色药业科技发展有限公司配方颗粒 81210901；82210825）。3 种药物皆购自湖南中医药大学第一附属医院。

1640 培养基（GIBCO 公司 C11875500BT），特级胎牛血清（普诺赛公司 1642101－50），CCK-8（Biosharp 公司 BS350B），雌二醇（MCE 公司 HY-B0141），细胞周期检测试剂盒（四正柏生物公司）。

（三）试验分组与方法

含药血清配制 25 只雌性大鼠，适应性饲养 1 周后，将其分为 5 组，分别为乳香-没药药对组、他莫昔芬组、生理盐水组。各组分别灌胃生理盐水 2 ml/d、1∶1 乳香-没药混合液 [6.72/(kg·d)]、他莫昔芬混悬液 [2 mg/(kg·d)]，连续给药 7 天，固定每天 09:00、15:30 开始灌胃，第 7 天晚上禁食禁饮，于第 8 天 09:00 灌胃给药 30 分钟后，麻醉后腹主动脉采血；将取得的血液静置 3 小时后，开始离心，离心转速为 3 500 r/min、温度为 4 ℃，时间 15 分钟，得到含药血清，分装于无菌的 EP 管中，37 ℃ 水浴灭活，使用微孔滤膜除菌，存储于－80 ℃ 冰箱中。

雌二醇刺激人乳腺细胞增殖实验验证及最佳促进增殖浓度选择参考刘丽军等方法制作雌二醇促人乳腺细胞株增殖模型，分组：设置 10^{-3} mol/L、10^{-4} mol/L、10^{-5} mol/L、10^{-6} mol/L、10^{-7} mol/L、10^{-8} mol/L 6 个雌二醇浓度；使用完全培养基培养的 HBL-100 为对照组，空白组内无细胞，共 8 组，每组 5 个复孔。铺板及给药：①取对数生长的 HBL-100 细胞，使用胰酶消化；②使用血球计数板计数，使密度为 5×10^3 个/孔；③细胞贴壁一段时间后，换液，实验组中分别加入不同浓度含雌二醇，对照组孔中加入等体积的正常培养液。CCK-8 法检测细胞增殖：①培养 24 小时后，吸出液体；②避光操作，各个组的细胞以及空白组中加入 100 μl 的完全培养基和 10 μl 的 CCK-8 试剂；③用锡纸将 96 孔板包裹避光，放入培养箱中；④2 小时后，使用酶标仪测波长为 450 nm 的吸光度值（OD 值），并根据各组的 OD 值，算出各组的增殖率，最高的增殖率即为雌二醇诱导 HBL-100 增殖的最佳浓度。增殖率公式：

丽珠流芳——刘氏乳科临证经验撷要

$$增殖率（\%）=\frac{实验组 \, OD \, 值-空白 \, OD \, 值}{对照组 \, OD \, 值-空白 \, OD \, 值}\times100\%$$

分组：设置体积分数为 2.5%、5%、10%、20% 4 个药物浓度培养细胞为实验组，设置体积分数为 10% 生理盐水含药血清为对照组，空白组为无细胞的孔，共 6 个组，每组 5 个复孔。

铺板及给药：①取对数生长的 HBL-100 细胞，使用胰酶消化 HBL-100 细胞；②使用血球计数板计数，使密度为 5×10^3 个/孔；③细胞贴壁一段时间后，换液，加入最佳浓度的含雌二醇的培养液干预 HBL-100 细胞，促使 HBL-100 增殖；④干预 24 小时后，换液，在实验组中每孔分别加入浓度为 2.5%、5%、10%、20% 的乳香-没药药对含药血清，等量的 10% 生理盐水含药血清加入对照组孔中；CCK-8 法检测操作同前；根据各组的 OD 值，算出各组药物对细胞的抑制率。采用的抑制率公式为：抑制率（%）=（对照组 OD 值-实验组 OD 值）/（对照组 OD 值-空白组 OD 值）×100%。他莫昔芬最佳浓度选择实验操作同乳香-没药含药血清。

①雌二醇诱导组：细胞贴壁 12 小时后，换液，使用最佳浓度的雌二醇促进细胞增殖培养 24 小时后，换液，用 10% 的生理盐水含药血清培养 24 小时；

②乳香-没药药对含药血清组：细胞贴壁 12 小时后，换液，使用最佳浓度的雌二醇促进细胞增殖，培养 24 小时后，换液，用最佳抑制浓度乳香-没药药对含药血清培养 24 小时。

③他莫昔芬含药血清组：细胞贴壁 12 小时后，换液，使用最佳浓度的雌二醇促进细胞增殖，培养 24 小时后，换液，用最佳抑制浓度他莫昔芬含药血清培养 24 小时。

④正常细胞空白对照组：以正常的完全培养液培养细胞。

CCK-8 法检测细胞增殖：细胞以 5×10^3 个/孔数量接种于 96 孔板，按照上述方式处理细胞，加入 CCK-8 并放入培养箱中孵育，于 450 nm 处读取 OD 值。采用的抑制率公式同上。

流式细胞术检测细胞周期：使用各组最佳抑制药物浓度处理细胞，采用细胞周期检测试剂盒说明书操作方法及要求检测药物对细胞周期的影响。

RT-PCR 法检测各药物作用于雌二醇干预后的 HBL-100 细胞中 CDK4、CDK6、cyclin D1 mRNA 表达情况：收集各组处理后的细胞，酚-氯仿法提取总 RNA，采用分光光度计分析每个样本总 RNA 浓度，通过逆转录试剂盒将总 RNA 逆转录成 cDNA（根据试剂盒说明书进行实验操作），接着将制备好的 cDNA 进行 PCR 扩增，扩增体系如下：95 ℃、10 分钟；95 ℃、15 秒，60 ℃、30 秒，40 个循环。内参基因为 GAPDH，实验重复 3 次。引物序列由武汉市皮诺飞生物科技有限公司合成。

二、结果

（一）雌二醇诱导 HBL-100 增殖模型的建立及雌二醇最佳浓度确定

与正常细胞对照组相比，雌二醇于体外可显著诱导 HBL-100 增殖，各组浓度的雌二醇对 HBL-100 均有明显的促进增殖作用（$P<0.01$）。两两比较，其中 10^{-6} mol/L 促进增殖效果最佳，故选定 10^{-6} mol/L 作为后续促进 HBL-100 增殖的浓度，从而建立 HBL-100 细胞增殖模型。

（二）不同浓度的他莫昔芬对经雌二醇诱导增殖的 HBL-100 细胞的影响及其最佳抑制浓度的确定

与雌二醇诱导组相比，各组不同浓度的他莫昔芬含药血清对雌二醇诱导增殖的 HBL-100 细胞均有明显的抑制作用（$P<0.01$），两两比较，浓度为 20% 的他莫昔芬含药血清抑制作用最为明显。故选用体积分数为 20% 的他莫昔芬进行后续实验。

（三）不同浓度的乳香-没药药对经雌二醇诱导增殖的 HBL-100 的影响

与对照组相比，各种不同浓度的乳香-没药药对含药血清对经雌二醇诱导增殖的 HBL-100 细胞均有明显的抑制作用（$P<0.01$），且随浓度的增高，抑制率越高。两两比较，体积分数为 20% 的乳香-没药药对含药血清抑制作用最为明显，故选用体积分数为 20% 的乳香-没药药对含药血清进行后续实验。

（四）乳香-没药药对、他莫昔芬对雌二醇诱导的 HBL-100 细胞增殖的影响

与雌二醇诱导组相比，乳香-没药药对含药血清可明显抑制 HBL-100 的增殖；与阳性对照组 20% 的他莫昔芬相比，乳香-没药药对更能抑制 HBL-100 的增殖（$P<0.01$）。

（五）乳香-没药药对对雌二醇诱导增殖的 HBL-100 的细胞周期的影响

结果显示他莫昔芬含药血清与雌二醇诱导组相比，他莫昔芬含药血清对 HBL-100 细胞周期无论是 G_0/G_1 期、S 期、G_2/M 期均无明显差异（$P>0.05$），说明他莫昔芬抑制 HBL-100 增殖可能主要是与对雌二醇的拮抗作用

有关，而无使细胞周期阻滞的功能；而乳香-没药药对含药血清与雌二醇诱导组相比较，乳香-没药药对组的 HBL-100 细胞 G_0/G_1 期显著下降（$P<$ 0.01），使 G_2/M 期显著升高（$P<0.01$），而 S 期无明显变化，说明乳香-没药含药血清能使细胞阻滞在 G_2/M 期；结果见表 7-48。

表 7-48　　　　　　各组细胞的细胞周期的分布及比较　　　　　　（$\bar{x}\pm s$）

组别	G_0/G_1 期	S 期	G_2/M 期
空白对照组	46.78±4.14	46.16±4.11	67.06±0.03
雌二醇诱导组	52.52±1.37	38.11±4.02	9.34±2.76
他莫昔芬含药血清	53.40±2.25	38.38±5.27	8.22±3.52
乳香-没药含药血清	20.62±3.90#	37.55±2.19	41.82±5.22#

注：为各组与生理盐水含药血清相比较 #$P<0.01$；$n=3$。

（六）乳香-没药药对对雌二醇诱导的 HBL-100 相关细胞周期因子 Cyclin D1、CDK4、CDK6 的 mRNA 表达

各组细胞相对表达量见表 7-49。与空白对照组相比较，雌二醇诱导组的 CDK4、CDK6、Cyclin D1 mRNA 表达明显升高（$P<0.01$），与雌二醇诱导组相比，乳香-没药药对组 CDK4、CDK6、Cyclin D1 mRNA 表达明显降低（$P<$ 0.05）。

表 7-49　　　　　各组的 Cyclin D1、CDK4、CDK6 的 mRNA 表达　　　　　（$n=3$）

组别	Cyclin D1	CDK4	CDK6
正常细胞	0.482±0.053	0.398±0.039	0.494±0.096
雌二醇诱导组	1.002±0.086*	0.994±0.063*	1.011±0.181*
乳香-没药药对	0.622±0.032#	0.561±0.045#	0.558±0.023#

注：与空白对照组相比 *$P<0.01$；与雌二醇诱导组相比 #$P<0.05$。

三、讨论

乳香、没药同为活血化瘀类中药，二者均能行气活血化瘀止痛，二者可相须为用，共奏行气血、化瘀滞、畅经络之功，临床多用于气滞血瘀病症。各名家典籍及现代医家均广泛应用乳香、没药并且常作为药对一起使用，如《证治准绳》中的乳香止痛散，《医学衷中参西录》中的活效灵络丹，并且我国的 2015 年的《中国药典》收录的含乳香或含有没药的中成药就达 87 种，乳香-没药药对二者合用的达 61 种之多。

乳腺增生的实质是乳腺细胞发生过度增殖，而细胞的增殖是由细胞周期所主导的，因此细胞周期阻滞可使细胞的增殖发生阻滞。细胞的分裂周期分为 G_0/G_1、S、G_2/M 期，其中 G_2/M 期是所有细胞增殖的重要的时段，也是一个重要的检测点，是细胞死亡还是存活主要决定点。G_2/M 期检测点在细胞周期中能起到监控作用，其能确保 DNA 复制准确，防止损伤的 DNA 或未完成复制过程的 DNA 进入到分裂的下一个阶段，许多实验表明通过 G_2/M 期发生阻滞，可使细胞增殖受阻。如果 G_2/M 期这一检测点调控失职，则会导致细胞以指数迅速增长，故对于防止乳腺细胞增殖，尤其为肿瘤细胞的增殖，故在治疗上使 G_2/M 期发生阻滞则尤为重要。且相关实验表明，使 G_2/M 期阻滞能使受损的 DNA 进行一定修复，从而使染色体的畸变率降低。并且还有可能增加 DNA 对某些伤害的耐受。而细胞周期调控主要与细胞周期蛋白（Cyclin）和细胞周期蛋白依赖性激酶（Cyclin dependent kinase，CDK）以及细胞周期蛋白依赖性激酶抑制因子（Cyclin dependent kinase inhibitor，CKI）相关，其中，CDK 为调控的中心，CDK 没有任何的活性，CDK 需要与 Cyclin 相结合才能发挥其效应，从而促使细胞增殖。目前研究表明，雌激素能诱导 Cyclin D1 蛋白过表达，而 Cyclin D1 蛋白表达升高，可使细胞的增殖变得活跃，当 CDK 与 Cyclin 结合时，对细胞周期有着正性的调节作用，促进细胞分裂，所以通过调控细胞周期相关因子，可以阻滞细胞增殖，如现代医学使用 CDK4/6 抑制剂阿贝西利治疗乳腺癌，正是通过调控 Cyclin D1-CDK4/6 轴，从而抑制细胞生长，发挥治疗作用。本实验结果表明，乳香-没药药对能显著抑制经雌激素诱导的人乳腺细胞的增殖，并且呈一定的剂量依赖性，其抑制细胞增殖效果优于他莫昔芬。我们还发现，乳香-没药药对能使细胞周期阻滞在 G_2/M 期并且能下调细胞周期相关因 Cyclin D1、CDK4、CDK6 的 mRNA 表达，从而抑制细胞增殖。

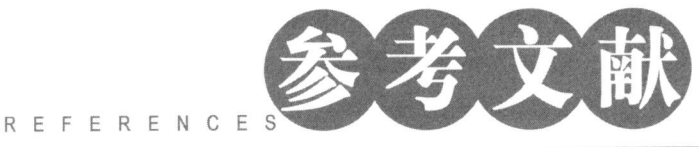

[1] 唐众，凌洁，刘丽芳，等. 刘丽芳教授治疗乳腺增生症用药规律研究 [J]. 湖南中医药大学学报，2019，39 (7)：893 - 897.

[2] 谭慧红，范洪桥，周亮，等. 从"伏毒-痰瘀-正虚"理论刍议"治未病"思想在乳腺癌癌前病变中的应用 [J]. 中外医学研究，2021，19 (10)：194 - 196.

[3] 赵丹，邓显光，周瑶，等. 刘丽芳使用月经周期疗法治疗乳腺增生病经验 [J]. 陕西中医，2023，44 (1)：100 - 103.

[4] 丁笑，熊家青，刘清，等. 从"络以通为用"分析刘丽芳治疗乳腺增生症用药经验 [J]. 实用中医内科杂志，2024，38 (6)：59 - 61.

[5] 葛安琪，杨凯麟，刘丽芳，等. 基于网络药理学探讨乳香：没药药对干预乳腺增生症的分子机制 [J]. 世界科学技术：中医药现代化，2020，22 (4)：914 - 925.

[6] 王月，刘丽芳. 柴芍乳癖汤治疗乳腺增生病疗效观察 [J]. 广西中医药，2012，35 (1)：14 - 15.

[7] 聂佳欣. 柴芍乳癖颗粒对兔乳腺癌癌前病变组织中 Bmi-1 及 P63 蛋白表达的影响 [D]. 长沙：湖南中医药大学，2018.

[8] 周亮，刘丽芳. 乳增宁贴膏穴位敷贴治疗乳腺增生病 40 例临床观察 [J]. 中医药导报，2010，16 (6)：21 - 22.

[9] 罗君，刘丽芳，范洪桥，等. 基于膏脂理论探讨理气降脂化浊法治疗非哺乳期乳腺炎 [J]. 西部中医药，2022，35 (9)：119 - 121.

[10] 邓显光，刘丽芳，曾丽红，等. 从伏邪学说论治肉芽肿性乳腺炎 [J]. 陕西中医，2021，42 (10)：1433 - 1435，1469.

[11] 范洪桥，周亮，刘丽芳，等. 刘丽芳从阴疽理论治疗肉芽肿性乳腺炎经验 [J]. 辽宁中医杂志，2020，47 (9)：31 - 33.

[12] 范洪桥，周亮，刘丽芳，等. 基于"阳虚阴结"思想刍议温阳法治疗肉芽肿性乳腺炎

[J]. 中国中医药信息杂志, 2019, 26 (10)：121 - 123.

[13] 范洪桥, 刘丽芳, 熊家青, 等. 从"阳化气, 阴成形"理论探讨粉刺性乳痈的中医证治 [J]. 辽宁中医杂志, 2019, 46 (3)：497 - 499.

[14] 赵丹, 周瑶, 龚婕, 等. 从"木郁达之"论治肉芽肿性乳腺炎 [J]. 江苏中医药, 2023, 55 (4)：32 - 35.

[15] 黄维芳, 刘丽芳, 范洪桥, 等. 刘丽芳教授运用"消"法治疗粉刺性乳痈经验研究 [J]. 陕西中医, 2020, 41 (3)：371 - 373.

[16] 刘慧, 周亮, 胡金辉, 等. 刘丽芳治疗非哺乳期乳腺炎溃后期经验 [J]. 湖南中医药大学学报, 2020, 40 (12)：1483 - 1487.

[17] 柳佳璐, 刘丽芳. 基于护场理论探讨箍围法治疗肉芽肿性乳腺炎 [J]. 中医学报, 2021, 36 (9)：1842 - 1845.

[18] 赵丹, 刘丽芳. 刘丽芳运用疏肝清热法治疗肉芽肿性乳腺炎 1 例 [J]. 山西中医, 2022, 38 (11)：39, 58.

[19] 张允申, 刘海红, 方勇, 等. 浆细胞性乳腺炎中医内外治法研究 [J]. 江西中医药, 2023, 54 (10)：82 - 85.

[20] 师凤羽, 李雅琼, 孙浩, 等. 浆细胞性乳腺炎临床特点及危险因素分析 [J]. 中国医学工程, 2023, 31 (4)：41 - 46.

[21] 曹永洁, 王月, 葛安琪, 等. 刘丽芳教授治疗非哺乳期乳腺炎用药规律分析 [J]. 亚太传统医药, 2022, 18 (9)：152 - 157.

[22] 周亮, 范洪桥, 刘丽芳, 等. 刘丽芳治疗浆细胞性乳腺炎用药规律 [J]. 河南中医, 2020, 40 (9)：1348 - 1351.

[23] 周亮, 范洪桥, 王月, 等. 基于数据挖掘分析刘丽芳教授治疗浆细胞性乳腺炎的用药规律 [J]. 湖南中医药大学学报, 2020, 40 (5)：587 - 591.

[24] 郑璇, 牛子青, 曾丽红, 等. 刘丽芳运用托法治疗肉芽肿性乳腺炎经验浅析 [J]. 山西中医, 2022, 38 (8)：7 - 9.

[25] 陈佳莹, 姚昶. 浆细胞性乳腺炎的中医治疗进展 [J]. 世界最新医学信息文摘 (连续型电子期刊), 2023, 23 (12)：51 - 56.

[26] 唐众, 凌洁, 黄维芳. 消痈乳康汤联合中医外治法治疗浆细胞性乳腺炎疗效及对外周血 PRL、IgG 及 IgA 水平的影响 [J]. 现代中西医结合杂志, 2021, 30 (5)：488 - 492.

[27] 王月, 周亮, 刘丽芳, 等. 基于数据挖掘的刘丽芳教授治疗乳腺导管瘘用药处方规律分析 [J]. 湖南中医药大学学报, 2020, 40 (3)：360 - 363.

[28] 曹晖, 宾东华, 刘丽芳, 等. 矾冰液对大鼠肛瘘术后创面愈合中 TGF-β1 的影响 [J]. 中医药导报, 2016, 22 (2)：37 - 39.

[29] 范洪桥，李松莲，刘丽芳，等. 矾冰液对肛瘘术后创面愈合影响的临床研究 [J]. 中医药导报，2019，25（20）：109 - 111.

[30] 曹晖，高亚，徐文静. 矾冰液对肛周脓肿术后创面修复的影响 [J]. 中医药导报，2018，24（10）：81 - 84.

[31] 周亮，刘丽芳，王月. 矾冰液加压封包治疗哺乳期乳腺脓肿的临床观察 [J]. 中医药导报，2020，26（7）：59 - 60，73.

[32] 刘慧，李鑫，周亮，等. 九华膏治疗溃后期非哺乳期乳腺炎临床研究 [J]. 湖南中医药大学学报，2022，42（6）：1004 - 1008.

[33] 刘慧，李鑫，周亮，等. 托里消毒散联合九华膏治疗非哺乳期乳腺炎溃后期病变的临床疗效与安全性评价 [J]. 中华中医药杂志，2021，36（4）：2404 - 2407.

[34] 刘慧，周亮，张茜茜，等. 九华膏换药与瘘管切除术治疗乳漏临床效果比较 [J]. 中国中西医结合杂志，2021，41（12）：1445 - 1449.

[35] 赵然，王秀霞，李艳娥，等. 针刺加电针治疗产后缺乳临床观察 [J]. 上海针灸杂志，2018，37（10）：1160 - 1164.

[36] 张璐，杭林涛，刘春燕，等. 产后缺乳的病因研究 [J]. 中国中医药现代远程教育，2020，18（19）：58 - 60.

[37] 傅山. 傅青主女科 [M]. 欧阳兵，整理. 北京：人民卫生出版社，2006：82 - 83，93.

[38] 唐宗海. 血证论 [M]. 魏武英，李俭，整理. 北京：人民卫生出版社，2005：96 - 100.

[39] 姜德友，高山，童丹蕾，等. 缺乳源流探析 [J]. 安徽中医药大学学报，2022，41（4）：8 - 10.

[40] 李思. 下乳涌泉汤配合耳穴贴压治疗产后缺乳肝郁气滞型临床观察 [J]. 实用中医药杂志，2024，40（3）：427 - 429.

[41] 项淑芬. 推拿联合下乳涌泉散治疗产后缺乳的疗效观察 [J]. 中国中医药科技，2024，31（2）：292 - 294.

[42] 储美霞. 乳房按摩联合穴位按摩治疗产后缺乳的临床效果 [J]. 妇儿健康导刊，2024，3（3）：87 - 90.

[43] 李琛妮，陶玉玲. 脾胃灸结合宫调五行音乐疗法治疗气血亏虚型产后缺乳的疗效观察 [J]. 江西中医药，2023，54（12）：57 - 59，66.

[44] 蒋甘，张玉梅，章恒端，等. 健脾疏肝通乳方联合阶段性药膳食疗在气血虚弱型产后缺乳治疗中的疗效观察 [J]. 中国药师，2023，26（12）：480 - 486.

[45] 王丽，顾红梅，熊林青. 中药穴位敷贴联合耳穴压丸治疗产后缺乳效果 [J]. 中国计划生育学杂志，2023，31（11）：2625 - 2629.

[46] 宋颖颖，姜丽娜. 穴位刺激配合乳房按摩改善剖宫产产妇产后缺乳的效果 [J]. 中国医

药导报，2023，20（32）：148-151.

[47] 杨苗苗，尚萌，张红梅. 下乳涌泉汤与手指点穴联合治疗产后缺乳的临床观察 [J]. 世界中西医结合杂志，2023，18（10）：2044-2047，2054.

[48] 尹小玲，王鹏，邱彦. 中医药治疗产后缺乳研究进展 [J]. 中国民族民间医药，2023，32（13）：57-60.

[49] 杨文政. 产后缺乳中医药膳食疗规律研究 [D]. 济南：山东中医药大学，2022.

[50] 肖洒，刘丽芳，丁玲，等. 柴芍乳癖汤治疗肝郁痰凝型乳腺增生病 50 例临床观察 [J]. 湖南中医杂志，2015，31（05）：58-60.

[51] 肖洒，刘丽芳，丁玲，等. 黄芪解毒汤抗三阴性乳腺癌术后复发转移临床疗效观察 [J]. 四川中医，2017，35（01）：153-155.

[52] 周瑶，刘舒雷，赵丹，等. 槐耳颗粒治疗肉芽肿性小叶性乳腺炎的临床疗效与安全性观察 [J]. 江西中医药，2024，55（04）：49-53.

[53] 吴雨薇，龙俊瑶，刘丽芳. 中医内外结合治疗妊娠期肉芽肿性乳腺炎临床诊疗分析 [J]. 中医药临床杂志，2020，32（03）：512-515.

[54] 柳佳璐. 九华膏促进肉芽肿性乳腺炎术后创面愈合的疗效观察 [D]. 长沙：湖南中医药大学，2021.

[55] 李松莲，聂佳欣，严伊宁，等. 中药内外合治肉芽肿性小叶性乳腺炎 118 例疗效观察 [J]. 湖南中医杂志，2018，34（06）：15-17.

[56] 罗君. 柴胡清肝汤加减治疗肝郁化热型急性进展期肉芽肿性乳腺炎临床观察 [D]. 长沙：湖南中医药大学，2021.

[57] 熊家青，刘丽芳，王月，等. 煨脓生肌法治疗浆细胞性乳腺炎临床观察 [J]. 辽宁中医杂志，2020，47（02）：101-103.

[58] 谭程丹. 肉芽肿性小叶性乳腺炎中医证型流行病学及生命质量的研究 [D]. 长沙：湖南中医药大学，2020.

[59] 凌洁，刘慧，范洪桥，等. 矾冰液调和如意金黄散外敷配合手法通乳治疗早期急性乳腺炎的临床观察 [J]. 时珍国医国药，2021，32（05）：1147-1149.

[60] 严伊宁. 瓜蒌牛蒡颗粒加减配合三才疗法治疗哺乳期急性乳腺炎初期的临床观察 [D]. 长沙：湖南中医药大学，2019.

[61] 周媛. 穴位按摩联合和胃止呕方防治乳腺癌化疗恶心呕吐的临床观察 [D]. 长沙：湖南中医药大学，2019.

[62] 吴世婷，刘丽芳，丁玲，等. 黄芪解毒汤对乳腺癌细胞凋亡及 Notch1 基因表达的影响 [J]. 上海中医药大学学报，2017，31（06）：49-53.

[63] 吴世婷，刘丽芳，熊家青，等. 黄芪解毒汤诱导乳腺癌细胞凋亡及对 β-catenin、C-myc 基因表达影响的研究 [J]. 湖南中医药大学学报，2017，37（04）：357-360.

［64］ 熊家青，吴世婷，李逵，等. 黄芪解毒汤对乳腺癌细胞 Jag1 基因和 CyclinD1 蛋白表达影响的研究 ［J］. 湖南中医药大学学报，2018，38 (02)：145 - 149.

［65］ 丁玲，刘丽芳，吴世婷，等. 黄芪解毒汤含药血清对乳腺癌细胞 MCF-7 中 SHH、PTCH1、SMO、GLI1 基因及 CyclinD1 蛋白表达的影响 ［J］. 中医药导报，2016，22 (24)：23 - 28.

［66］ 艾萍，刘丽芳，周亮，等. 黄芪解毒汤干预癌基因表达抑制乳腺癌复发转移的研究 ［J］. 四川中医，2012，30 (05)：23 - 26.

［67］ 刘舒雷. 黄芪解毒汤干预 Notch/JAG1 信号通路抑制 EMT 抗乳腺癌肺转移作用机制的研究 ［D］. 长沙：湖南中医药大学，2023.

［68］ 曾丽红. 基于 Wnt 信号诱导 EMT 探讨半枝莲-白花蛇舌草药对抑制乳腺癌肺转移的研究 ［D］. 长沙：湖南中医药大学，2022.

［69］ 周瑶，刘丽芳，柳佳璐，等. 柴胡清肝汤干预 NLRP3/IL-1β 通路治疗肉芽肿性小叶性乳腺炎模型大鼠的作用机制 ［J］. 中国实验方剂学杂志，2022，28 (15)：1 - 7.

［70］ 刘慧，李松莲，谭程丹，等. 乳痛软坚片对肝郁痰凝型乳腺增生大鼠 E_2、P、PRL 水平的影响 ［J］. 中西医结合研究，2019，11 (06)：289 - 292.

［71］ 刘慧，刘丽芳，姚菲. 乳痛软坚片对大鼠乳腺组织 VEGF、MVD 表达研究 ［J］. 中成药，2014，36 (10)：2199 - 2202.

［72］ 杨春萍，刘丽芳，聂佳欣，等. 柴芍乳癖颗粒对兔增生乳腺组织中 Ki-67、Bcl-2 和 Bax 蛋白表达的影响 ［C］//中华中医药学会. 2016 年中华中医药学会外科分会学术年会论文集. 湖南中医药大学；湖南中医药大学第一附属医院，2016.

［73］ 杨春萍，刘丽芳，杨涛，等. 柴芍乳癖颗粒对乳腺增生兔模型 B 超声像及组织形态学的影响 ［J］. 湖南中医药大学学报，2016，36 (09)：29 - 32.

［74］ 龙俊瑶. 柴芍乳癖颗粒对大鼠乳腺癌前病变组织中 MVD 及 VEGF 蛋白表达的影响 ［D］. 长沙：湖南中医药大学，2021.

［75］ 曹晖，刘丽芳，祁林. 乳增宁膏对乳腺增生病模型大鼠内分泌激素及免疫功能的影响 ［J］. 中国医药指南，2010，8 (09)：55 - 57.

［76］ 邓显光，陈睿旖，赵丹，等. "乳香-没药"药对对雌二醇诱导的人乳腺细胞在细胞增殖、细胞周期及细胞周期相关调控因子表达的影响 ［J］. 时珍国医国药，2023，34 (06)：1318 - 1321.